新版

からだに効く

和の薬膳便利帳

症状別 食材別

「東京薬膳研究所」代表

武 鈴子

家の光協会

はじめに

私のふだんの食事は、麦飯にお味噌汁、焼き魚、青菜のおひたし、と決まっています。梅干し、納豆も欠かせません。「薬膳の先生なのに和食?」と思われる方もいるでしょう。

ずいぶん昔になりますが、薬膳発祥の地・中国四川省成都に薬膳の勉強のために滞在していたことがあります。そのとき、街でスッポンをぶら下げて歩いている女性に出会いました。日本ではあまり見かけない光景に、思わず声をかけ、何に使うのかを尋ねたところ、病気の母親に漢方薬と一緒に煮込んで食べさせるのだとか。中国人はふだんから病気の予防や治療のために、料理に漢方薬を取り入れているのです。薬膳が暮らしに根づいていることを実感した出来事でした。

帰国後、日本人にとっての薬膳は何か、と考えたとき、郷土料理に行きつきました。薬膳の基本は「自然との調和」です。調和が乱されると病気になる、と考えられます。ならば、その土地でずっと食べられてきた料理に手がかりがあるのでは、と思ったのです。

そこから日本中の郷土料理を調べ始めました。調べてみて驚いたのは、寒い地域では体を温める食材、暑い地域では体を冷ます食材がしっかりと使われていたことでした。たとえば北海道では体を温める効果が高い羊肉を使ったジンギスカン。沖縄では体の熱を冷ますゴーヤーを使ったゴーヤーチャンプルー。面白いほど郷土料理はその土地に住む人の体を整える、まさに薬膳だったのです。

私は鹿児島の出身ですが、子供の頃を思い返せば、暑い時期に母がよく作ってくれたのは、なすとにんにくの味噌炒めでした。なすは体を冷やす夏野菜。昔から、薬膳は生活の中にすでにあったのですね。そして、そのなすとにんにくの味噌炒めには必ず青じそが入っていました。これもまた、薬膳の知恵。青じそは体を温める食材です。なすだけでは体が冷え過ぎてしまうから、青じそでバランスをとっていたのです。同じように、きんぴらごぼうも体を冷やす性質のあるごぼうに、体を温める赤唐辛子を合わせた、和の薬膳の代表料理です。食材の組み合わせで、体にやさしく作用するようバランスをとることも、薬膳の大きな特徴です。昔ながらの和食には、この薬膳の知恵がたくさん生かされています。体にやさしいだけでなく、味もおいしくなるのですから、いいことずくめです。

薬膳は特別なものではありません。食べ継がれてきた、季節ごとの家庭料理が日本人にとっての薬膳です。毎日の献立を考えるのが大変なら、私のようにご飯と味噌汁、焼き魚、おひたしのシンプルな和食定食がおすすめです。春夏秋冬の食材で作れば、同じ料理でもさまざまなバリエーションが生まれ、飽きることはありません。

新型コロナウイルスは、「自分の体は自分で守る」大切さを私たちに突きつけているように思います。体を守る免疫力は、腸内環境をよくすることが重要です。それには日々の食事が何よりも影響するのです。今一度、毎日の食事を見直してみませんか？

本書は「毎日食べるものこそ薬である」という視点から、食べ物にはどのような性質があり、どのような働きをし、その働きを生かせるのはどの時季か、そして自分の体に合う食べ方とは何か、を一冊にまとめたものです。取り上げた食材は漢方薬局でしか買えないような特別な食材や漢方薬ではありません。スーパーなどで簡単に手に入る身近なものばかりですから、気軽に毎日の食事に薬膳の知恵をとり入れてみてください。

この本が、みなさんの食生活改善のヒントとなり、ウイルスや病気から体を守る手助けになれば、こんなに嬉しいことはありません。

２０２１年秋

武　鈴子

もくじ

第一部 知っておきたい 薬膳のきほん

第二部 気になる症状を改善する食養生

第三部 季節の症状を改善するおすすめ食材事典

索引

第一部

知っておきたい薬膳のきほん

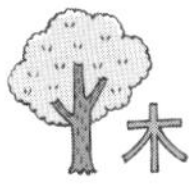

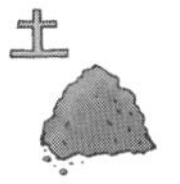

薬膳は、食べ物で病気を予防するための中国で生まれた食養生法です。その基本概念となっている「陰陽五行理論」の考え方は、私たちのふだんの生活の中にも息づいています。具体的な食べ方や食材の効能を知る前に、まずは薬膳の基本的な考え方を理解しましょう。

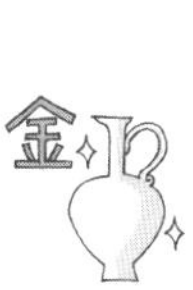

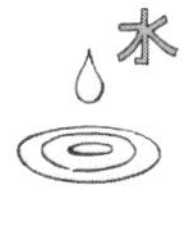

和食薬膳のすすめ

薬膳とは？

薬膳というと、「漢方の生薬《しょうやく》を用いた特殊な料理」というイメージがあるため、敬遠される方もいると思います。たしかに本場中国の薬膳を、そのまま日本のふだんの食卓にとり入れるのは難しいかもしれません。しかし、薬膳とは本来、健康を維持し、病気を未然に防ぐための養生食です。病気になってから治療のために用いる漢方薬とは異なります。ふだんの食卓に、毎日気軽にとり入れられてこそ、薬となる料理＝薬膳になるのです。

中国に「薬食同源」という言葉があります。薬と食べ物は本来、同一のものであるという意味です。すべての食物の味や形が異なるように、それぞれ固有の働きを持ち、これを口にしたときに体に及ぼす作用も異なります。何の影響も及ぼさない食べ物など、どこにもありません。めったに手に入らない特殊な食材や生薬などを使う必要はありません。どこにでもある一般的な食材そのものが薬となり、私たちの体の血や肉や骨となるのです。

こうした一つ一つの食物の働きを理解して、季節や体質、気候風土に合わせて、最も適した食べ方をしていく。それが薬膳です。

昔ながらの和食は薬膳そのもの

食物の働きを理解し、季節や体質、気候風土に合った適切な食べ方をする。そう聞いただけでは、実践するのはとても難しく思われるかもしれません。しかし、ヒントは身近なところにあります。日本人が古くから食べてきた伝統的な和食。これこそまさに日本の薬膳そのものです。

ご飯に味噌汁、焼き魚に煮物、青菜のおひたし、梅干し、たくあん。季節の旬の素材が盛り込まれた和食の一汁三菜《いちじゅうさんさい》には、薬膳の理論がそのまま生きています。

たとえば、焼き魚には大根おろし、刺身にはつまやわさびがつきものです。これは殺菌・防臭・消化作用のある薬味で、独特の臭みや魚毒を消し、消化を促進するため。さらに腸内でたんぱく質が異常発酵するのを防ぐ効果もあります。古くから伝わる日本の知恵ですが、食物の効能を生かした、薬膳の理論が生きているのです。当然のような組み合わせに、どれほどの知恵が隠されているか、薬膳の視点で見ることで改めて気づかされます。特別手の込んだ料理でもなければ、珍しい料理でもありません。旬の素材を生かした、シンプルなあえ物や煮物が、バランスのとれた理想的な料理であり、未病の段階で病気を防ぐ健康食なのです。

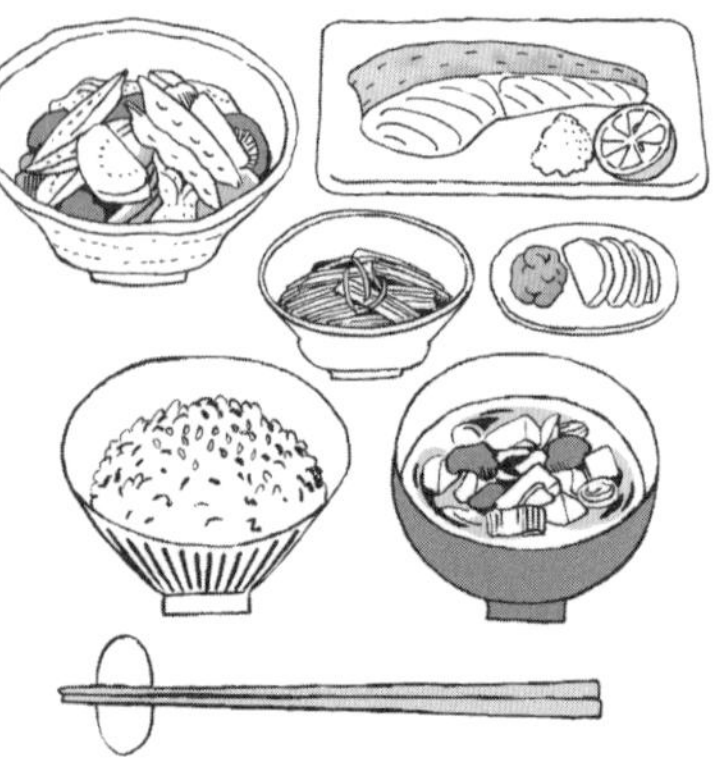

和食の一汁三菜は、食物の働きや組み合わせが
生かされた薬膳の理論そのもの。

薬膳のきほん「陰陽《いんよう》五行《ごぎょう》理論」

陰陽のバランスが健康のカギ

食物がどのような働きを持ち、体内でどう作用するのか、これを解明する基本となるのが、中国の「陰陽五行理論」です。

陰陽とは、自然界の万物を作り出す、相反する二種類の気のことです。天が陽なら地は陰、日が陽なら月は陰、男が陽なら女は陰と、陰と陽は相反するエネルギーを持っています。自然界はつねにこの相反する2つの側面で成り立ち、これを陰と陽で表したのが「陰陽論」です。陰と陽は一方のエネルギーが強まれば、もう一方は弱まるというように、互いにバランスをとり合っています。陰陽のバランスが極端に崩れると、自然界では異常気象が発生し、私たちの体では病気が発生することになります。

陰陽表

陰	陽
地	天
夜	昼
月	日
寒	熱
女	男
下	上
内	外
静	動

一方、自然界のすべてのものは木＝植物、火＝熱、土＝土壌、金＝鉱物、水＝液体の5つによって構成され、これらは自然界に欠くことのできない元素のようなものである、という概念から生まれたのが「五行学説」です。この5つの元素を「五行」といい、宇宙のすべては五行に分類されます。

たとえば色は、青・赤・黄・白・黒が五行に分類されて「五色《ごしょく》」とされます。季節も春・夏・秋・冬に、季節の変わり目である土用を加えたものが「五季《ごき》」となります。

人間の体もまたしかり。肝《かん》は木、心《しん》は火、脾《ひ》は土、肺《はい》は金、腎《じん》は水の五行に配当されます。さらに五臓を補助する胆《たん》、小腸、胃、大腸、膀胱《ぼうこう》は「五腑《ごふ》」に分類され、それぞれ肝と胆、心と小腸、脾と胃、肺と大腸、腎と膀胱は一体となって働きます。これが東洋医学の五臓五腑《ごぞうごふ》です。そのほか体液や音声、精神状態まで、すべてが五行に分類されています。

「陰陽五行理論」は「陰陽論」と「五行学説」、この2つが結びついたものであり、薬膳をはじめ東洋医学では、現在も食養生や病気の治療の原則となっています。

◆五行色体表◆

五行	木	火	土	金	水	
五方《ごほう》	東	南	中央	西	北	方位を五行に配当
五季	春	夏	土用	秋	冬	季節を五行に配当
五味	酸	苦	甘	辛	鹹《かん》	味を五行に配当
五色	青	赤	黄	白	黒	色を五行に配当
五臓	肝	心	脾	肺	腎	臓器を五行に配当
五腑	胆	小腸	胃	大腸	膀胱	五腑を五行に配当
五主《ごしゅ》	筋	血脈	肌肉	皮毛	骨髄	五臓から栄養を補充する場所
五竅《ごきょう》	眼	舌	口唇	鼻	耳	五臓の状態を表す窓口
五志《ごし》	怒	笑	思	憂	恐	感情を五行に配当
五穀	麦	黍《きび》	粟《あわ》	稲	豆	五臓の栄養となる穀物
五畜《ごちく》	鶏	羊	牛	馬	豚	五臓の栄養となる肉類
五菜《ごさい》	韮《にら》	薤《らっきょう》	葵《あおい》	葱《ねぎ》	藿《かく》(大豆の葉)	五臓の栄養となる野菜
五果《ごか》	李《すもも》	杏《あんず》	棗《なつめ》	桃	栗	五臓の栄養となる果実

食物の5つの味と性質

働きによって分けられる五味《ごみ》

自然界にあるものすべてが五行に分類されるように、食物もまた五行に分けられます。これを「五味」といい、酸味《さんみ》・苦味《にがみ》・甘味《かんみ》・辛味《からみ》・鹹味《かんみ》（塩辛い味）の5つの味で構成されます（P9「五行色体表」参照）。

五味は、「甘い」「辛い」などと実際に舌で感じる味だけでなく、体内での働きをふまえて、経験学的に区分されたものです。おおまかにいえば、柑橘《かんきつ》類や酢、梅干しなどの酸っぱい味は「酸味」、緑茶やゴーヤーなどの苦い味は「苦味」、穀類やいも類、豆類などの甘い味は「甘味」、しょうがやにんにく、辛子など、いわゆる香辛料と呼ばれる辛い味は「辛味」、塩や味噌、海産物などの塩辛い味は「鹹味」になります。

五味は下図のように、それぞれ特有の働きを持ち、体内に入ったときの作用も異なります。この食物の特性を最大限に生かしながら、料理という形で日常にとり入れていくのが薬膳の食養生なのです。

◆おもな食材の五味の分類◆

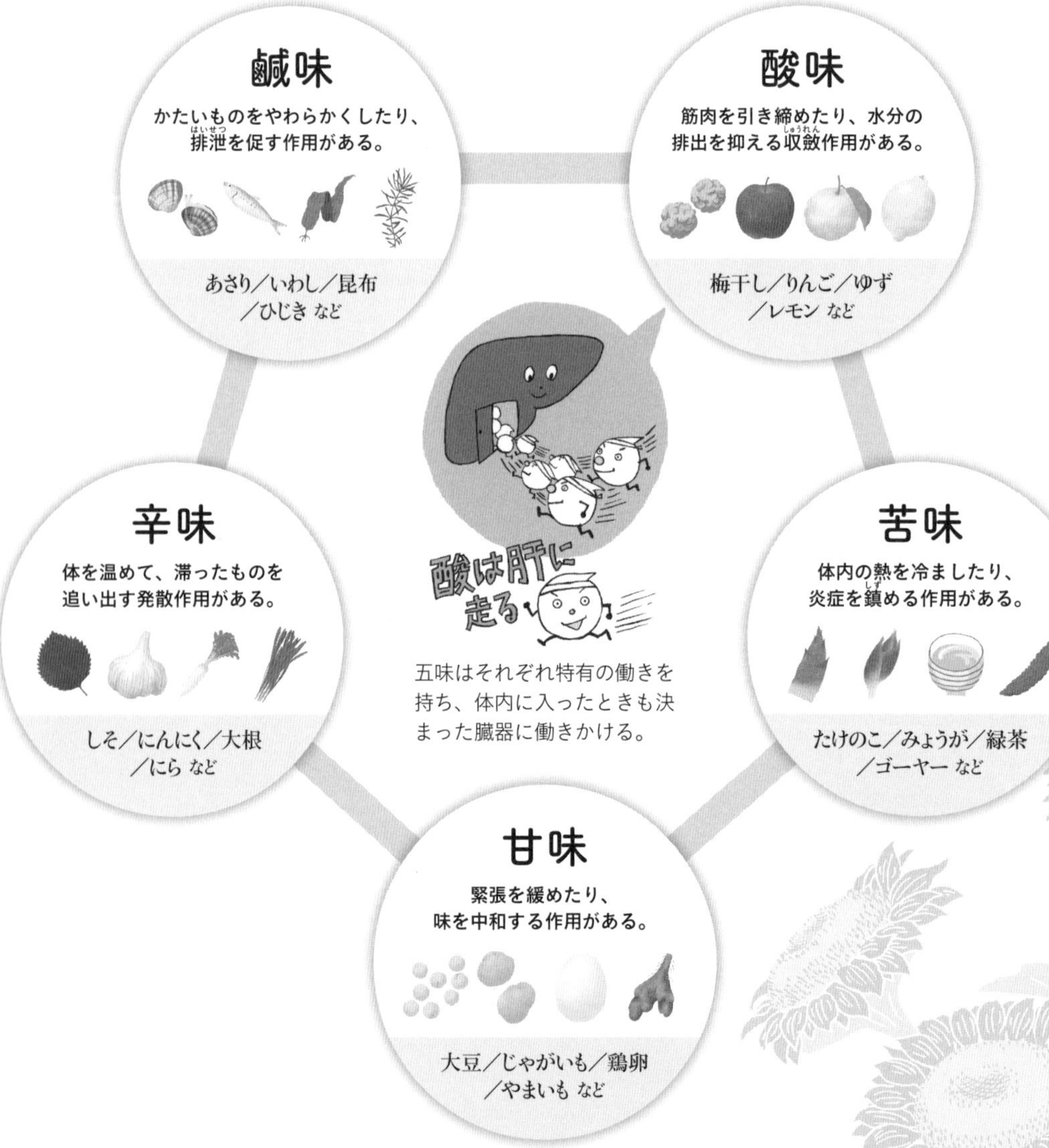
鹹味
かたいものをやわらかくしたり、排泄《はいせつ》を促す作用がある。
あさり／いわし／昆布／ひじき など
酸味
筋肉を引き締めたり、水分の排出を抑える収斂《しゅうれん》作用がある。
梅干し／りんご／ゆず／レモン など
酸は肝に走る
辛味
体を温めて、滞ったものを追い出す発散作用がある。
しそ／にんにく／大根／にら など
苦味
体内の熱を冷ましたり、炎症を鎮《しず》める作用がある。
たけのこ／みょうが／緑茶／ゴーヤー など
五味はそれぞれ特有の働きを持ち、体内に入ったときも決まった臓器に働きかける。
甘味
緊張を緩めたり、味を中和する作用がある。
大豆／じゃがいも／鶏卵／やまいも など

食物の性質を表す五性《ごせい》

食物は五味に分類されるだけでなく、体内に入ったときに、体を冷やしたり温めたりする性質があり、これも五行に分類されます。「寒・涼・平・温・熱」の五段階で示したもので、「五性」といいます。

文字どおり、体を冷やす性質のものが「寒・涼」、温める性質のものが「熱・温」で、「涼」よりも「寒」、「温」よりも「熱」のほうが作用は強くなります。「涼」と「温」は、「微寒」「微熱」という表現で表されることもあります。「平」は、寒・熱のどちらにも偏らない穏やかな性質で、米や鶏卵など日常よく食べる食品は、たいてい「平」に属します。

食物の働きを寒・熱で示すのは、西洋医学にはない、東洋医学独特の考え方で、薬膳をとり入れるうえでとても重要な要素です。具体的には、体を冷やす「寒・涼性」のものには「温・熱性」の食物を、「温・熱性」のものには「寒・涼性」の食物を組み合わせて「五性」のバランスをとります。

体の中で陰陽のバランスに偏りがある場合も、反対の性質の食物をとり入れることで、ゆがみを是正することができます。たとえば、夏の暑い時季や、体に熱のこもりやすい体質の人は、なすやゴーヤーなどの「寒・涼性」の食物をとることで、体の熱を冷ますことができます。逆に、寒い季節や冷え性の人は、にらやしょうがなどの「温・熱性」の食物を意識してとるようにすると、体の内側から温めて冷えを改善することができるのです。

伝統的な和食は、こうした五性のバランスがみごとに配慮されています。「涼性」のなすに「温性」のしょうがを添えたり、「寒性」のたけのこに「温性」の木の芽をあしらうのも、その一例です。寒・熱の性質が偏って内臓を冷やし過ぎたり、反対に熱をため込み過ぎたりして、体調を崩さないように考え抜かれているのです。体の不調を改善し、健康を維持するためには、この「五性」のバランスをとることも大切です。

◆おもな食材の五性◆

	体を温める 温・熱性の食材	どちらでもない 平性の食材	体を冷やす 寒・涼性の食材
穀類	もち米	うるち米	大麦／小麦 はと麦
豆類・ いも類	納豆／やまいも	小豆／黒豆／そら豆 大豆／さつまいも さといも	緑豆《りょくとう》／豆腐 じゃがいも
野菜・ きのこ類	かぼちゃ／かぶ／ しそ／しょうが さやいんげん たまねぎ／ねぎ／にら にんじん／菜の花 にんにく／木の芽	とうもろこし ピーマン／れんこん ブロッコリー／春菊 カリフラワー／きくらげ しいたけ／しめじ	ごぼう／きゅうり たけのこ／冬瓜《とうがん》 なす／白菜／トマト ほうれん草／大根 キャベツ
果物・ 種実類	みかん／ゆず 栗／りんご きんかん	いちじく 梅／ぎんなん ごま／くるみ	いちご／柿 すいか 梨／レモン
魚介類	あじ／真鯛／ぶり いわし／えび かつお／鮭／さば	かれい さんま／いか	あさり／かに 昆布／しじみ／たこ 牡蠣《かき》／ひじき わかめ
肉・ 卵類	牛肉／鶏肉／羊肉	豚肉／鶏卵	―――

食物と五臓の深い関係

五味は特定の臓器に働く

食物の五味は、体内に入るとそれぞれ決まった臓腑《ぞうふ》器官に働きかけます。酸味を例にすると、「五臓《ごぞう》」なら肝、「五腑《ごふ》」では胆のうに働きかけ、肝の機能が低下していたらその働きを補い、胆のうが疲れていたら養うように作用します。さらに、「五竅《ごきょう》」「五主《ごしゅ》」（P9「五行色体表」参照）とも密接に関係し、「五竅」の眼の働きを補ったり、「五主」の筋（じん帯）を引き締める作用もあります。同様に、苦味は心臓や小腸、血脈、舌を、甘味は脾《ひ》臓や胃、肌肉、口唇《こうしん》を、辛味は肺や大腸、皮毛、鼻を、鹹味《かんみ》は腎臓や膀胱《ぼうこう》、骨髄、耳を補います。これを示したのが下の図です。

このようにすべての臓腑器官は、食物の五味によって養われているのです。そのため、一味が不足したり過ぎたりしても、五臓五腑の働きが悪くなったり過剰に働き過ぎたりします。全身の健康を維持するためにも、五味をバランスよくとることで五臓をまんべんなく養う必要があります。

◆五味五臓表◆

五味がどの臓腑に働きかけるかを示したのが、この五角形の図。実線の矢印は、他の臓腑を活性化したりして有益に働く「相生《そうせい》」の関係を示す。点線の矢印は、逆に特定の臓腑を抑制するように働く「相剋《そうこく》」の関係を示す。

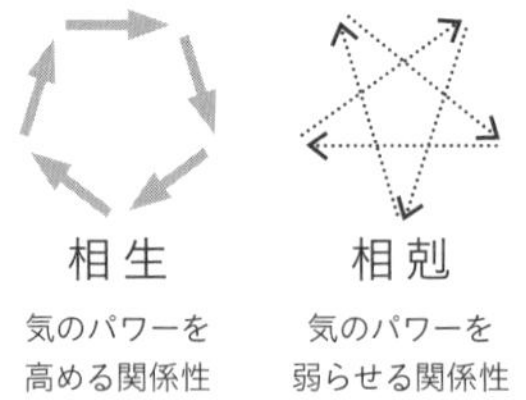

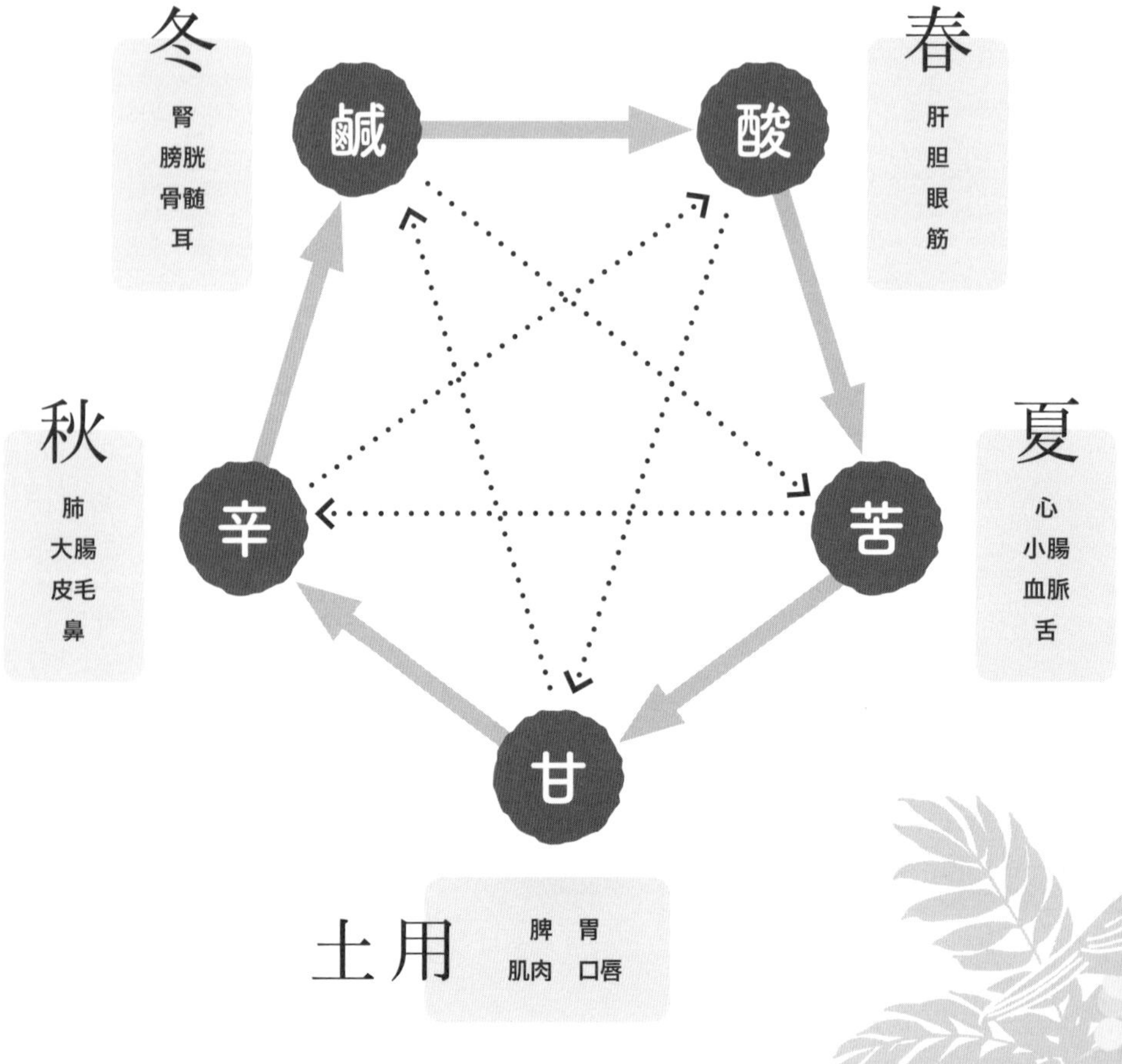

益にも害にもなる食物の組み合わせ

五味にも相性がある

五味は、同じ五行に属する臓腑器官だけでなく、他の臓腑器官も補う働きがあります。これを「相生《そうせい》」の関係といいます。

この関係は、自然界の循環に目を向けるとよくわかります。「木」をこすり合わせると「火」が生じ、「火」が燃え尽きると灰、すなわち「土」になり、「土」の中からは鉱物、すなわち「金属」が発掘され、鉱脈からは「水」が湧き出し、「水」は大地を潤して「木」を生じます。このように、五行は木→火→土→金→水→木と循環し、相手を生み育てる関係にあります。

五臓五腑と五味の関係もこれに準じ、酸味は同じ五行の「肝」を補うと同時に、相生の関係にある「心」を生み育てます。残りの四味も同様に、相生の関係の臓腑の働きを補っているのです。これを示したのが、P12の五味五臓表の時計回りの矢印です。

◆五行相関図◆

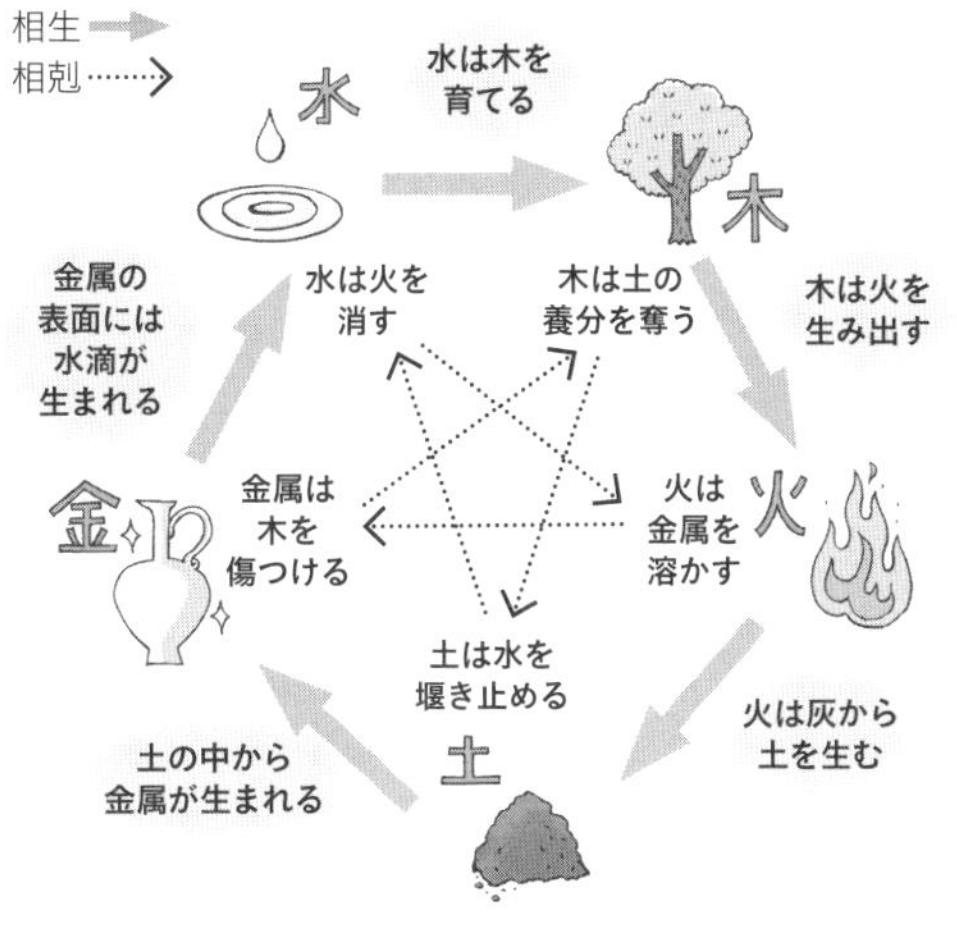

水は木を育てる
木は火を生み出す
火は灰から土を生む
土の中から金属が生まれる
金属の表面には水滴が生まれる
水は火を消す
木は土の養分を奪う
火は金属を溶かす
土は水を堰き止める
金属は木を傷つける

とり過ぎによる食害に注意

酸・苦・甘・辛・鹹の五味は、それぞれ五臓五腑に働きかけて有益に作用しますが、とり過ぎると、ある特定の臓腑にはマイナスに作用する食害があります。それが「相剋《そうこく》」の関係です。P12の五味五臓表の内側の点線が、相剋の関係を示しています。

自然界に目を向けても、「木」は「土」の栄養分を吸い上げて「土」を剋《こく》し（力を弱める、押さえつける）、「土」は「水」を堰《せ》き止めて「水」を剋し、「水」は燃え盛る「火」を消して「火」を剋し、「火」は金属を溶かして「金」を剋し、金属刀剣は草木を伐《き》って「木」を剋すように、相剋の相手の働きを抑制してしまうのです。

五臓五腑と五味の関係も同様に、酸味の食物をとり過ぎると、相剋にあたる「脾・胃」の働きを抑制してしまいます。同じように、苦味は「肺・大腸」を剋し、甘味は「腎・膀胱」を剋し、辛味は「肝・胆のう」を剋し、鹹味は「心・小腸」を剋します。

アルコールを例にとってみます。ほとんどのアルコールは辛味に属し、辛味の食べ物は適量ならば肺や大腸の働きを補います。しかし、とり過ぎると相剋にあたる肝の働きを抑制します。肝はアルコールを解毒する器官のため、肝機能が抑えられると、二日酔いやアルコール中毒をはじめ、ひいては肝機能障害を招くことになります。現代栄養学でも、アルコールの飲み過ぎが肝臓に負担をかけることはよく知られています。このように、どの食味にも相剋の関係にあたる臓腑があり、食害をもたらします。

和食は薬膳そのもの

未病を治す二味《にみ》の組み合わせ

「相生相剋《そうせいそうこく》」の関係を、五味五臓の作用を通して家族構成で説明してみましょう。家族は祖父母→両親→自分→子供→孫の関係「相《そう》生《せい》」にありますが、その作用は、どの臓器、食味にも「補助益生剋《ほじょえきせいこく》」という特定の働きをします。たとえば、自分を一家の長と見立てて説明すると、自分（肝・酸）の次は子供（心《しん》・苦）と孫（脾《ひ》・甘）にあたり、自分の前には両親（腎・鹹《かん》）と祖父母（肺・辛）がそろっています。酸味は家長の自分には、不足を「補」い、両親を「助」け、祖父母には有「益」に働き、子供を「生」み育てるという作用がありますが、孫までは面倒をみれず、その分を孫の親に任せることになります。この自分と孫の関係を「相剋《そうこく》」と呼びます。食物に多彩な効果が見られるのは、どの食物もそれ一つに留まらず「補助益生剋」の作用を持っているからです。五臓の関係では、肝は脾を剋し、脾は腎を剋し、腎は心を剋し、心は肺を剋し、肺は肝を剋します。「相剋」は、臓腑間での制約の関係を説いていますが、本来は正常な範囲内での制約を示します。いわば車のブレーキのようなもので、スピードを出し過ぎないように上手にコントロールしながら適正速度を守っているのです。

このように、「相生」と「相剋」は絶えず助け合うと同時に、抑制し合う関係を保ちながら調和しています。たとえば、「脾・胃」が弱っているときに甘味をとり過ぎると、相剋の関係にあたる「腎・膀胱」の働きに異常が現れて、尿の出が悪くなったり、むくんだりします。これを防ぐために、薬膳では、「脾・胃」が悪いときは、まずこれを補う甘味をとり、次に「相剋」にあたる「腎・膀胱」を守る鹹味を組み合わせることを原理としています。同様に、酸味には甘味を、甘味には鹹味を、鹹味には苦味を、苦味には辛味を、辛味には酸味と、「相剋」にあたる食味を組み合わせて病気を未然に防ぐのが薬膳の教えです。これを「二味配合の原理」といいます。甘味のご飯を鹹味の塩でむすぶ、すいかに塩をふる、などの昔からの食習慣には、未病を治《ち》す「相剋」の原理が隠れているのです。

◆肝（酸味）から見た相生相剋の関係◆

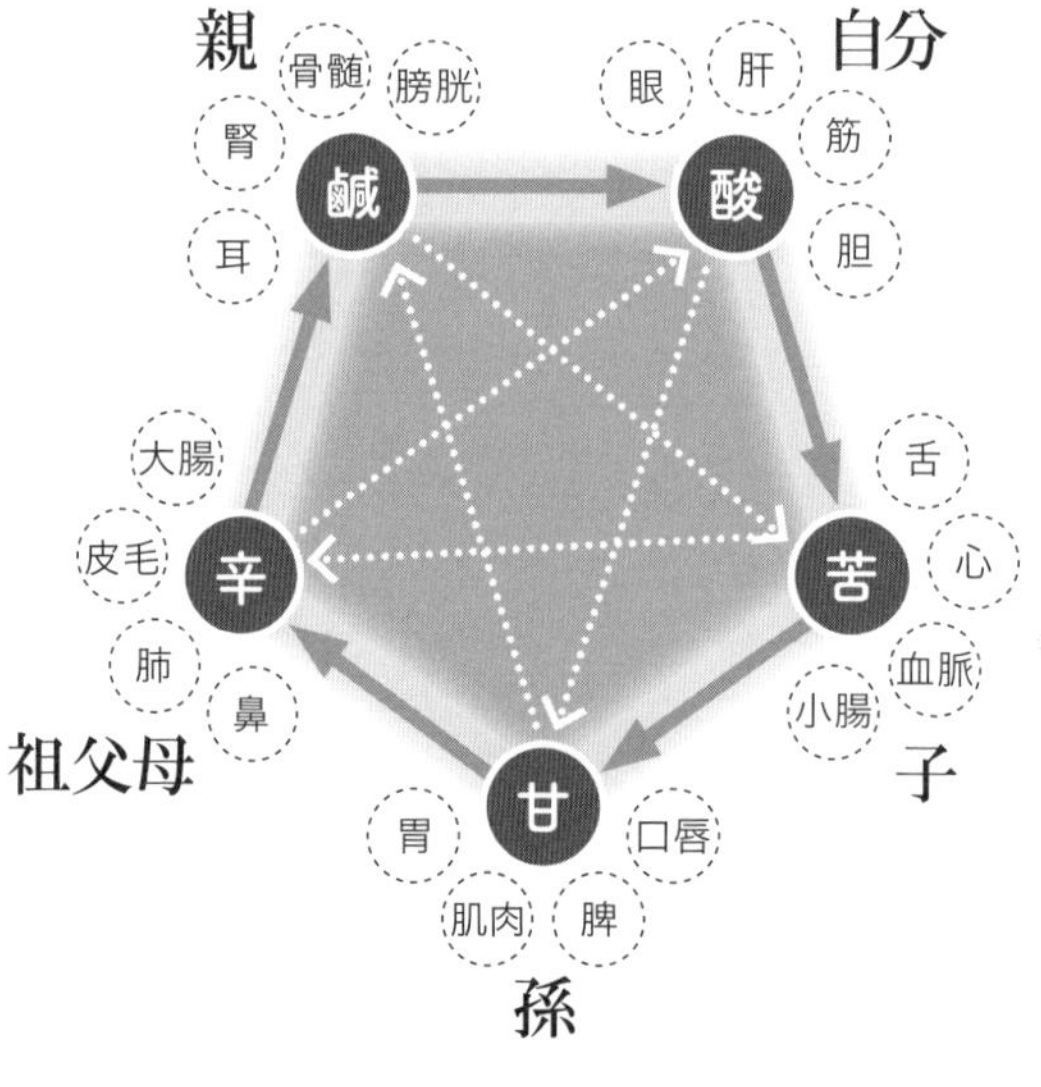

自分を「肝＝酸味」とすると、子は「心＝苦味」、孫は「脾＝甘味」にあたり、両親が「腎・鹹味」、祖父母が「肺・辛味」に相当する。祖父母→両親→自分→子供→孫の順に、生み育てる関係（外側の実線）を「相生」と呼ぶ。逆に、マイナスに作用する関係（内側の点線）は「相剋」といい、五味五臓の関係で見ると酸味は孫にあたる脾・胃を剋するので、甘味を組み合わせてとるとよい。

薬膳の理論が生きる伝統的な和食

古くから食べられてきた伝統的な和食には、相剋の関係にあたる臓腑の働きを守るための工夫がそこかしこに見られます。

たとえば甘酢。酸味の酢は、とり過ぎると相剋にあたる「脾・胃」の働きを阻害し、消化不良や胃痛などを起こしやすくなります。これを防ぐために、「脾・胃」の働きを補う甘味の砂糖を加えたものが甘酢で、酸味に甘味をプラスすることで、相剋の食害を防いでいるのです。

三杯酢は、この甘酢に鹹味の塩を加えたものです。鹹味は甘味の相剋にあたると同時に、酸味の働きを助ける相生の関係になります。甘・鹹・酸の三味《さんみ》になることで、相生・相剋の関係が完璧に整い、さらにバランスがよくなるのです。

同じように、和食の定番である「たけのこの木の芽あえ」や「きんぴらごぼう」も、こうした二味三味の原理にしたがって構成されています。たけのこやごぼうは苦味に属し、体を冷やす寒性です。とり過ぎると相剋にあたる「肺・大腸」の働きを抑えてしまうため、これを補う辛味の食材で、体を温める「温・熱性」の木の芽や唐辛子を組み合わせて、バランスをとっているのです。したがって、唐辛子抜きのきんぴらはルール違反であり、体に負担となります。

伝統的な和食では、すべてこのように二味または三味を組み合わせることで、臓器をトラブルから守っています。これこそ薬膳の理論そのものであり、長い歴史のなかで生み出されてきた、病気を未然に防ぐためのすばらしい和食の知恵なのです。

◆和食の二味三味の組み合わせ例◆

甘酢と三杯酢

酸味をとり過ぎると相剋にあたる「脾・胃」の働きを阻害するため、甘味を組み合わせて「脾・胃」を守っている。甘酢に鹹味の塩を加えたのが三杯酢。鹹味を加えることで甘味の相剋にあたる腎を守ることができるうえ、鹹味は酸味の相生の関係にあたり、さらにバランスがよくなる。

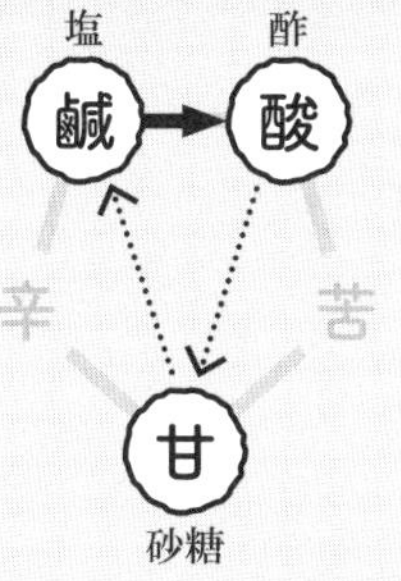

きんぴらごぼう

苦味のごぼうは、とり過ぎると相剋にあたる「肺・大腸」の働きを抑えるため、辛味の唐辛子を合わせて「肺・大腸」を補うのが、昔ながらの和食の知恵。さらに、ごぼうは体を強く冷やす「寒性」のため、「熱性」の唐辛子を組み合わせることで寒・熱のバランスも整う。

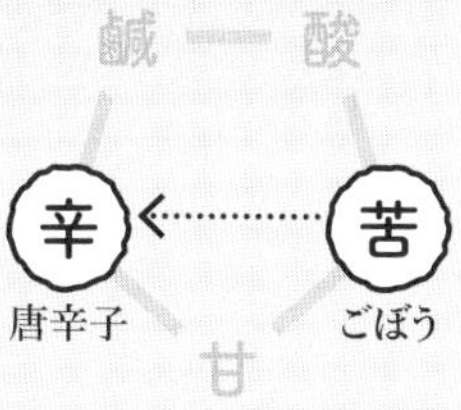

たけのこの木の芽あえ

苦味のたけのこは、とり過ぎると相剋にあたる「肺・大腸」の働きを抑えるため、辛味の木の芽を合わせて「肺・大腸」を補っている。さらに、辛味と相生の関係にあたり、苦味を抑制する鹹味の白味噌であえることで、相生相剋の関係が整う。木の芽はたけのこの「寒性」を補う役目もある。

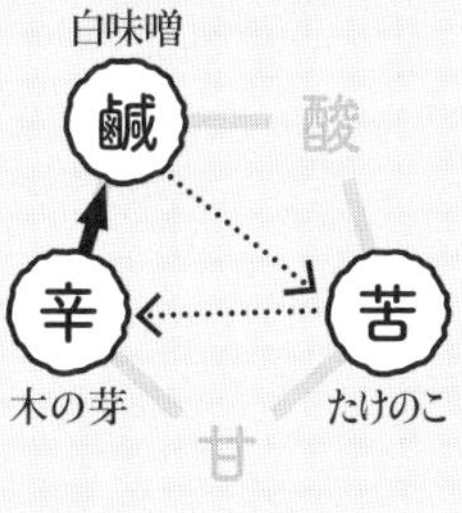

旬を食べる食養生

気候風土に合った食べ方をする

食物や私たちの体は本来、その土地の気候風土や季節の変化の影響を色濃く受けるものです。ところが現在では、一年中、全国どこでも同じ食材が店頭に並び、日本では栽培することができない世界各地の珍しい食材も手に入るようになりました。反対に、季節感のある食べ方やその土地ならではの郷土料理が食卓から姿を消し、同時に、かつては少なかった糖尿病や脳梗塞などの生活習慣病やがんなどの疾患が激増することとなりました。これも日本の気候風土や季節の食材の特性、そして日本人の体質などをかえりみることなく、食べたいものを食べてきた飽食の結果といえます。

たとえば、熱帯地方原産のバナナや水分たっぷりのフルーツは、体を冷やす性質です。これらを寒さの厳しい日本の冬にとり続けることが、どれほど胃腸を冷やして血行を妨げることになるかは、想像に難くないでしょう。乾燥した大陸で暮らす欧米人と、四方を海に囲まれた湿度の高い温暖な気候で暮らす日本人では、根本的に体質が違います。そこで育つ作物の特性も異なります。日本人には日本の食事が、欧米人には欧米の食事がふさわしいのです。その土地の気候風土と、そこで暮らす人々の体質に合わせて代々受け継がれてきた郷土料理こそ、健康を維持するための民族の知恵なのです。

旬の食材が体を癒す

春の山菜、夏の瓜《うり》類、秋の種実《しゅじつ》に、冬の根菜。四季のある日本では、折々の旬の素材が自然界から届けられます。旬の素材はおいしくてリーズナブルなうえ、最高の薬となります。夏にはすいかやトマトなど、水分たっぷりの「寒・涼性」の食材が旬を迎え、冬にはねぎやにんじんなど、体を温める「温・熱性」の食材が最盛期となります。上半身ののぼせやすい春には、これを鎮める苦味の山菜が顔を出し、空気の乾燥しやすい秋には、のどや肺を潤す梨や柿などの種実類が店頭をにぎわせます。その季節にとれる食材は、その季節に起こりやすいトラブルを未然に防ぐ働きをおのずと持っているのです。

反対に、旬でないものをとることはかえって体調を崩す一因となります。たとえば、冬に夏野菜のトマトやきゅうりを食べ過ぎれば、胃腸を冷やしてトラブルを招くのは必至といえます。

人間も自然界の一部です。自然のリズムに合わせて旬の恵みをいただくことこそ薬膳の基本であり、旬の素材を生かした昔ながらの和食は、健康を維持し、病気を未然に防ぐすぐれた養生食なのです。

体を温める食物
北方地域が原産のもの
秋冬が旬のもの
みかん、にんじん、栗、
ねぎ など

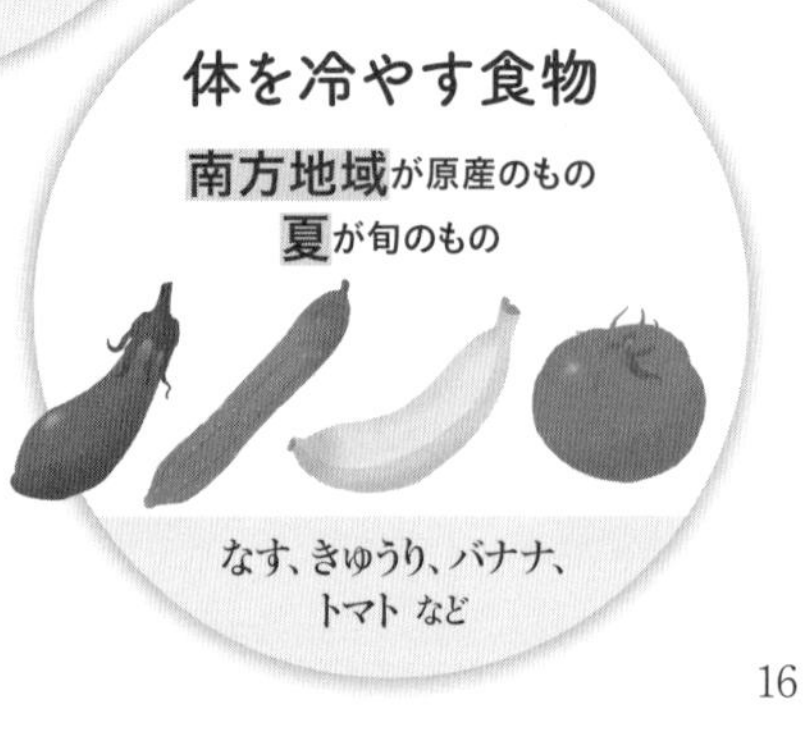
体を冷やす食物
南方地域が原産のもの
夏が旬のもの
なす、きゅうり、バナナ、
トマト など

第二部

気になる症状を改善する食養生

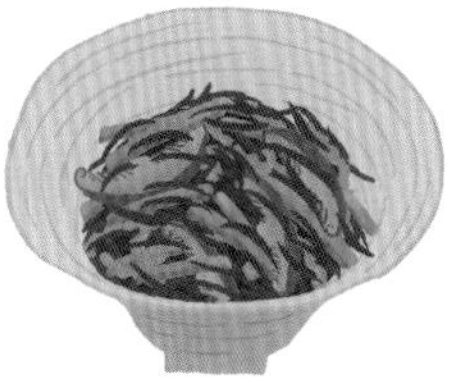

ふだんの食生活こそ、病気を未然に防ぎ健康をとり戻す薬です。冷え、のぼせ、不眠などの不《ふ》定愁《ていしゅう》訴《そ》のほか、高血圧や動脈硬化、糖尿病、肥満など生活習慣に起因する症状は、それに合った食養生法で改善がはかれます。次ページ以降、症状ごとに紹介するおすすめメニュー・おすすめ食材を積極的にとり入れて、食べることで調子を整え、健やかになりましょう。

◆レシピのお約束◆

大さじ１は15mℓ、小さじ１は５mℓ、１カップは200mℓです。
食材の基本的な下ごしらえは作り方から省いています。
適宜行ってください。

のぼせ（ほてり）

のぼせは、気や血が上昇して停滞することが原因です。上半身に気血や熱が集中するため、反対に下半身は冷えていることが多いのが特徴です。

気（生命エネルギー）の高まりがのぼせを起こす

体に不快な熱感がある状態を「ほてり」といい、このほてりが顔に現れるものを「のぼせ」といいます。入浴後や興奮時などの一過性のほてりやのぼせなら問題ありませんが、長引く場合は、体のどこかに熱を生じさせる要因があるため、対策を講じる必要があります。

おもな原因は、気や血の滞りです。瘀血《おけつ》や冷え、ストレスなどで気血の流れが悪くなり、体内に停滞すると、滞ったその場所に気血が集中して熱が生じます。温められた空気が上昇するように、体内の熱も上昇し、それにつれて気も上昇します。さらに、血は気の流れに連動して動くため、気とともに血も上昇して、上半身に気血が集中します。その結果、のぼせやふらつきなどを起こしやすくなるとされます。

気のめぐりをよくして高まりを鎮める苦味

体内に生じた熱を冷まして、気の高まりを鎮《しず》めるには、たけのこやごぼう、ゴーヤー、菊花など、体を冷やす寒・涼性の苦味の食材が最適です。これら苦味の食材は、心臓循環器系の働きを助ける作用があるため、上半身に滞った血のめぐりをよくする効果も得られます。ただし、胃腸を冷やし過ぎないよう、必ずしょうがやにんにくなどの温性のものを組み合わせるようにします。

熱を冷ます食材とともにとりたいのが、滞った気のめぐりをよくする食材。まいたけ、えのき、たまねぎ、ピーマン、らっきょうなどです。高まった気を下ろして流れをスムーズにしたり、気の停滞をとり除く働きがあります。菊花と青菜でごまあえにしたり、たけのことピーマンと牛肉でチンジャオロースーにするなど、熱を冷ますものと、気のめぐりをよくするものを組み合わせるとより効果的です。

更年期女性に多いホットフラッシュ

のぼせとともに現れることが多いのが、突然、顔が熱くなり、滝のように汗が噴き出してくるホットフラッシュという症状。ほとんどは30分程度でおさまり、のぼせもひきますが、中医薬学では、これも瘀血が原因と考えます。瘀血のために血行が悪くなり、血や気が上昇してのぼせが生じると、体はこれを冷まそうとするために、汗を一気に噴き出して熱を放出するのです。ホットフラッシュの改善ものぼせと同様に、血のめぐりをよくして瘀血をとることが必要です。

おすすめ食材

高ぶった気を下ろす効果のある食材や、上半身に滞った気のめぐりをよくする食材、また熱を冷ます清熱《せいねつ》作用のある食材がおすすめ。同時に、血の滞りを解消する食材も併せてとると効果的。

セロリ【甘味・涼性】

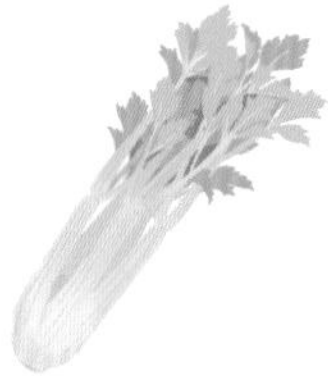

食材編 94 ページ

体の熱を冷ます清熱作用がある他、降圧作用があるため、血圧が高くてのぼせる場合に効果的。独特の香り成分は、気血の上昇によって起こりやすい頭痛やイライラを解消して、精神安定に効果があるとされる。

たけのこ【苦味・寒性】

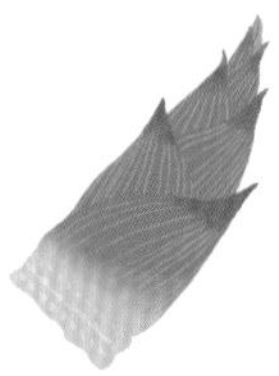

食材編 95 ページ

体を強く冷やす寒性で、体内にこもった熱を冷まし、胸や胃腸の熱による不快感や炎症を解消する。心臓循環器系を助ける苦味の食材で、血液を浄化してめぐりをよくする効果もあり、血の上昇を改善する。

おすすめメニュー

菊花と春菊ときのこのごまあえ

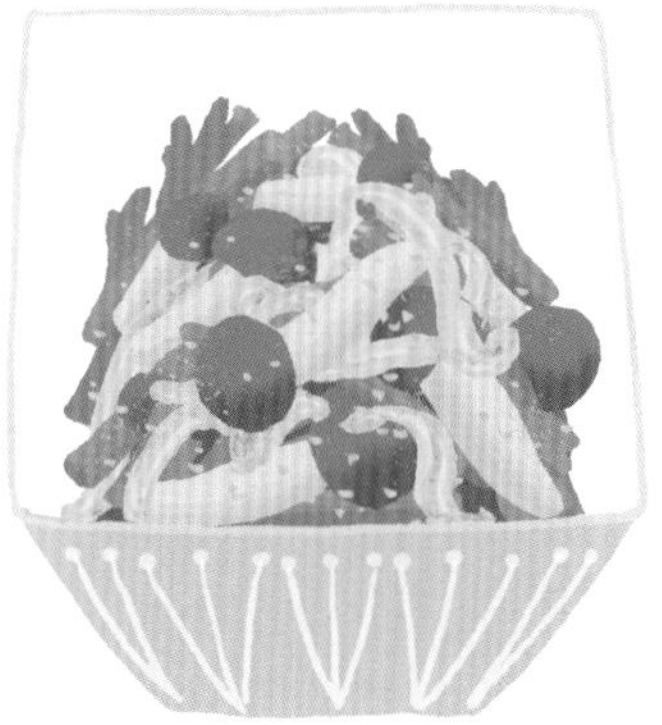

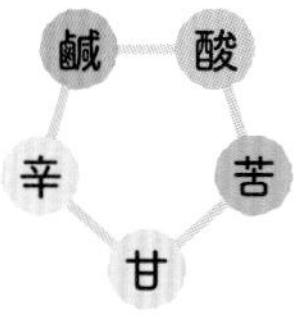

春菊は毛細血管を広げて血圧を下げ、また苦味成分が心臓の働きを助けて、血の上昇によるのぼせを解消します。しめじにも同様に高血圧を改善する作用があるため、三者が一体となって働きます。

材料（2人分）

食用菊……10g
春菊……½束
しめじ……½袋
酢……少々
Aだし汁……大さじ½
　すりごま（白）……大さじ2
　みりん……大さじ1
　しょうゆ……小さじ1

作り方

春菊はさっとゆでて4㎝長さに切る。しめじは石づきをとってほぐし、さっとゆでる。食用菊はがくをとり、酢を加えた熱湯に放してざるに上げる。Aを合わせ、食用菊、しめじ、春菊をあえる。

たけのこといかの木の芽あえ

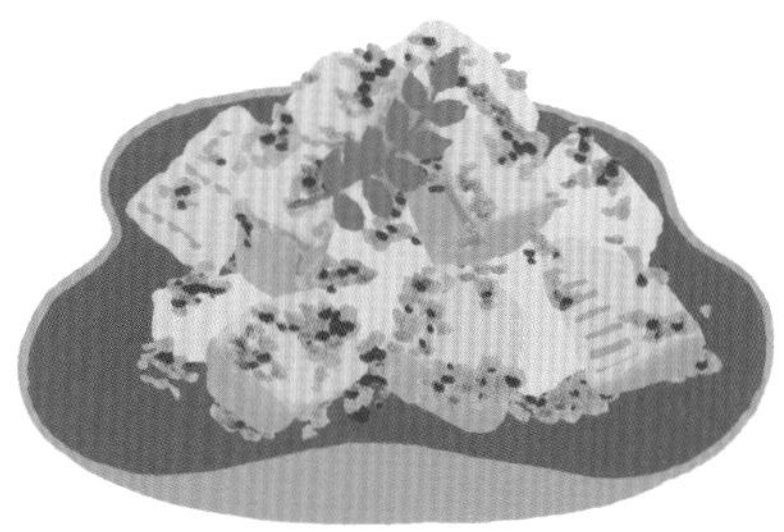

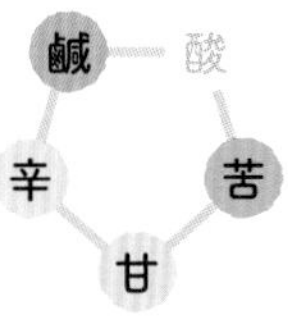

たけのこは体の熱を冷ます作用の強い食材で、のぼせの解消には最適です。ただし、胃腸を冷やし過ぎると消化能力が低下するため、温性の木の芽でバランスをとりましょう。

材料（2〜3人分）

たけのこ（水煮）……150g
いか……80g
ほうれん草（葉先）……5枚
木の芽……8枚
酒、塩……各少々
Aだし汁……½カップ
　酒……大さじ2
　薄口しょうゆ……小さじ2
　砂糖……小さじ2
B西京味噌……70g
　砂糖……小さじ2
　みりん……大さじ2

作り方

たけのこは一口大に切って、合わせたAで煮る。いかは短冊に切り、酒、塩をふって鍋で炒りつける。ほうれん草の葉先はゆでて水にとり、水切りして木の芽とともにすり鉢ですり、Bを入れて木の芽味噌を作る。たけのことといかを木の芽味噌であえて、器に盛る。

らっきょう【辛苦味・温性】

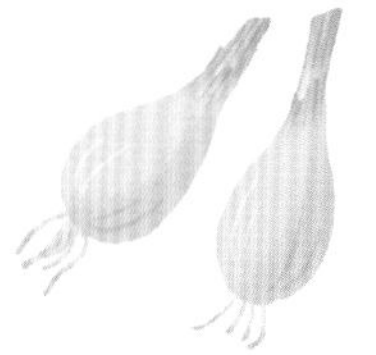

気のめぐりをよくし、気の上昇を鎮めて下に降ろす効果がある。気の高ぶりによる胃の不快感などにも効果的。体を温めて全身の血行をよくするため、上半身はのぼせて下半身は冷えている、冷えのぼせも解消する。

食材編 115ページ

菊花【苦味・寒性】

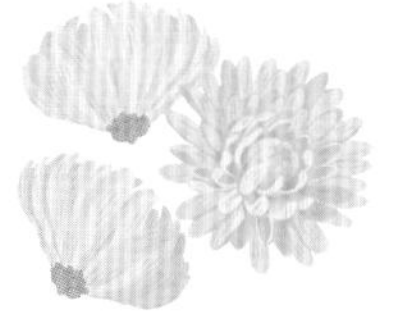

干したものは鎮痛解熱の生薬で、熱を冷まして炎症を鎮め、血のめぐりをよくして血圧を下げる薬効があるとされる。乾燥菊花5gを3カップの水で半量になるまで煮詰め、煮汁を飲むとのぼせに効果的。

食材編 122ページ

その他のおすすめ食材

▼きゅうり ▼ごぼう ▼ゴーヤー ▼しそ ▼たまねぎ ▼ピーマン ▼まいたけ ▼レタス ▼あさり など

眼の疲れ・充血

眼は肝と関係が深く、肝の疲れが眼の症状として現れます。現代は、肝に負担を与える要素に事欠かないため、肝が疲れやすく、眼のトラブルも起こりやすくなっています。

肝が悪くなると眼が疲れやすい

中医薬学では、「肝は眼に穴を開く」といわれ、肝と眼は深い関係があり、肝の異常は眼に現れるとされます。肝は人体の化学工場ともいわれ、さまざまな解毒《げどく》酵素を作って毒物から体を守るフィルターの役目を担っています。全身をめぐって老廃物や毒素をため込んだ血液は肝臓に送られ、ここで不要なものを解毒して、尿や便として排泄されるのです。

現在は、添加物や化学物質などの影響で、解毒器官である肝に大きな負担がかかっています。加えて、肝はストレスの影響を受けやすい器官です。仕事や人間関係などの精神的なストレスに加え、現代人はパソコンや携帯電話などを一日中使って眼を酷使しているため、肉体的なストレスも相当なものです。ストレスフルな現代人の肝は、ダブルパンチを受けている状況といえます。こうした肝の負担が、疲れ目や充血などの眼の症状として現れるのです。西洋医学でも、眼が黄色くなる（黄疸《おうだん》）と、肝臓が悪いと判断されます。

貝類は眼の疲れを癒す特効薬

肝の働きを補って眼によいといわれるのが、しじみやあさり、牡蠣《かき》などの貝類です。いずれも肝機能を補い、ストレスを軽減し、眼の疲労回復に効果をもたらします。レバーやうなぎ、くるみも肝を補うと同時に、血のめぐりをよくするので、疲れ目や充血、腫れの解消におすすめです。また、菊花やセロリなど鎮静作用のある食材も、肝の高ぶりを鎮《しず》めて炎症を抑えるのに効果的です。

現代栄養学では、眼の粘膜を保護するビタミンAを含むごまやモロヘイヤ、疲れ目を解消するビタミンB_1やB_2が豊富な豚肉や納豆、魚介類、他にもアントシアニンが豊富な黒豆やなすなども、眼によいといわれています。

目は口ほどにものを言う

眼の症状は全身の健康状態を映す鏡ともいわれます。たとえば、かすみ目は腎機能が衰え精力が低下したことが原因とされます。白内障も腎機能の低下、眼の奥が押されるように痛むときは、血の貯蔵器官である肝や血液を循環させる心機能が低下し、背後に貧血が潜んでいるとされます。また、眼がくりっと大きい人は筋肉質で暑がりで活動的、細長く切れ長の人は、細身で青白く冷えやすい体質、眼が異様に光り輝いている人は肝機能が高ぶっているなど、体質や体調も反映されます。

おすすめ食材

肝機能を補う食材を中心に、熱を冷ます作用や炎症を抑える鎮静作用のある食材をとります。眼の粘膜を保護したり、疲労回復効果のあるビタミンA、B_1、B_2、アントシアニンを含む食材も有効です。

セロリ【甘味・涼性】

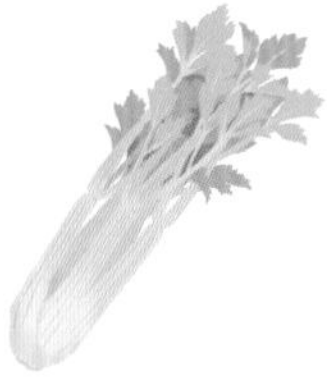

体を冷ます涼性で、痛みを止め、炎症を抑え、腫れ物の改善にも有効。とくに肝の熱を冷ます作用に優れ、肝の高ぶりによって生じた熱による眼の疲れや充血に効果的。精神安定作用もあり、ストレスも軽減する。

食材編 94 ページ

あさり【鹹味・寒性】

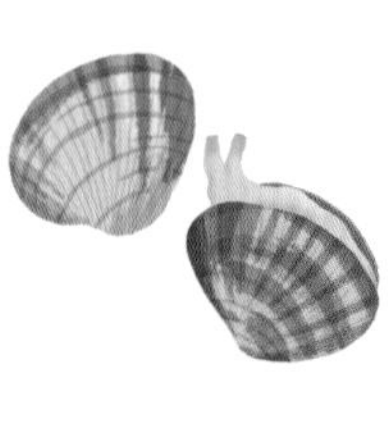

肝臓の解毒作用を助けるタウリンが豊富で、肝の働きを補う。精神を安定する作用もあるので、その点でも肝機能を正常に保つ。体内の過剰な熱をとり除く寒性で、肝の熱による眼の充血や炎症も抑える。

食材編 101 ページ

おすすめメニュー

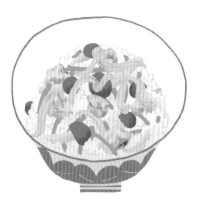

菊花ご飯

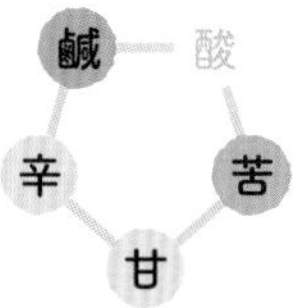

菊花は幅広い薬効を持つ優れた食材。クセがなく使いやすいので、ぜひふだんの食事にとり入れましょう。もち米や鶏肉を加えれば、寒性の菊花と温・寒のバランスがとれボリュームもアップ。

材料（2〜3人分）

食用菊	4〜5個
米	1合
もち米	½合
鶏もも肉	70g
にんじん	4㎝程度
しめじ	½袋
A 酒	大さじ1
しょうゆ	小さじ½
みりん	大さじ½
塩	少々

作り方

米ともち米を合わせてとぎ、水けをきる。食用菊は花びらだけをとり、酢少々（分量外）を入れた熱湯でさっとゆでて水けをきる。鶏肉は1㎝角に切る。にんじんはせん切りに、しめじは石づきをとって小房に分ける。炊飯器の内釜に米とAを入れ、1.5合分に水加減し、食用菊以外の材料を加えて炊く。10分ほど蒸らし、食用菊を加えて混ぜ合わせる。

あさりと春菊のさっと煮

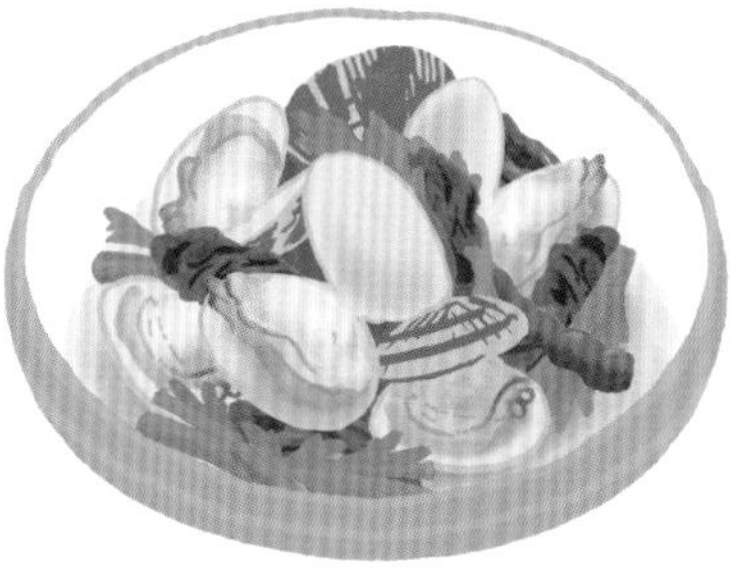

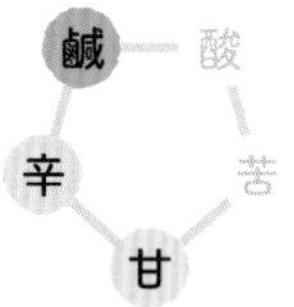

肝を補うあさりに、眼の粘膜を守るビタミンAの豊富な春菊との組み合わせ。ビタミンAは脂溶性なので、油と一緒にとることで吸収率もアップ。あさりも春菊も体を冷やすので、唐辛子をプラスして。

材料（2人分）

あさり（殻つき）	300g
春菊	½束
赤唐辛子	1本
塩	少々
酒	大さじ1
ごま油	適量

作り方

あさりは砂抜きし、殻をこすり合わせるようによく洗う。春菊は4㎝長さに切る。フライパンにごま油を入れ、春菊をさっと炒めてとり出す。あさり、赤唐辛子、塩、酒を加え、ふたをして強火にかける。あさりの殻が開いたら春菊を戻してさっと混ぜ合わせる。

その他のおすすめ食材

▼カリフラワー ▼かぼちゃ ▼くるみ ▼黒豆 ▼ゴーヤー ▼ごま ▼ししとう
▼春菊 ▼せり ▼トマト ▼なす ▼にんじん ▼ピーマン ▼ほうれん草
▼すもも ▼りんご ▼レモン ▼うなぎ ▼牡蠣《かき》 ▼しじみ ▼鶏卵 など

菊花【苦味・寒性】

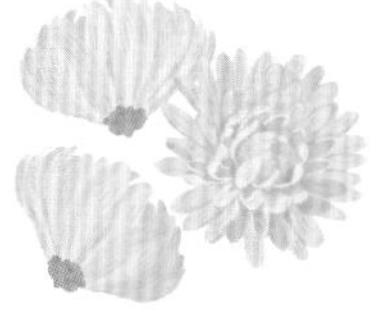

眼の疲れや貧血に有効なクサンテノンという芳香成分を含み、古くから眼の働きをよくして疲れ目に特効があるとされる。肝機能を正常化し、肝の高ぶりを抑えて鎮静する作用があり、炎症や腫れ、痛みに効果的。

食材編 122ページ

モロヘイヤ【甘味・寒性】

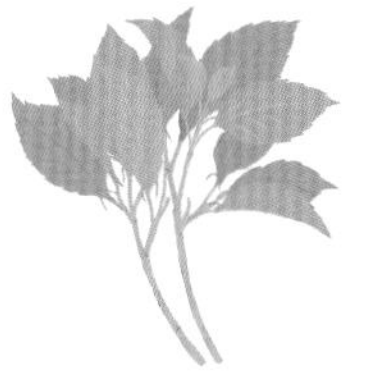

ビタミンAを豊富に含み、眼の粘膜や血管を保護して、疲れ目や充血、眼の毛細血管の出血などに有効とされる。体の熱を冷ます寒性で、中枢神経の興奮を鎮めるため、肝の熱をとって高ぶりを抑えるのにも効果的。

食材編 114ページ

不眠

不眠には、気の流れと腎の働きが関与しているとされます。安易に睡眠薬に頼る前に、気のめぐりをよくしたり、腎機能を強化する食材で、心地よい眠りを手に入れましょう。

不眠は気滞《きたい》型と腎虚《じんきょ》型に分かれる

布団に入ってもなかなか寝つけないタイプ、眠りが浅くて夜中に何度も目が覚めるタイプ、朝早く目が覚めてしまうタイプなど、不眠にもさまざまなタイプがあります。中医薬学では、いずれも気の流れと腎の働きが関係しているととらえます。

なかなか寝つけないタイプは、気の流れが悪くなっている「気滞型」といえます。仕事やプライベートでの精神的疲労やストレスが原因で、気がスムーズに流れなくなると、夜になってもリラックスできなかったり、イライラしやすくなり、その緊張や精神的不安が入眠を妨げることになります。寝る直前まで頭を使い過ぎたり、仕事に集中し過ぎるのも、同様に気が高ぶって寝つきを悪くします。

眠りが浅く、夜中にたびたび目を覚ましたり、朝早く目覚めるのは、腎の衰えによる「腎虚型」です。ぐっすり眠るためにもエネルギーが必要ですが、加齢や虚弱体質、疲労などによって腎の働きが衰えると、眠りも浅く、短くなると考えられます。高齢者になるほど多く見られるタイプです。

どのタイプにも有効なのは貝類

タイプにかかわらず、不眠で悩んでいる人に共通しておすすめしたいのが精神安定作用のある食材です。たとえば、牡蠣《かき》やあさり、しじみなどの貝類。これらはストレスの影響を受けやすい肝の働きを助けるため、気持ちを落ち着け、ストレスを軽減する作用があります。できるだけ夕食にとり入れると効果的です。

タイプ別に見ると、「気滞型」には気の流れをよくする大根、たまねぎ、春菊、しそ、らっきょうなど。「腎虚型」には、黒豆やくるみ、栗、やまいもなど、腎機能を補う食材が適しています。

気の状態が夢に影響を与える!?

気は生命活動を支えるエネルギー源ですが、この気の状態によって見る夢も異なるとされます。たとえば、陰の気（寒気）が多い人は、体が冷えているために勢いよく水の流れる川を渡る夢を見ます。反対に陽の気（熱気）が多い人は、体に熱を帯びているため火事の夢を見ます。気が上半身に集まっている人は空を飛ぶ夢を見、下半身に集中している人は墜落する夢を見るとされます。古来の中医薬学には、こうした夢で患者の病気の状態を知るという診断法もありました。

おすすめ食材

気滞型不眠には気のめぐりをよくする食材、腎虚型には、腎機能を強化して精力をつける食材がおすすめです。どちらのタイプにも共通して有効なのは、神経を鎮《しず》め精神安定作用のある食材です。

たまねぎ

【辛味・温性】

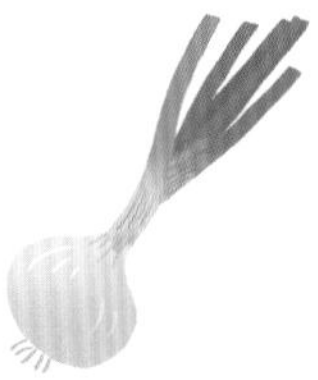

たまねぎのにおいのもとである硫《りゅう》化《か》アリルには、眠気を誘う効果があるとされ、古くから不眠症に用いられてきた。にんにくやにら、ねぎなどにも硫化アリルが含まれるため、これらにも安眠効果が期待できる。

食材編 96ページ

しそ（赤じそ・青じそ）

【辛味・温性】

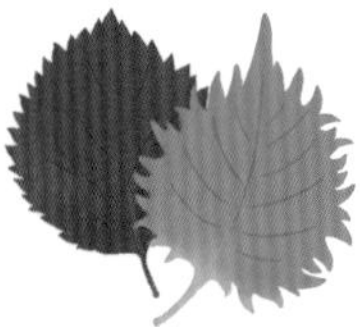

気の流れをよくしたり、神経の興奮を鎮める作用があるため、ストレスなどによる精神的緊張やイライラ感から寝つきが悪くなっている人におすすめ。しそに熱湯を注ぐだけのしその葉茶を寝る前に飲むと効果的。

食材編 109ページ

おすすめメニュー

ちんげん菜のくるみあえ

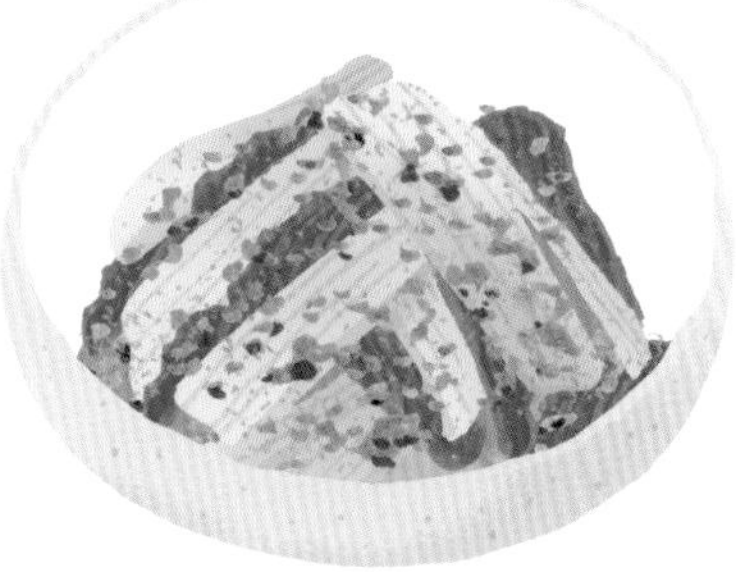

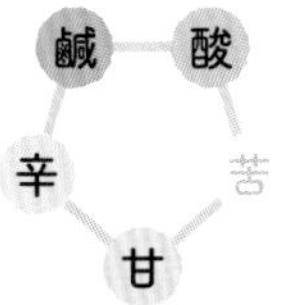

気のめぐりをよくして精神安定作用のあるちんげん菜は「気滞型」、腎機能を強化して精力を補うくるみは「腎虚型」の不眠に効果があるため、組み合わせることでどちらのタイプにも効果を発揮。

材料（2人分）

ちんげん菜……2株
くるみ……50g
塩……少々
A しょうゆ……小さじ1
　みりん……大さじ1
　酢……小さじ1
　だし汁……小さじ1

作り方

ちんげん菜は長さを半分に切り、太い軸は縦半分にする。塩少々を加えた熱湯でさっとゆで、水けをしぼる。くるみはすり鉢で粗めにすりつぶし、Aを加え、ちんげん菜をあえる。

牡蠣《かき》雑炊

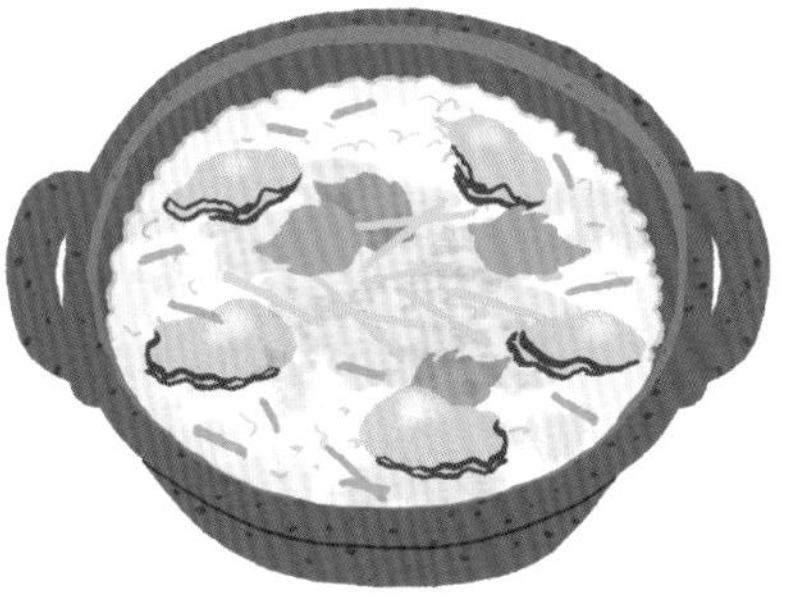

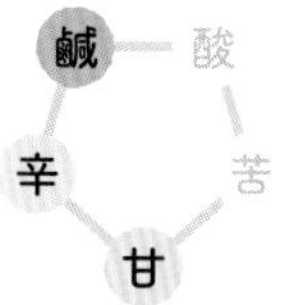

精神安定作用のある牡蠣は、「海のミルク」といわれるほどたんぱく質が豊富。腸内で異常発酵しやすいので、必ず三つ葉やしょうがなどの殺菌作用のある辛味の食材を合わせるようにしましょう。

材料（2人分）

牡蠣……100g
にんじん……⅓本
三つ葉……適量
卵……2個
ご飯……2杯分
A だし汁……3〜4カップ
　塩……小さじ1
　しょうゆ……小さじ1
　酒……大さじ½
　みりん……小さじ1

作り方

牡蠣は塩水で洗って水けをきり、にんじんは2㎝長さのせん切りに、三つ葉も2㎝長さに切る。卵は溶きほぐす。鍋にAとにんじんを入れてひと煮立ちさせ、ご飯を加えてさっと混ぜる。牡蠣を加えて沸騰したら、卵を回し入れて火を止める。三つ葉を散らし、ふたをして1〜2分おく。

その他のおすすめ食材

▼菊花　▼黒豆　▼くるみ　▼栗　▼ねぎ　▼春菊　▼大根
▼やまいも　▼らっきょう　▼小麦　▼あさり　▼しじみ　▼ひじき　▼牛乳
▼はちみつ　など

ちんげん菜【甘味・涼性】

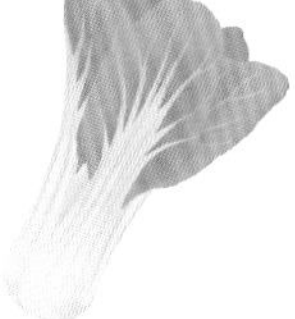

気を体中にめぐらせて、感情の乱れを調節する働きや、肝の過剰な熱をとり去り、働きを整える「疏肝《そかん》」作用がある。その結果、気のめぐりをよくして精神不安、イライラ感などを解消し、安眠効果をもたらす。

食材編 137ページ

牡蠣【鹹甘味・寒性】

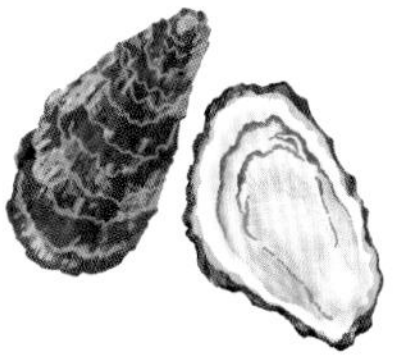

漢方では代表的な精神安定薬の一つで、神経の興奮を鎮めて不眠や不安感、動悸などの神経症、気の滞りによる頭痛やめまいなどを改善する。腎に働きかけて精力を増強する作用もあり、腎虚型の不眠にも効果的。

食材編 142ページ

痔《じ》

立ち仕事や座りっぱなしのデスクワークが長時間続く人や、出産経験者がなりやすい疾患です。便秘や下痢をしないように食生活に気をつけることが第一です。

痔は肝の異常による肛門の瘀血《おけつ》が原因

痔は肛門周辺の静脈が圧迫され、血流が滞ることによって起こる疾患で、痔核《じかく》（イボ痔）、裂肛《れっこう》（切れ痔）、膿《うみ》が出る痔瘻《じろう》の3種類があります。中医薬学では、過労や暴飲暴食のほか、血液を貯蔵する肝の異常が小腸や大腸に影響し、瘀血を生じたことが原因とされます。妊娠中や産後の痔も、肝の不調から生じた瘀血によるものです。

痔を改善するには、かぼちゃや菜の花など、血行をよくして肛門周辺の瘀血をとり除き、炎症を鎮《しず》める食品をとります。また、痔核は便秘がちな人だけでなく、下痢ぎみの人もなりやすいため、胃腸を整えて便通を正常に保ちましょう。

おすすめメニュー

きくらげ粥

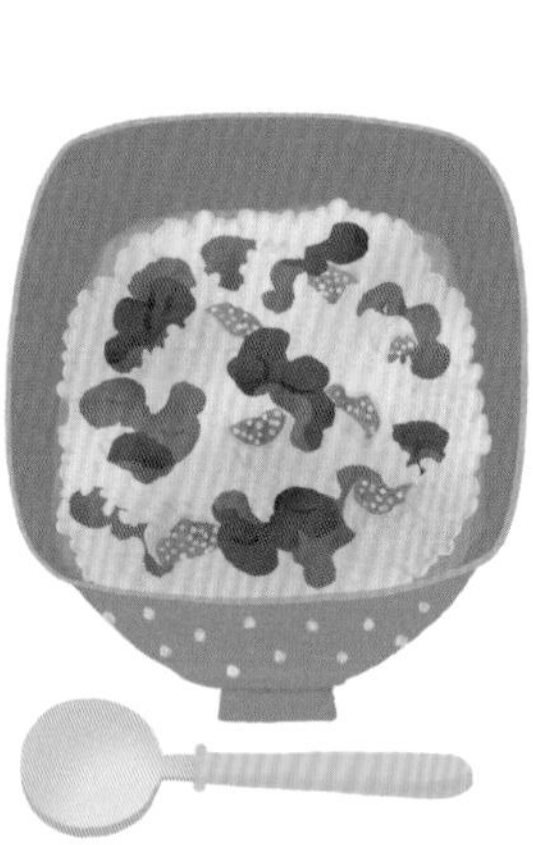

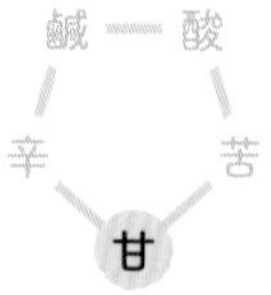

痔の特効薬といわれる干しいちじくと、血の症状に幅広い効果のある黒きくらげの最強コンビ。食物繊維も豊富で、腸内環境を整える効果も。いちじくの甘みで氷砂糖の量は調整してください。

材料（2人分）

きくらげ（黒）	5g
干しいちじく	3〜5個
米	100g
氷砂糖	適量
水	米の7〜8倍量

作り方

きくらげは水につけて戻し、干しいちじくとともに食べやすい大きさに切り、氷砂糖は細かく砕いておく。水を入れた鍋を強火にかけ、きくらげ、干しいちじく、米を入れる。煮立ってきたら火を弱め、少しずらしてふたをし、米がやわらかくなるまで煮込んで、氷砂糖で味つけして器に盛る。

おすすめ食材

血行をよくして瘀血をとり除く食材や、炎症を鎮める食材をとります。また、便秘や下痢を防ぐために、きのこ類や海藻類など食物繊維の豊富な食材で、腸内環境を整えておくことも大切です。

いちじく

【甘味・平性】

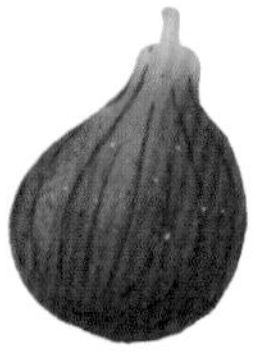

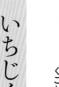

昔から痔の治療薬として知られ、1日3〜4個食べるとイボ痔によいとされる。葉を干して煎じて飲んだり、湯船に入れても効果的。解毒や腫れをとる薬効があり、痔の他にでき物、腫れ物、傷にも有効とされる。

食材編 128ページ

きくらげ（黒）

【甘味・平性】

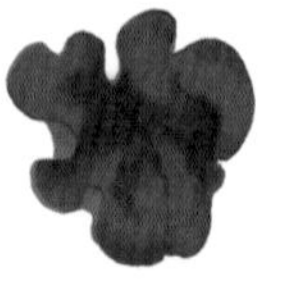

血を補う補血作用、出血を止める止血作用、血の熱をとる涼血作用など、血にまつわる薬効が多く、痔をはじめ貧血、下血、女性の不正出血、血便などの血のトラブルを解消する。便秘と下痢の両方に有効とされる。

食材編 147ページ

口内炎・口臭

口内炎や口臭は、口の中だけの問題ではありません。もとをたどるとどちらも脾・胃にたどりつきます。脾・胃の熱をとって口腔《こうくう》内の腫れや炎症を抑えましょう。

口内炎・口臭は脾・胃の熱が原因

口は脾の支配下にあり、脾・胃の状態が現れる窓口（五竅《ごきょう》）にあたります。口内炎も脾・胃との関係が深く、口腔内が荒れたり腫れたりするのは、おもに脾・胃の熱が原因です。暴飲暴食や脂《あぶら》っこいものの食べ過ぎで胃が熱をもち、その熱が上昇して口の中の粘膜に炎症を起こして口内炎が生じるのです。また、気温が高いと食べ物が腐りやすいように、胃熱は口内炎だけでなく嫌な臭いを放つ口臭の原因にもなります。

口内炎や口臭を改善するには、大根やなす、キャベツ、ほうれん草など胃の熱をとり除く食材や、ごぼうやセロリ、ゴーヤーなどの粘膜の炎症を鎮《しず》める食材を用います。

おすすめメニュー

なすのおろし煮

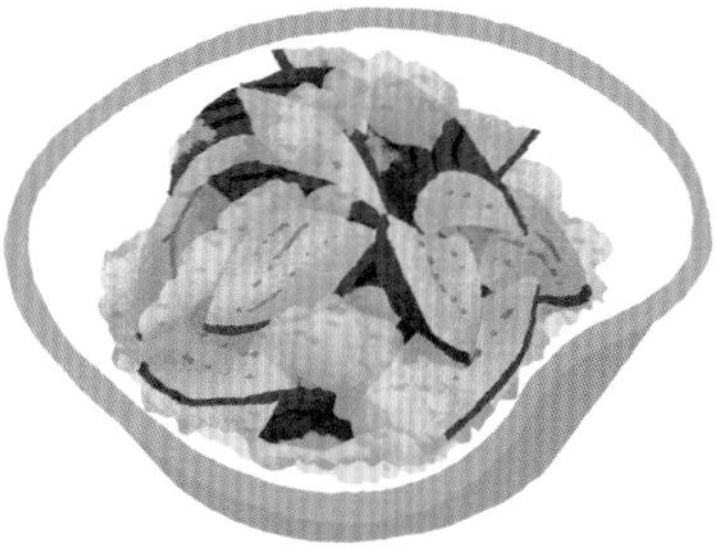

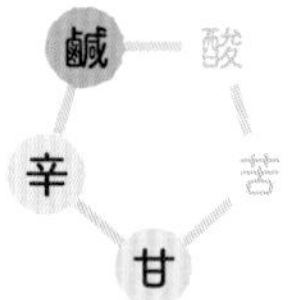

清熱《せいねつ》作用のあるなすに、同じく熱を冷ます大根を組み合わせた胃熱解消効果の高い一品。なすは揚げずにグリルで焼くことで、胃に過剰な熱が生じるのを防ぎます。大根おろしでさっぱりとした味わいに。

材料（2人分）

なす	1本
大根	7〜8㎝程度
しょうが	1かけ
Aだし汁	¼カップ
酒	大さじ½
みりん	大さじ½
しょうゆ	小さじ1
塩	少々

作り方

なすは皮に切れ目を入れてグリルで焼き、食べやすい大きさに切る。大根としょうがはすりおろす。鍋にAを入れて煮立て、なすを加えて煮る。水けをきった大根おろしを加え、ひと煮立ちしたら火を止めて、しょうがのすりおろしを加える。

おすすめ食材

胃の熱をとり除く清熱・解熱作用のある食材や、粘膜の炎症を鎮める消炎作用のある食材がおすすめです。寒涼性のものが中心になるので、体を冷やし過ぎないように工夫することが必要です。

なす【甘味・寒性】

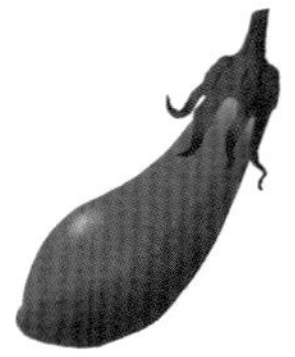

熱を冷まし、痛みを止め、古い血をとり除く作用がある。食べるだけでなく、アルミホイルで包んでオーブントースターなどで黒焼きにしてすりつぶし、はちみつと練り合わせて口内炎の患部に直接塗っても効果的。

食材編 113ページ

キャベツ【甘味・平性】

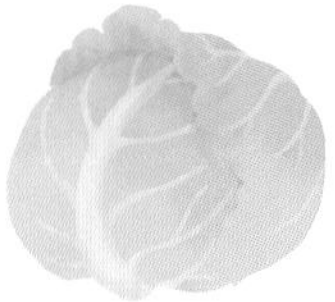

過剰な熱を冷ます清熱作用や、腫れ物やできものを散らす散結《さんけつ》作用、また粘膜を修復する作用があるため、口内炎や胃腸の潰瘍《かいよう》に大変有効。脾・胃の働きを活性化して胃腸虚弱や胃もたれを解消する効果もある。

食材編 134ページ

夏バテ・暑気あたり

食欲不振、だるさ、疲労感、立ちくらみ、イライラ……。さまざまな症状が現れる夏バテには3つのタイプがあります。自分のタイプを見極めて、適した対策をとりましょう。

夏バテは気と水の影響が大きい

中医薬学では夏バテには3つのタイプがあるとされます。1つは「気虚《ききょ》」タイプ。暑さによる気の消耗が大きな原因で、元気がない、食欲減退、だるいなどがおもな症状です。夏バテと同時に夏風邪をひきやすくなり、食欲の低下による栄養不足で、さらに気が不足してしまうという悪循環に陥りやすいのも問題です。

2つめは「陰虚《いんきょ》」タイプ。汗などで体内の水分を大量に失うために、脱水症状に近い状態を起こしたのがこのタイプです。汗は、体内に存在するミネラル分も同時に体外に放出してしまうため、ミネラル分が大量に失われ、疲労感やだるさ、イライラを感じるようになります。

3つめは「湿邪《しつじゃ》」タイプ。冷たい飲み物や食べ物のとり過ぎで胃腸が冷えて、消化能力が落ちることが原因です。余分な水分が胃内に停滞し、消化不良や腹痛、下痢などの症状を起こします。

夏野菜で水分とミネラルを補給

「気虚」タイプは、やまいもやかぼちゃ、さやいんげん、鶏卵などの気を補う食材が最適です。「陰虚」タイプには、失われた体液を補うおくら、かぶ、白きくらげ、ほうれん草など。「湿邪」タイプには、余分な水分をとり除くアスパラガス、きゅうり、冬瓜《とうがん》、とうもろこし、なす、すいかなどが適しています。

また、タイプにかかわらず、新鮮な野菜・果物、海藻類などで、汗とともに失われがちなミネラルを十分に補充しましょう。唐辛子やにんにくなど、胃液の分泌を促進して食欲を増進する働きのある香辛料に、豚肉やうなぎなど、糖質をすみやかにエネルギーに変えてスタミナを増強するビタミンB_1の豊富な食材や、疲労物質の蓄積を防ぐ酸味の食材を組み合わせると効果的です。

熱中症と夏バテは違うもの

熱中症は、高温と多湿の環境下で引き起こされる体の不調のこと。日射病とは違い、室内でも起きるケースが多く、年々増加傾向にあります。軽度のものから意識障害を伴う重度のものまであり、なかには死に至るケースもあるので、単なる夏バテと勘違いして対応が遅れないように注意が必要です。めまいや立ちくらみがしたり、足がつったり、汗が止まらなくなるようなときは、熱中症の始まりと考えられるので、すぐに水分と塩分を補給しましょう。

おすすめ食材

タイプに合わせて気を補う食材、体液を補う食材、水分代謝を高める食材を選びます。同時に、失われがちなミネラルや疲労回復に役立つビタミンB_1を豊富に含む食材や、酸味の食材もとるように。

おくら 【甘味・寒性】

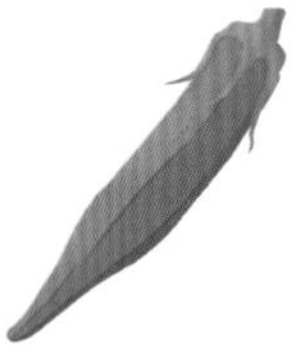

熱を冷ます寒性で、ネバネバ成分が胃粘膜を保護して胃の働きを活性化し、消化を促進する。また、体液を補い、体を潤す作用もあるので、とくに汗によって体液の不足しがちな陰虚タイプの夏バテには有効。

食材編 107ページ

きゅうり 【甘味・寒性】

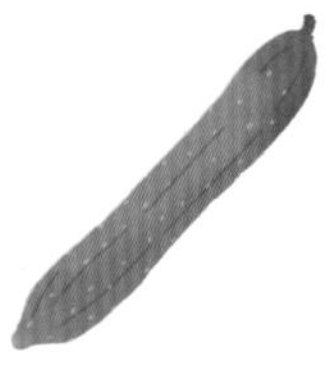

熱を冷まし、余分な水分を排出する利尿《りにょう》作用が高いので、暑気あたりを解消し、体内にたまった「湿」をとり除くのに役立つ。とくにスープに入れたり炒めたりして、加熱して食べると、利尿効果を発揮しやすい。

食材編 108ページ

おすすめメニュー

うなぎの卵とじ

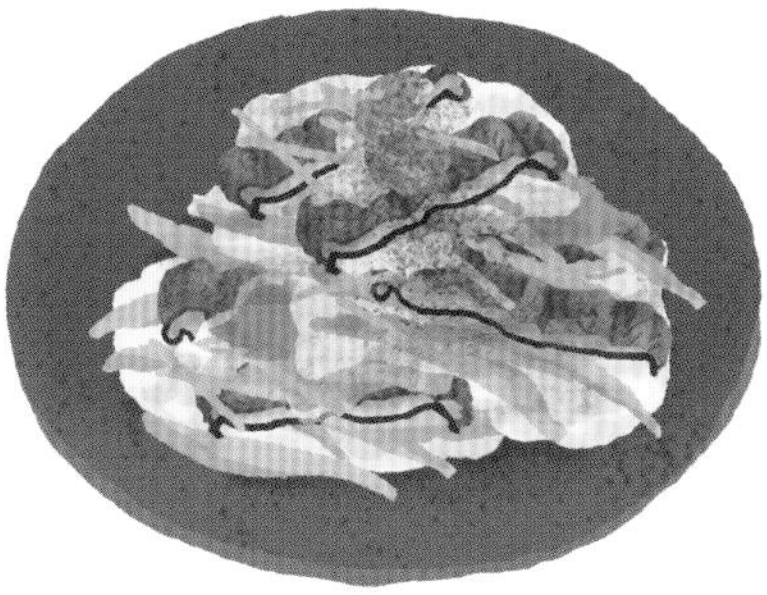

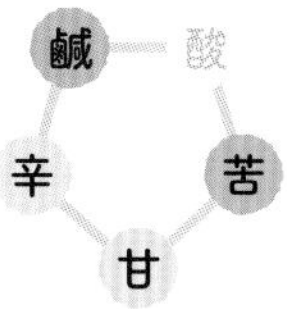

うなぎはビタミンB_1が豊富なスタミナ源。卵も五臓を養い、疲労回復に効果的。三つ葉も気を補い、胃もたれを解消して食欲を増進させる効果があります。殺菌作用のある山椒《さんしょう》を必ずふりかけて。

材料（2人分）

うなぎ蒲焼き	1串
ごぼう	10㎝
卵	2個
三つ葉	適量
だし汁	1カップ
A 酒	大さじ1
しょうゆ	大さじ1
みりん	大さじ1
山椒	適量

作り方

うなぎは細切りにする。ごぼうはささがきにして水にはなつ。卵は溶きほぐす。三つ葉は2㎝長さに切る。鍋にだし汁、A、ごぼうを入れて火にかけ、沸いたらうなぎを加えて、卵を回し入れる。ふたをして蒸らし、最後に三つ葉を散らし、山椒をふる。

おくら納豆豆乳汁

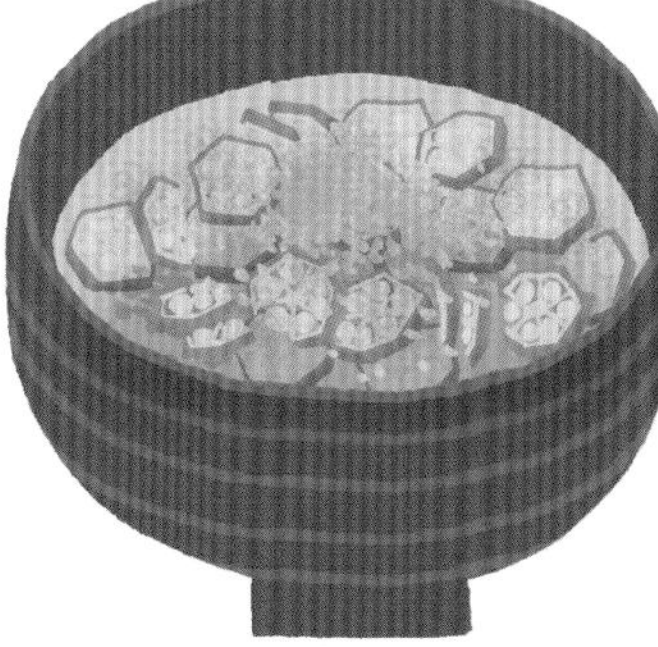

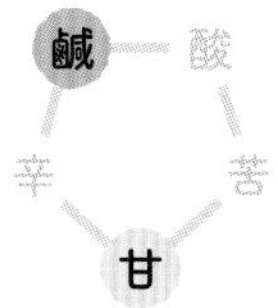

体液を補うおくらに、疲労回復や消化促進効果のある納豆を合わせたネバネバ味噌汁は、夏バテ解消にうってつけ。豆乳を加えることで体内の熱を冷まし、たっぷりかけたごまで気を補います。

材料（2人分）

おくら	8本
納豆	50g
だし汁	2カップ
豆乳	大さじ1
味噌	大さじ2
すりごま（白）	適量

作り方

おくらは輪切りにし、納豆は粗くたたく。鍋にだし汁を入れて煮立て、おくら、納豆、豆乳を加え、沸騰する前に味噌を溶き入れて火を止める。器に盛り、すりごまを散らす。

その他のおすすめ食材

▼アスパラガス ▼とうもろこし ▼やまいも
▼枝豆 ▼トマト ▼梅干し
▼ごま ▼にんにく ▼桃
▼さやえんどう ▼にら ▼メロン
▼そら豆 ▼ねぎ ▼玄米
▼たまねぎ ▼モロヘイヤ ▼豚肉
▼冬瓜 ▼ほうれん草 ▼鶏卵 など

うなぎ 【甘味・温性】

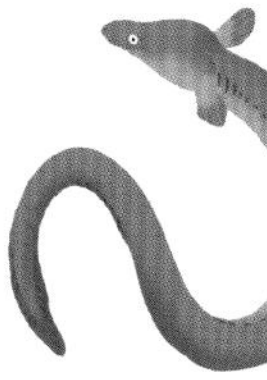

古くから精のつく食材といわれ、脾・胃の働きを活性化して、気力や体力を増強する働きがあるスタミナ源。とくに気の不足による夏バテに最適。体を温め、血行をよくし、疲労を回復する効果もある。

食材編 119ページ

すいか 【甘味・涼性】

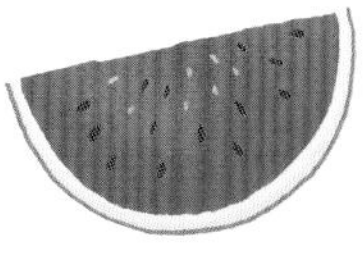

体内にこもった熱を冷ます清熱作用がある。のどを潤し、渇きを止めると同時に、余分な水分を排出する利尿作用もあり、水分調整作用に優れる。体を冷やすため、胃腸虚弱や冷え性、下痢体質の人は過食に注意。

食材編 116ページ

食欲不振・消化不良

過剰な水分を嫌う胃にとって、水分の多い果物や生野菜、冷たいもののとり過ぎは、働きを損なう原因に。脾・胃を補う甘味の食材で、胃の働きを整えましょう。

胃が嫌うのは過剰な湿度

食欲不振や消化不良の原因は、胃にたまった余分な水分。中医薬学では、これを「胃内停水《いないていすい》」といい、水分のとり過ぎで胃の中から排出しきれなくなると、滞りやすくなります。「胃は湿《しつ》を嫌う」といわれ、過剰な水分を苦手とします。胃の中に水分がたまると胃が冷やされて蠕動《ぜんどう》運動や胃酸の分泌が悪くなり、食欲がなくなったり、うまく消化できずにもたれたりするのです。とくに胃弱の人や冷え性の人は、胃腸を冷やしやすいので注意が必要です。

胃の調子を整える甘味の食材

胃の働きを補うのは、甘味の食材です。なかでも消化がよく、胃もたれのするときや食欲のないときにおすすめの甘味が、キャベツ、やまいも、鶏卵、豚肉など。胃腸薬の「キャベジン」は、キャベツに含まれるビタミンUが主成分になっており、キャベツは胃のトラブルに対して有効で、胃の炎症を抑えて消化を助ける働きがあります。

やまいもも胃腸を丈夫にする甘味の代表で、胃腸の調子を整え、滋養強壮作用があります。やまいもをすりおろしたとろろには、麦飯を合わせるのが定番ですが、麦にも胃腸の働きを整える効能があるため、食欲不振や胃もたれには最高の組み合わせといえます。

同時に、かぼちゃやにんじんなど胃腸を温める温性の食材や、枝豆やそら豆、とうもろこしなど、胃の中にたまった余分な水分の排出を促す利尿《りにょう》作用のある食材も、合わせてとると効果的です。

また、梅干しや柑橘《かんきつ》類など、消化器官を刺激して消化液の分泌を活性化し、消化を促進する酸味の食材もおすすめです。疲労物質の代謝を促して、疲労回復や夏バテ解消にも役立ちます。

吐き気は胃の気の逆流

食べたものがうまく消化できないとき、吐き気をもよおすことがあります。中医薬学では、嘔吐は食べたものを消化して小腸に送る働きをしている胃の気が、上に向かって逆流するために起こる、胃の気の上昇の症状ととらえます。原因は、暴飲暴食、冷たいものや脂《あぶら》っこいもののとり過ぎ、ストレス、水分の停滞、胃腸虚弱などです。こうした胃の気の上昇による吐き気には、胃気を下ろす作用のあるしょうが、大根、ゴーヤー、黒砂糖などが有効とされます。

おすすめ食材

胃腸の働きを補い、活性化する甘味の食材を積極的にとるようにしましょう。同時に、胃腸を温めたり、胃の中にたまった余分な水分の排出を促す、利尿・利水作用のある食材も併せてとります。

枝豆【甘味・平性】

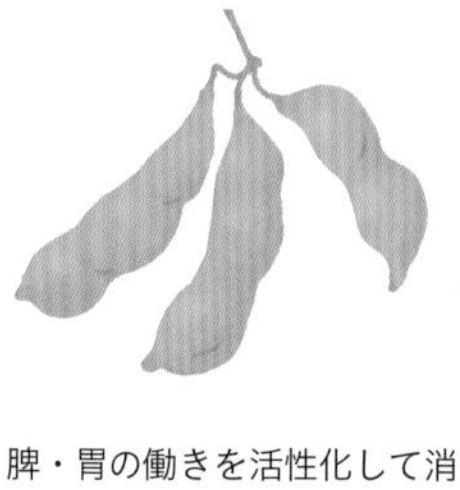

脾・胃の働きを活性化して消化を促進したり、気力を補って胃腸虚弱や疲労を回復する効果がある。同時に、体内にたまった余分な水分を排泄する利尿作用にも優れるため、胃内停水や夏バテ解消にも有効。

食材編 107ページ

かぼちゃ【甘味・温性】

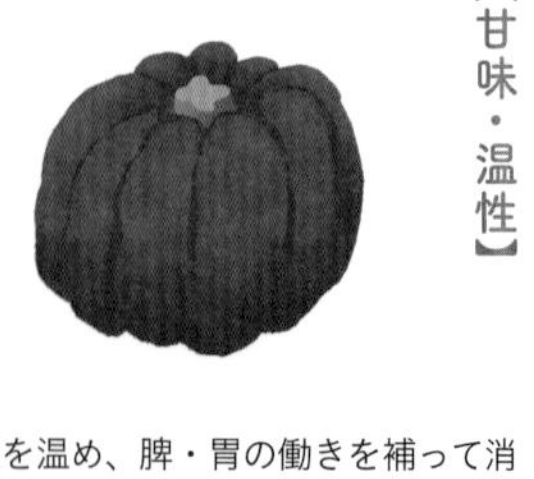

胃を温め、脾・胃の働きを補って消化吸収を促進する。気を補い元気をつける働きもあり、冷えや胃腸虚弱、夏バテによる食欲減退にも有効。β-カロテンを豊富に含み、胃粘膜を保護して胃潰瘍《いかいよう》の改善にも役立つ。

食材編 108ページ

かぼちゃとさやいんげんのサラダ

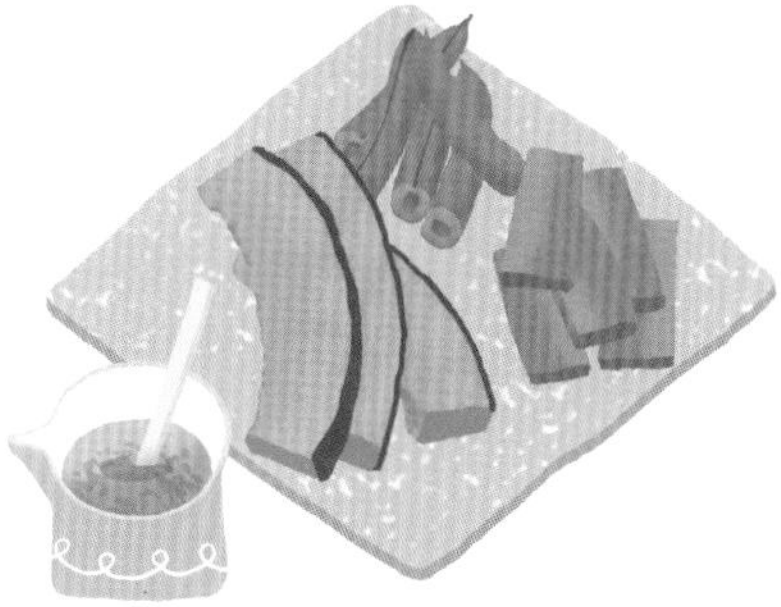

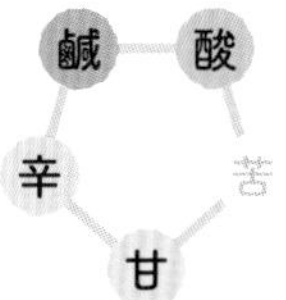

かぼちゃ、さやいんげん、にんじんは、いずれも胃を温めて消化をよくする働きのある食材。ドレッシングの酸味が消化液の分泌を促し、しょうが、にんにくの薬味で食欲を増進します。

材料（2人分）

かぼちゃ……200g
にんじん……50g
さやいんげん……40g
しょうが、にんにく……各1かけ
A しょうゆ……大さじ1
　みりん……大さじ1
　酢……大さじ1と½
　だし汁……大さじ1
ごま油……適量

作り方

かぼちゃは種とわたをとり、5㎜厚さにスライスする。にんじんも大きさを揃えて薄切りにする。さやいんげんは3等分にする。しょうが、にんにくはみじん切りにし、Aと合わせてドレッシングを作る。フライパンにごま油を入れ、かぼちゃ、にんじん、さやいんげんを並べて中弱火でじっくり焼く。火が通ったら皿に盛り、ドレッシングをかける。

麦とろ

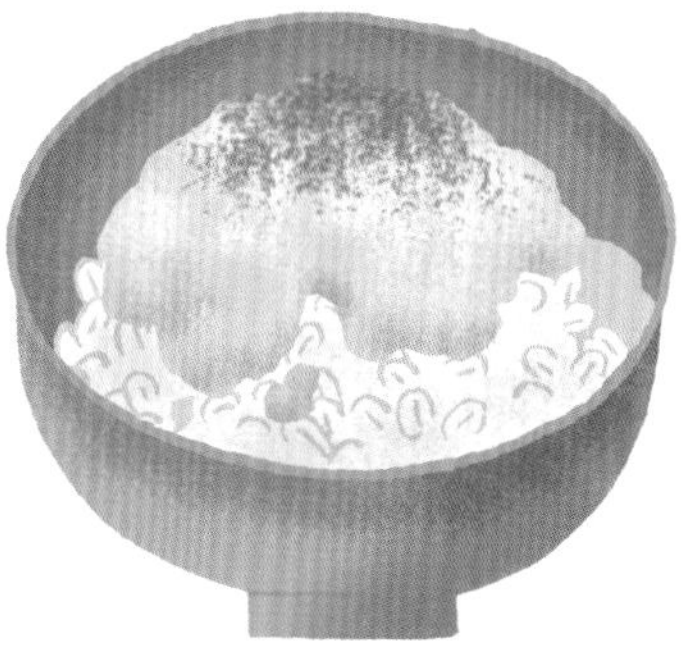

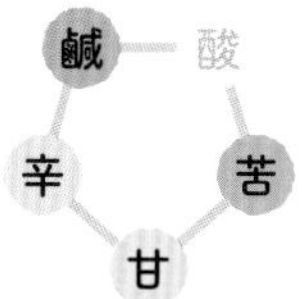

大麦は「五穀の長」。気力を増し、消化を促進して、胃の働きを補う薬効がある。米の17倍の食物繊維を含み、白米に比べ消化時間は⅓ほど。食欲がなく、食べ物が消化されにくいときにおすすめ。

材料（作りやすい分量）

米……2合
押し麦……1合
やまいも……300〜400g
かけ汁
　だし汁……300〜400㎖
　酒……大さじ2
　しょうゆ……大さじ1
　合わせ味噌……大さじ2
青のり……適量

作り方

米と押し麦を洗ってザルにあげ、30分おき、同量の水を加えて炊く。やまいもは皮をむいてすり鉢ですりおろす。かけ汁の材料を混ぜ合わせ、やまいもに少しずつ加えながら混ぜ合わせる。器に麦ご飯を盛り、とろろをかける。青のりをのせていただく。

その他のおすすめ食材

▼あさつき ▼春菊 ▼いちじく
▼かぶ ▼そば ▼梅干し
▼カリフラワー ▼大根 ▼みかん
▼小麦 ▼たまねぎ ▼桃
▼さやいんげん ▼にら ▼はちみつ
▼しそ ▼にんじん ▼うなぎ
▼じゃがいも ▼にんにく ▼鶏卵 など

キャベツ【甘味・平性】

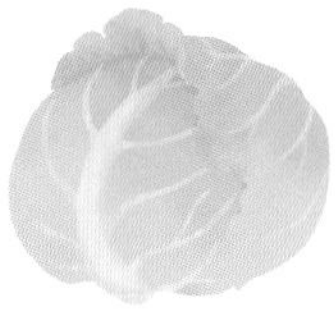

胃腸薬の原料になっているビタミンUを豊富に含み、消化を助けて胃を元気にする効果が高い。胃粘膜を修復する作用もあり、胃潰瘍にも有効。ビタミンUは熱に弱いので、生食やスープにして汁ごと飲むとよい。

食材編 134ページ

とうもろこし【甘味・平性】

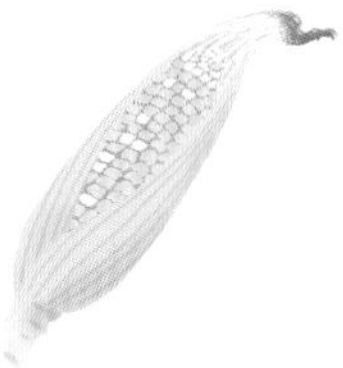

胃腸を補い、消化吸収能力を正常にする働きがある。気力を補う作用もあるので、食欲がなく、元気が出ないときに最適。余分な水分を排出する利尿作用にも優れるため、胃内停水の改善に優れた効果を発揮する。

食材編 112ページ

胃痛・胃炎（胃潰瘍《いかいよう》）

消化不良や食欲不振の原因が、体内に滞った「水分」なら、胃痛や胃炎は、体内に滞った余分な「熱」が原因です。熱を冷まし、炎症を抑える食材で、胃を鎮静させましょう。

痛みや腫れは熱によるトラブル

一口に胃の調子が悪いといっても、胃が冷えて不調な場合と、胃が熱を持って不調な場合があります。胃熱のある場合は、胃痛や胃炎、胸焼けなど、腫れや痛みの症状が多く、それ以外にもさまざまな症状を伴うのが特徴です。口が渇き、冷たいものをたくさん飲む、便秘がち、口臭がする、舌に黄色く厚い苔《こけ》がつく、尿の色が濃い、といった症状のある人は胃熱を疑います。

胃熱の原因は、辛いものや脂《あぶら》っこいもの、アルコールのとり過ぎや濃い味つけ、ストレス、イライラなどの怒りの感情が続くことなど。胃が熱を持つと、気の流れが悪くなって胃袋内で燃え盛るような熱がうっ積します。この熱が上昇するために、のどの渇きや口臭など上半身の症状をもたらしたり、一方で熱が盛んになって体液が減少し、大腸が潤いを失って便秘になったり、尿は色が濃くなって量も少なくなるのです。

熱を冷まして潤す食材が有効

胃熱による胃痛や胃炎には、熱を冷まして、胃を潤す食材がおすすめです。清熱《せいねつ》作用があるのは、小麦、はと麦などの穀類や、キャベツ、きゅうり、小松菜、なすなどの寒・涼性の野菜の他、すいか、バナナ、メロンなどの水分の多い果物、豆乳、豆腐など。体液を補う作用があるのは、アスパラガス、おくら、きゅうり、白きくらげ、冬瓜《とうがん》、いちじく、梨、桃、牛乳など。こうした食材を意識してとり入れましょう。

胃熱は胃腸の働き自体は活発なため、食欲は旺盛です。逆に、食欲がない、胃がもたれる、手足の冷えがある、体がだるいという場合は、胃の水滞が原因の可能性が高いので、食養生法は異なります（P28の「食欲不振・消化不良」の項目をご参照ください）。

甘いもの好きは胃を壊しやすい!?

甘いものが無性に食べたい。こんなときは胃を壊す前触れです。また、唇の端にできものができたり、歯茎が腫れたり口内炎ができるのも、胃の状態が悪い証拠。胃の症状は、窓口である五竅《ごきょう》の口唇に現れるからです。弱った脾・胃を補うには甘味の食材が必要ですが、とり過ぎると今度は腎の働きを阻害します。腎は甘味の「相剋《そうこく》の関係」にあたるからです。甘いものを食べ過ぎると尿の出が悪くなったりむくむのも、腎の働きが低下するからです。胃が甘味を求めているとはいえ、ほどほどに。

おすすめ食材

胃を補うには甘味の食材をとること。そのうえで、胃熱を冷ましたり、体液を補う食材を組み合わせます。ただし、行き過ぎないよう、温性の薬味や相剋の腎を補う食材も添えるのが薬膳の知恵です。

アスパラガス【甘苦味・温性】

食材編 106ページ

胃に働きかけて熱を冷ます作用があるので、胃熱に有効。体液を補い、渇きを癒す作用もあり、熱による胃内の乾燥や口の渇き、便秘などにも効果的。アスパラギン酸を含み、新陳代謝の促進や疲労回復にも役立つ。

キャベツ【甘味・平性】

食材編 134ページ

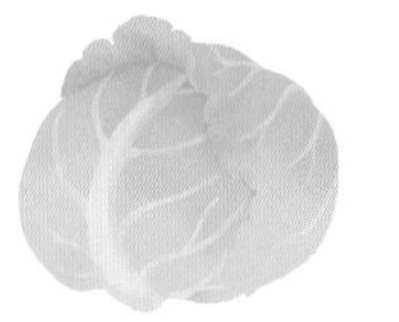

胃腸薬の原料にもなっているビタミンUを含み、胃の働きを整えて、胃粘膜を修復する作用に優れるため、胃潰瘍や十二指腸潰瘍、胃炎、胃もたれなどに有効。熱を冷ます清熱作用もあり、胃熱を冷ますのに最適。

症状別

胃痛・胃炎（胃潰瘍《いかいよう》）

おすすめメニュー

白菜春雨スープ

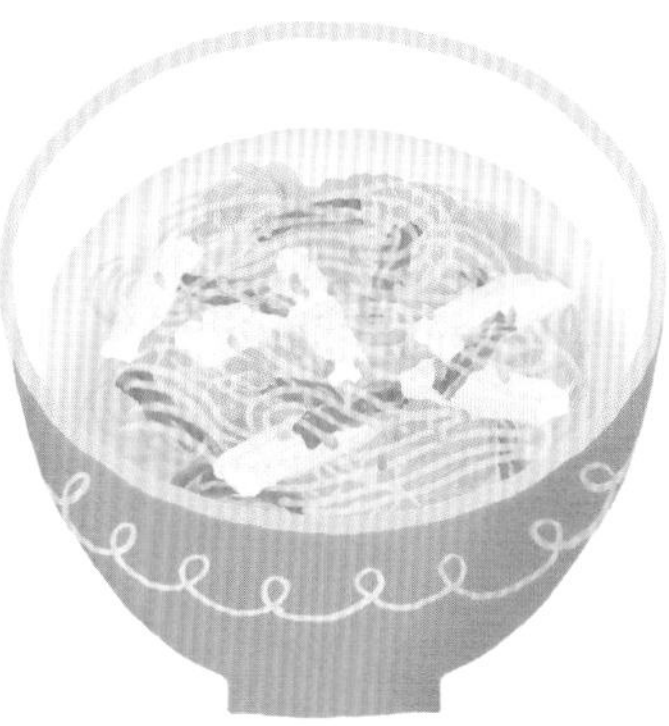

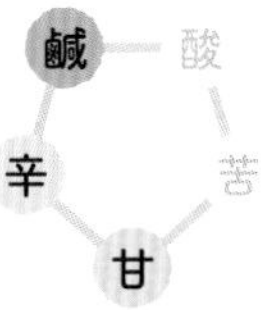

白菜は寒性、緑豆《りょくとう》で作られた春雨は涼性で、どちらも胃の熱を冷まし、体液を補って潤す作用があり、胃熱による胃痛や胸焼けに最適。利尿《りにょう》作用も高いので、甘味の相剋にあたる腎の働きも補います。

材料（2人分）

白菜……………………………………2枚
緑豆春雨………………………………5g
ベーコン………………………………2枚
A酒……………………………大さじ½
　しょうゆ……………………………小さじ½
　塩、こしょう…………………………各少々
炒りごま（白）…………………………適量
ごま油…………………………………適量
水………………………………2カップ

作り方

白菜は5㎝長さに切ってから縦に1㎝幅に切る。春雨は5㎝長さに切る。ベーコンは細切りにする。鍋にごま油を入れ、ベーコン、白菜を加えて炒める。水、春雨を入れて強火にかけ、沸騰したら中火にして煮込み、春雨がやわらかくなったらAを加えてごま油少々を回し入れる。器に注ぎ、炒りごまをふる。

アスパラガスの白あえ

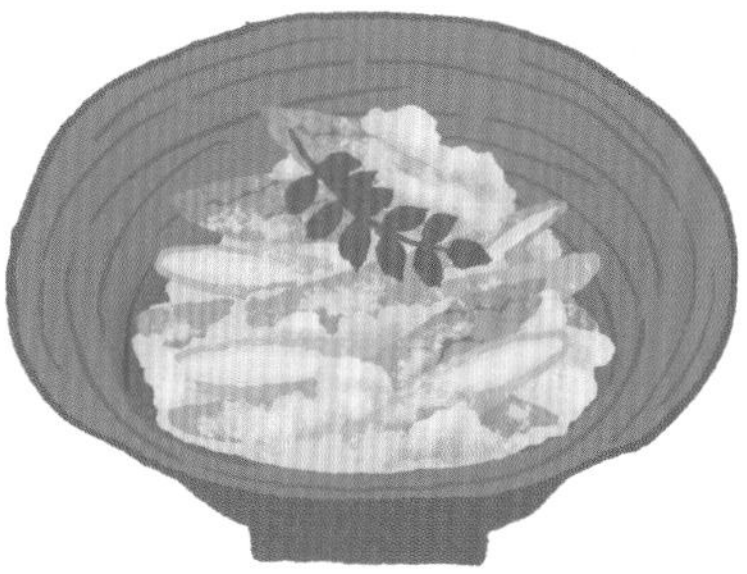

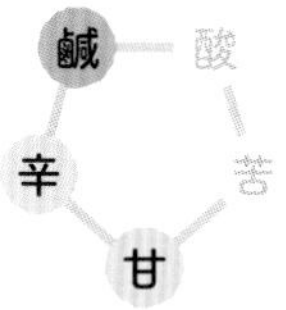

涼性の豆腐は胃の熱を冷まし、温性のアスパラガスは体液を補って胃を潤す作用があるので、胃熱対策には最高の組み合わせ。胃腸を冷やし過ぎないように、辛味・温性の木の芽を添えましょう。

材料（2人分）

アスパラガス…………………………3本
あえ衣
　豆腐…………………………………⅓丁
　砂糖……………………………大さじ½
　しょうゆ…………………………大さじ½
　練りごま…………………………小さじ2
木の芽…………………………………適量
塩………………………………………適量

作り方

豆腐は重しをしてしっかり水きりする。アスパラガスは根元のかたい部分の皮をむき、塩少々を入れた熱湯でゆでる。ざるにあげて4㎝長さの斜め切りにし、塩をふって下味をつける。すりばちに豆腐を入れ、あえ衣の他の材料を加えてなめらかになるまでよくすり混ぜる。アスパラガスをあえ衣であえ、木の芽を飾る。

その他のおすすめ食材

▼おくら　▼きゅうり　▼小松菜　▼小麦　▼じゃがいも　▼白きくらげ　▼セロリ
▼大根　▼冬瓜　▼トマト　▼はと麦　▼ほうれん草　▼なす　▼にんじん
▼緑豆　▼レタス　▼梨　▼りんご　▼昆布　▼わかめ　▼牛乳　など

豆腐【甘味・涼性】

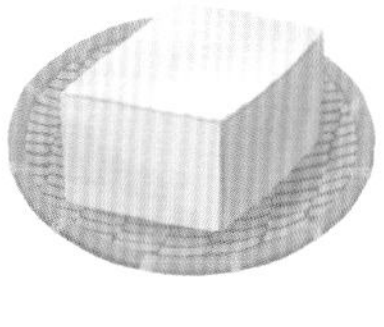

原料の大豆は平性だが、豆腐にすることで、熱を冷ます作用や体液を補って体を潤す作用が高まり、胃熱を冷まし、胃腸や口の乾きによる症状の改善に有効。同じく大豆の加工食品である豆乳にも同様の効果がある。

白菜【甘味・寒性】

胃腸に働きかけて消化器系を活性化する。体を冷やす寒性で、胃や胸の熱をとって、胸焼けや胃のむかつき、もやもやした感じをとり除く薬効がある。体を潤す作用もあり、胃熱による乾燥や口の渇きにも有効。

食材編 138ページ

下痢

腹痛を伴うつらい下痢。薬ですぐにでも止めたくなりますが、それは禁物。胃腸を温めて水分代謝を調整したり、殺菌・解毒作用のある食べ物で、胃腸の働きを正常に戻しましょう。

もっとも多いのが胃腸の冷えによる下痢

下痢を起こす原因はさまざまですが、もっとも多いのが胃腸の冷えによるものです。冷たいもののとり過ぎやエアコンや薄着によって下半身が冷えることで、胃腸の働きが低下して下痢を招きます。冷えがひどくなると、けいれん性の腹痛を起こし、消化管の蠕動《ぜんどう》運動が亢進《こうしん》して消化が十分にされないまま排泄されたり、腸からの水分吸収がうまくいかないために、泥状の便や水のような便となるのです。

また、体質的に虚弱で胃腸が弱いタイプも下痢を起こしやすくなります。その他、食中毒のような細菌感染、ノロウイルスのようなウイルス感染による急性の下痢（感染性胃腸炎）もあり、この場合は発熱や腹痛、嘔吐、血便などをともないます。

胃腸を温めて消化を助ける食材が有効

冷えで消化や蠕動運動が悪くなっている場合は、しょうがやしそ、栗、かぼちゃなどの胃腸を温めて消化や排泄を助ける食材を補います。そのうえで、小豆やさやえんどう、白菜などの水分の排出を促す食材を組み合わせながら、水分代謝を調整することを心がけましょう。体質的に胃腸が弱い人や加齢によって脾《ひ》の機能が衰えている人は、やまいもやキャベツなど消化がよく、胃腸の負担をやわらげながら、脾・胃や腸の働きを補う食材をとるようにします。

さらに、細菌やウイルスの感染による胃腸炎などの場合は、梅干しやしそなど殺菌・解毒《げどく》作用のある食材をとり、感染源となった細菌やウイルスをできるだけ早く排出します。

気をつけたいのは、薬などで無理に下痢を止めること。下痢は不要な水分や体の中の毒素を排出しようとする防御反応です。つらくても出し切り、そのうえで白湯やスープなどで失った水分を補充してください。

急増する過敏性腸症候群

過敏性腸症候群とは、ストレスや自律神経の乱れ、不規則な生活習慣などが原因で、大・小腸の働きに異常をきたし、下痢と便秘を交互に繰り返す疾患です。腸を検査しても、炎症や潰瘍《かいよう》、ポリープなどは発見されないのが特徴です。心理社会的要因によって悪化するといわれていて、近年、急激に増えています。中医薬学では、ストレスを発散して気を鎮《しず》めたり、精神安定作用のある食材や、胃腸の働きを整える食材や漢方薬をとり入れることで、症状の改善をはかります。

おすすめ食材

下痢には胃腸を温めながら、余分な水分の代謝を促す食材がおすすめです。逆に、脂《あぶら》っこいものや食物繊維の多過ぎるもの、胃腸を冷やす冷たいジュースや下痢を招きやすい牛乳などは控えめに。

梅干し 【酸味・温性】

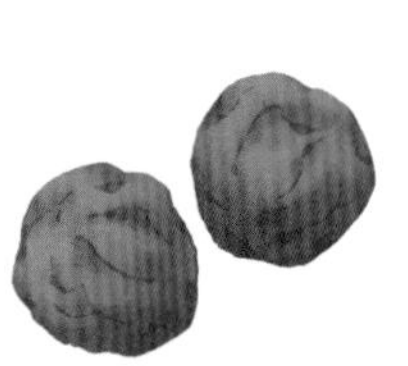

胃腸を温める温性で、消化を促進したり、整腸作用に優れる。食中毒などの「食の毒」、滞った余分な水分による「水毒」を消す解毒作用に優れ、冷えによる下痢をはじめ、細菌性の胃腸炎の改善にも有効。

食材編 116 ページ

さつまいも 【甘味・平性】

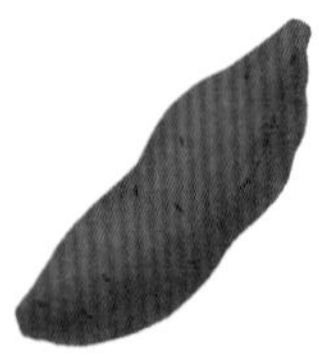

脾・胃や腎の働きを補って胃腸を丈夫にし、精力を養う働きがあるため、胃腸虚弱タイプの下痢の改善に最適。脾の働きの低下によって生じるむくみを改善する作用もあり、腸内の水分代謝を整えて正常化する。

食材編 123 ページ

おすすめメニュー

りんごとさつまいものはちみつレモン煮

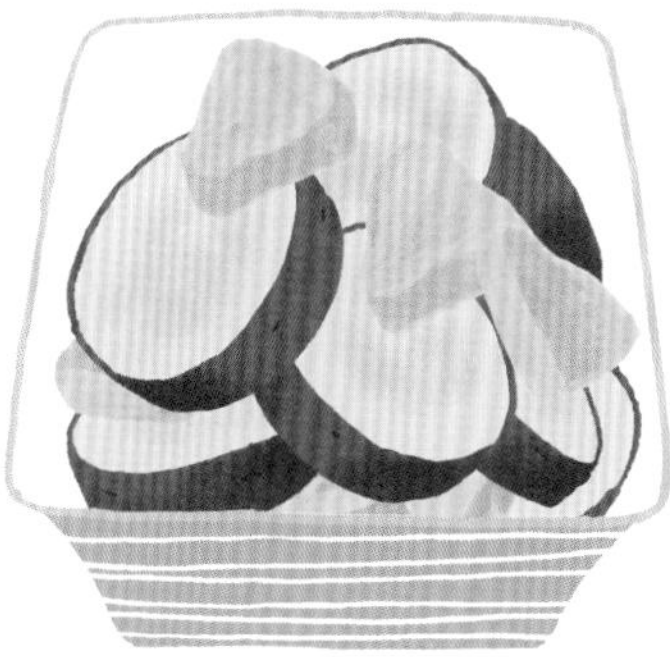

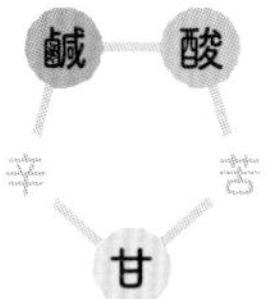

りんごとはちみつは、腸の働きを整えて便通をなめらかにする「潤《じゅん》腸通便《ちょうつうべん》」作用がある食材で、下痢にも便秘にも有効。酸味と甘味は、互いにバランスをとり合う理想的な組み合わせ。

材料（2人分）

りんご……¼個
さつまいも……½本
はちみつ……小さじ1
レモン汁……大さじ2
塩……少々

作り方

りんごはいちょう切りにする。さつまいもは1㎝厚さの輪切りにし、水にさらす。鍋にりんごとさつまいも、ひたひたの水とはちみつ、レモン汁、塩を入れ、沸騰したら弱火にして、さつまいもがやわらかくなるまで煮る。

やまいもの梅びたし

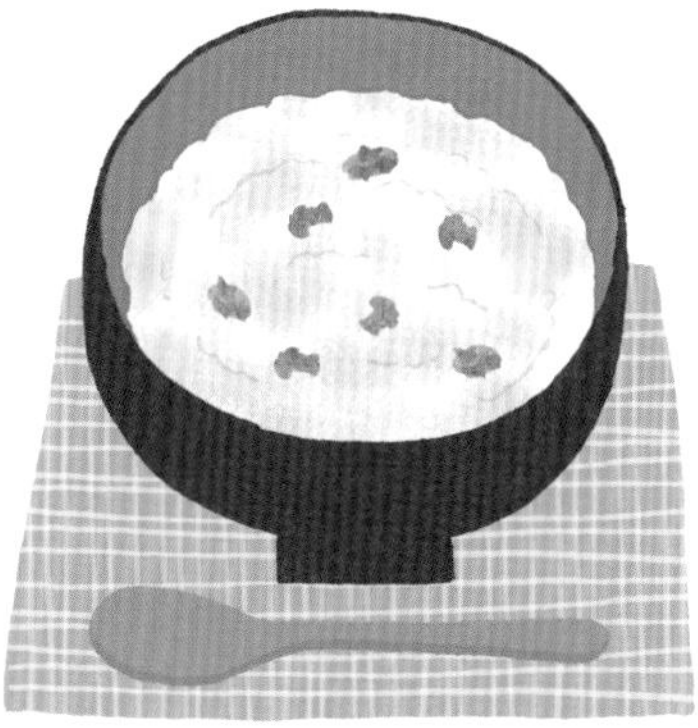

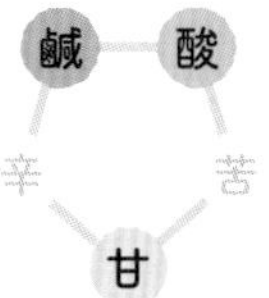

胃腸を滋養するやまいもと、温め効果が高く、殺菌解毒作用のある梅干しを組み合わせることで、冷え、胃腸虚弱、感染性の胃腸炎による3つの下痢のタイプすべてに有効。

材料（2人分）

やまいも……100g
梅干し……小2個
だし汁……½カップ
しょうゆ……少々

作り方

やまいもはすりおろし、梅干しは種をとってたたいておく。やまいもに梅干し、だし汁、しょうゆを加えて30分以上浸して味をしみ込ませる。そのまま食べてもよいが、ご飯にかけてもよい。

やまいも【甘味・温性】

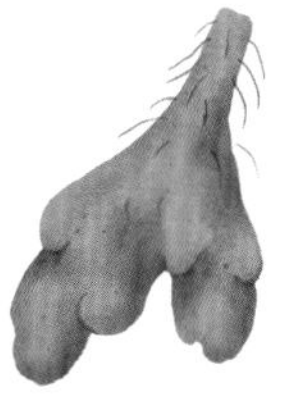

滋養強壮作用に優れ、胃腸の働きを整えて消化を促進したり、下痢を止める効能がある。胃腸が弱く、下痢をしやすい虚弱体質の人にとくにおすすめ。腹痛で食事がのどを通らないときにも、食べやすいのが利点。

食材編 126ページ

りんご【酸味・温性】

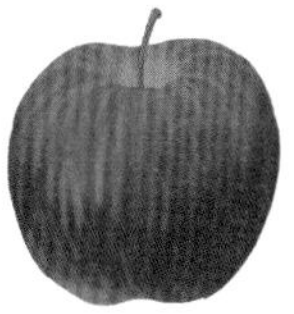

整腸作用に優れ、便通をなめらかに改善する作用があるため、下痢にも便秘にも有効。脾・胃の働きを整えて消化を促進したり、下痢の腹痛を止める薬効もある。すりおろせば、食欲のないときにも食べやすい。

食材編 141ページ

その他のおすすめ食材

▼おくら ▼しょうが ▼もち米
▼大麦 ▼冬瓜《とうがん》 ▼いちじく
▼かぼちゃ ▼白菜 ▼栗
▼小麦 ▼よもぎ ▼びわ
▼白・黒きくらげ ▼らっきょう ▼鶏卵
▼さやいんげん ▼れんこん ▼はちみつ
▼しそ ▼わらび など

風邪

風邪にも発熱、悪寒《おかん》、咳や鼻水、くしゃみなど、さまざまな症状があります。ひどくなる前に、症状に合わせて食材や食べ方を変えていきましょう。

ウイルスは風に乗ってやってくる邪気

風邪の約9割は、ウイルスによる感染が原因です。薬膳ではこれを風とともにもたらされる邪気、「風邪《ふうじゃ》」によって起こる病気ととらえます。風邪は寒気とともに首や肩から入り込むとされ、過労や睡眠不足、ストレスなどで免疫力が低下しているときに、急激に冷えたり、薄着で過ごしたりすると侵されやすくなります。

とくに空気の乾燥しやすい秋から冬は要注意。風邪やインフルエンザのウイルスは、気温が低く乾燥した環境で活動が活発になるからです。またこの季節は、鼻やのどの粘膜が乾燥しやすいため、体の防御機能が低下してウイルスがとりつきやすくなります。おもな症状はくしゃみ、鼻水、咳、寒気、発熱、頭痛など。38度以上の高熱が出たり、嘔吐、下痢などの全身症状が出たときは、インフルエンザの可能性があります。

辛味の食材でウイルスを発散する

風邪かな?と思ったら、体を温めて発汗を促すことで寒気や熱を発散し、ウイルスを追い出す作用のある辛味の食材をとり入れましょう。

代表的な辛味の食材は、ねぎ、しょうが、にんにく、しそなど。いわゆる薬味や香辛料といわれるものです。こうした辛味の食材をたっぷり使って温かい飲み物やスープ、お粥などにするとよいでしょう。刺激のある香辛料も、スープやお粥に使うとマイルドになり、体が弱っているときにも食べやすくなります。

くしゃみや鼻水が多いときは、余分な水分が体内に滞っている証拠なので、黒豆やはと麦、わかめなど、水分代謝を促す食材を組み合わせます。やまいもや卵のように、消化がよく滋養作用の高いものや、みかんやレモンなど、発熱で失われやすいビタミンCを多く含むものも併せてとるようにしてください。

体質で異なる風邪の症状

風邪をひいたとき、高熱が出たり、関節痛があるなど症状が重いタイプと、熱は微熱程度で、だるさや悪寒、軽い咳や鼻水など、症状の軽い人があります。これは体質の違いで、症状が重くなる人ほど、もともと丈夫で体の抵抗力が強い人が多いようです。そのため、邪気＝風邪が侵入したときに激しく抵抗して症状も重くなるのですが、短期間で治りやすいのが特徴です。一方、症状が軽い人は抵抗力も弱いので、体力や精力を補いながら、ウイルスと闘う免疫力を養うことが必要です。

おすすめ食材

風邪には、体を温めて発汗を促し熱を下げたり、風邪のウイルスを追い出す発散作用のある辛味・温性の食材が最適です。鼻水やくしゃみがひどいときは、水分代謝を促す食材を補います。

しょうが【辛味・温性】

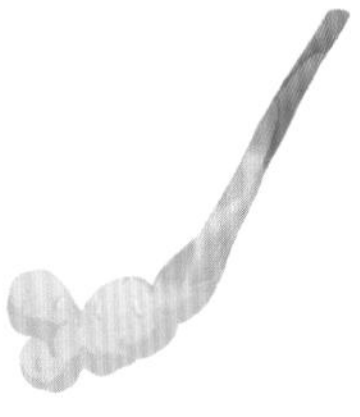

体を温め、熱を追い出す発散作用がある。「百邪《ひゃくじゃ》を防ぐ」といわれ、細菌やウイルスを撃退する効果は昔からよく知られ、漢方薬の葛根湯《かっこんとう》の生薬《しょうやく》にもなっている。頭痛、鼻づまり、嘔吐、下痢などにもおすすめ。

食材編 110 ページ

にんにく【辛味・温性】

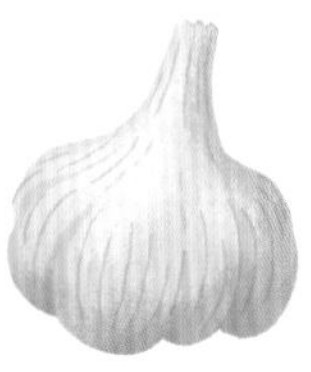

体を温めてウイルスを発散する作用があると同時に、滋養強壮効果が高いのが特徴。もともと体力がなく、邪気に対する抵抗力が弱いため、風邪の症状は軽いがいつも長引く、という人にとくに向いている。

食材編 113 ページ

おすすめメニュー

ねぎ味噌

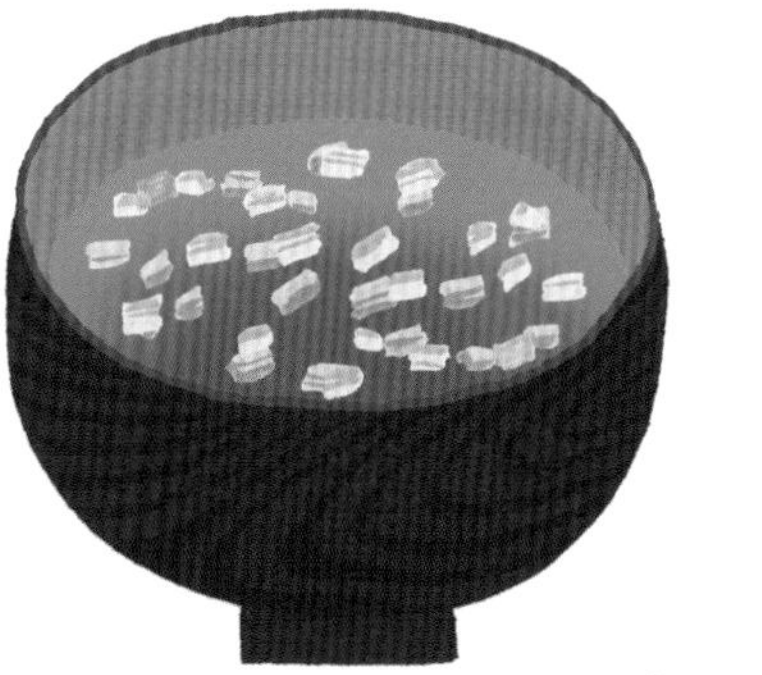

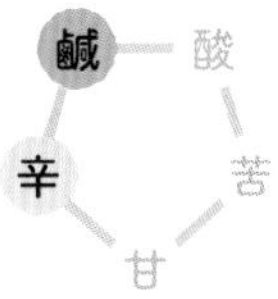

辛味・温性のねぎと、鹹味・寒性の味噌の組み合わせは、風邪のひきはじめで、ゾクゾクした寒気のするときや関節が痛むときなどに飲むと、ひどくなる前に対処できます。

材料（1人分）

ねぎ……………………7㎝程度
味噌……………………大さじ1
湯………………………1カップ

作り方

ねぎの白い部分をみじん切りにしてお椀に入れ、お湯を注ぎ、味噌で味をととのえ、よく混ぜて温かいうちに飲む。風邪の初期の鼻づまりの改善にも役立つ。

しょうが湯

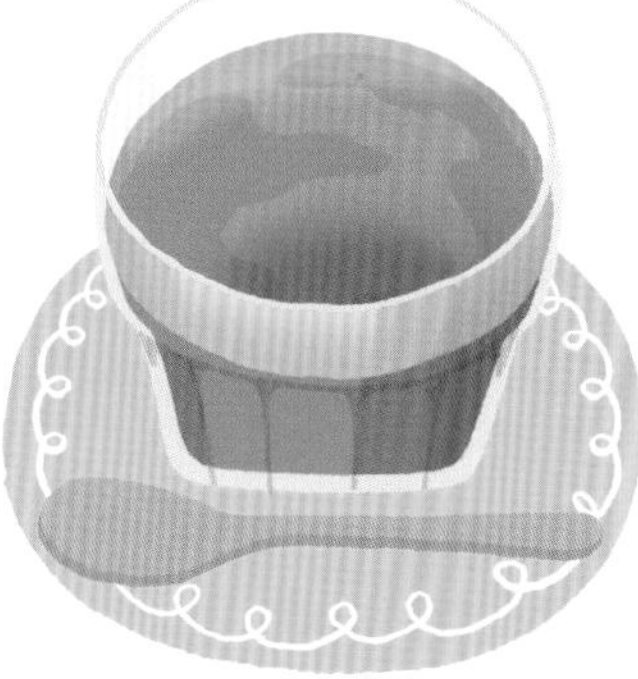

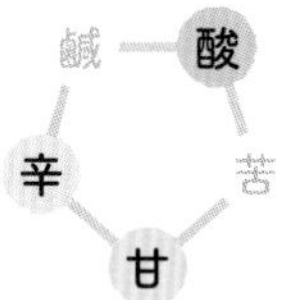

辛味・温性のしょうがは、体を温めて発汗を促し、風邪のウイルスを追い出すのに最適。酸味のレモンが疲れをとり去り、甘味のはちみつが脾《ひ》・胃の働きを整えて食欲を増進させます。

材料（1人分）

しょうが……………………2〜3かけ
はちみつ（または黒砂糖）……好みで
レモン汁……………………½個分
くず粉………………………小さじ1
湯……………………………1カップ

作り方

すりおろしたしょうが、はちみつまたは黒砂糖（なければ普通の砂糖）、レモン汁、くず粉をカップに入れて熱湯を注ぎ、よく混ぜて温かいうちに飲む。

その他のおすすめ食材

▼かぼちゃ ▼白菜 ▼梨
▼しいたけ ▼パセリ ▼バナナ
▼しそ ▼ピーマン ▼みかん
▼しめじ ▼やまいも ▼ゆず
▼春菊 ▼れんこん ▼レモン
▼ちんげん菜 ▼緑豆《りょくとう》 ▼鶏卵
▼にら ▼きんかん など

ねぎ【辛味・温性】

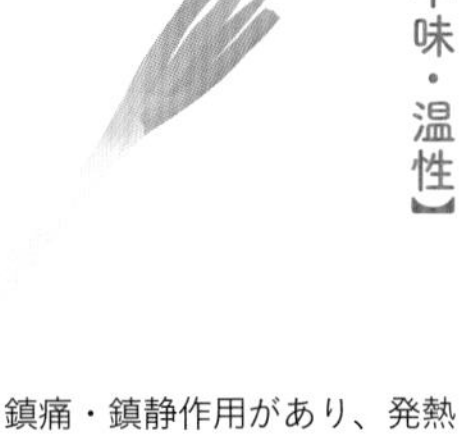

解熱《げねつ》・鎮痛・鎮静作用があり、発熱や頭痛を改善し、発汗を促す風邪の特効薬として、古くから知られる。とくに急な発熱に即効性があるとされる。ねぎの白い部分に薬効があり、葱白《そうはく》という生薬になっている。

食材編 137ページ

大根【辛味・涼性】

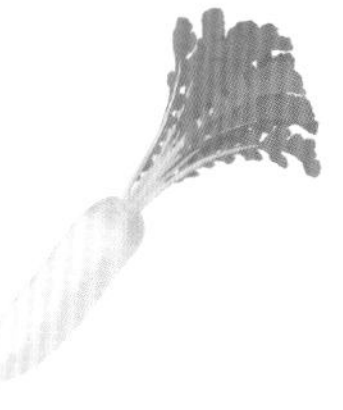

性質は体を冷やす涼性のため、体を温めたり発汗を促す効果はないが、高熱を解熱する作用はある。肺や気管支を潤し、炎症を鎮《しず》める作用もあるので、風邪でのどが痛いときや咳や痰の出るときに有効。

食材編 136ページ

アレルギー性疾患（花粉症・アトピー性皮膚炎・鼻炎など）

花粉症、鼻炎、アトピー性皮膚炎などのアレルギー症状は、原因がいまだはっきりとしない治療の難しい疾患の一つですが、中医薬学の視点で見ると、解決に一つの糸口を見出せます。

皮膚や鼻のアレルギーは肺の機能低下が原因

中医薬学では、アレルギー症状を引き起こす大もとの臓器は、おもに「肺」であると考えます。「肺は皮毛を司《つかさど》り、鼻に開竅《かいきょう》する」といわれ、皮膚粘膜や鼻の機能を正常に保っているのは肺だからです。

肺の働きが低下すると、皮膚粘膜の抵抗力が衰えて、熱や湿の邪気（病気の原因）に侵されやすくなり、皮膚が赤く熱を帯びたり、ジクジクとした湿疹ができたりします。また、鼻は肺の状態を現す窓口であるため、肺に熱邪《ねつじゃ》が停滞して炎症が起きると鼻づまり、湿邪《しつじゃ》が侵入すると鼻水やくしゃみなどの鼻炎の症状が現れるのです。

さらに、肺の五腑《ごふ》は大腸で、肺と大腸はつねに表裏一体となって働いています。そのため肺に邪気が入り込むと、大腸の機能も低下して便通が滞りやすくなります。大腸には人体の約6割の免疫細胞が集まっているため、腐敗した便が滞って腸内環境が悪くなると、全身の免疫力にも影響を与えることになります。

その他ストレスの影響を受けやすい肝の低下による気の滞りや、免疫力を司る腎機能の衰えなども、アレルギー疾患の一因となります。

肺を補う食材で皮膚・鼻のアレルギーを改善

中医薬学的な視点で見れば、アレルギー疾患には肺・大腸を補うさといも、大根、しょうが、ねぎなどの辛味の食材がおすすめです。肺は余分な水分を汗や呼吸で排出したり、気をめぐらす役目も担っていますが、辛味の食材は、水分や気の発散を助ける効能があります。ただし、空気の乾燥する秋は、外気をとり込む肺も乾燥して熱を帯び、炎症を起こしやすいため、この時季は肺や大腸を潤す食材をとるとよいでしょう。秋が旬の栗やくるみ、ぎんなん、梨などはこうした薬効を備えています。

アレルギーは免疫の暴走で起こる

免疫力とは、体内に侵入した花粉や有害物質、またがん細胞などの異物から体を守る働きのこと。免疫力が弱まると、細菌やウイルスに感染しやすくなったり、異物に対する攻撃力が低下して、風邪や食中毒をはじめ、さまざまな病気を発症することに。アレルギー症状は、この免疫システムが異常暴走した状態で、異物に過剰に反応したり、自分自身の正常な細胞まで傷つけてしまうことで生じるとされます。免疫力の暴走を防ぐには、何より自律神経のバランスを保つことが大切です。

おすすめ食材

肺の働きを補う辛味の食材や、腸内環境を整える食物繊維の豊富な食材がおすすめ。また、春の花粉症などには熱を鎮《しず》める苦味の食材、秋の花粉症などには体液を補う食材をプラスしましょう。

ふき（ふきのとう）【苦味・温性】

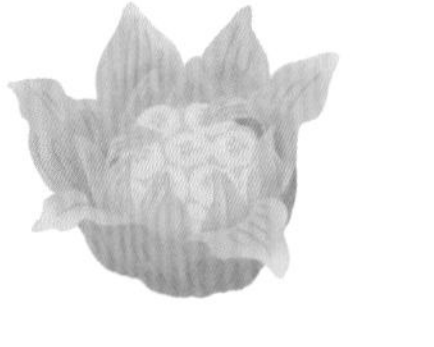

解毒《げどく》作用に優れ、血の熱を冷まし熱性の炎症や腫れ物を治める。肝機能を強化して免疫細胞を活性化させるアルカロイドやフキノール酸を含み、血中のヒスタミンを減らして花粉症などアレルギー症状の改善に有効。

食材編 97ページ

わけぎ【辛味・温性】

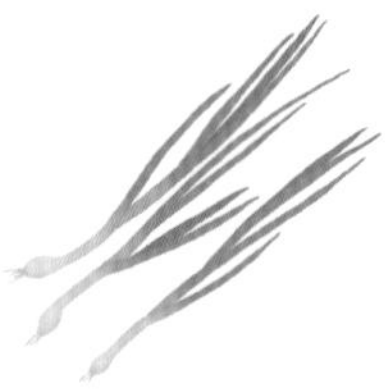

肺を補い、体を温めて気血のめぐりをよくし、アレルギーの一因となる熱邪や気滞を発散する。水分の運搬を司る脾《ひ》の働きも強化し、湿邪の除去にも有効。粘膜や皮膚を健康に保ち、免疫機能を強化する働きもある。

食材編 99ページ

おすすめメニュー

わけぎとあさりの酢味噌あえ

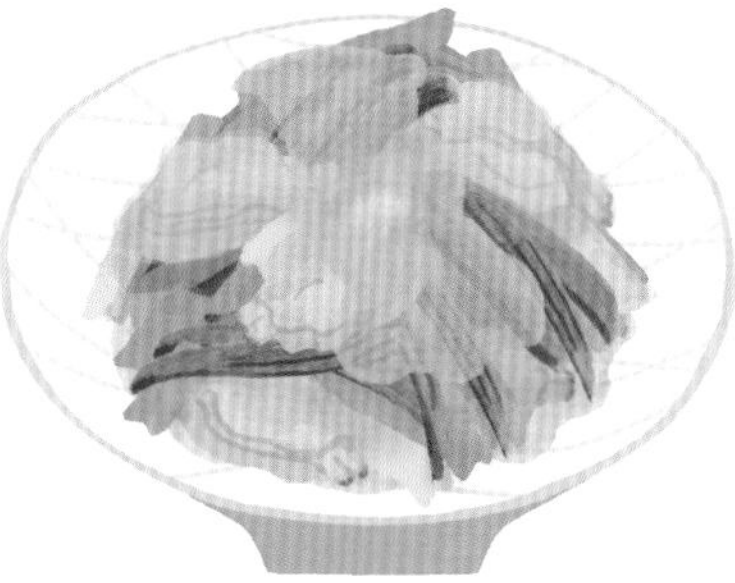

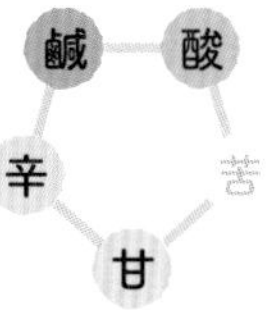

酢みそは酸味の酢、鹹味の味噌、甘味のはちみつと、これだけで三味が揃います。辛味のわけぎと鹹味のあさりを加えることで四味がとれる一品に。貝類には辛子を合わせて魚介の毒を殺菌します。

材料（2人分）

わけぎ……1束
あさり（殻つき・砂抜きしたもの）…100g程度
A 白味噌……大さじ3
　はちみつ……大さじ½
　みりん……大さじ2
酢……大さじ1と½
粉辛子……小さじ½
酒……適量

作り方

わけぎは根つきのまま1〜2分ゆでる。ザルにあげて水けをきり、冷めたら根を除いて4cm長さに切る。あさりは鍋に入れ、酒を加えてふたをして酒蒸しにし、殻が開いたら身をとり出す。別の鍋にあさりの蒸し汁大さじ1とAを入れて弱火にかけて練り、火からおろして酢、粉辛子を加えて混ぜる。できた酢味噌の半分でわけぎとあさりをあえ、器に盛りつけてから、残りの酢味噌をかける。

しいたけ納豆そぼろ

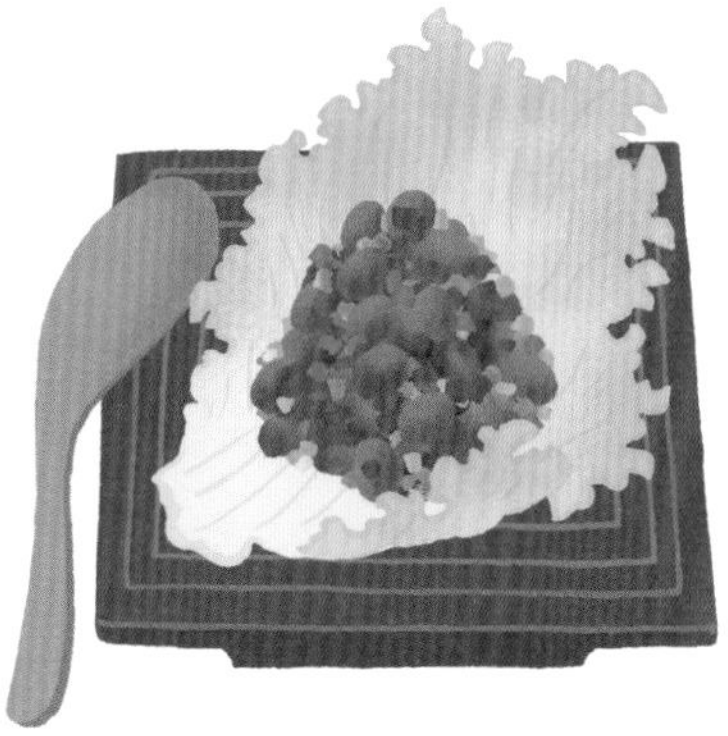

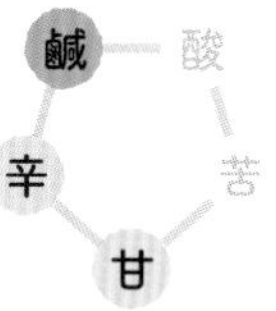

しいたけとともに納豆も、アレルギー症状に有効とされる食品。納豆菌が腸内の善玉菌を増やして腸内環境を整え、免疫細胞の活性をアップするからです。味噌にも免疫力強化の働きがあります。

材料（作りやすい分量）

干ししいたけ……2〜3枚
納豆……2パック
ねぎ……1本
しょうが……1かけ
にんにく……1かけ
レタス……適量
A 赤味噌……大さじ1
　みりん……大さじ1
　酒……大さじ1と½
ごま油……適量

作り方

干ししいたけは水で戻してみじん切りにする。ねぎ、しょうが、にんにくもみじん切りにする。フライパンにごま油を入れ、しょうが、にんにくを加えて炒め、香りが立ったら干ししいたけ、納豆を加えて炒める。Aを加えて炒め煮にし、ねぎを加えて混ぜ合わせ、ごま油を回しかけて香りをつける。レタスで包んでいただく。

その他のおすすめ食材

▼あさつき ▼ねぎ ▼のり
▼さといも ▼ふき ▼梅干し
▼しょうが ▼よもぎ ▼ゆず
▼たまねぎ ▼わさび ▼玄米
▼たらの芽 ▼いわし ▼納豆
▼トマト ▼昆布 ▼はと麦
▼菜の花 ▼ひじき ▼緑茶 など

しいたけ【生／甘味・平性】【乾燥／甘味・温性】

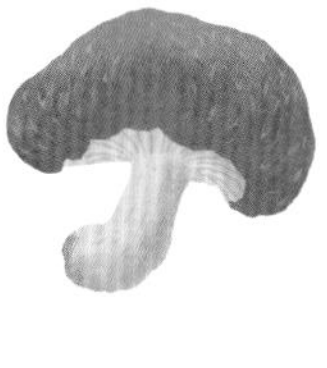

アレルギー症状をもたらす有害物質や、毒素などの解毒《げどく》に関わる肝機能を強化する。また、免疫細胞の形成に関わる胸腺に働きかけ、リンパ球やマクロファージなどの免疫細胞を活性化して免疫力をアップする。

食材編 124ページ

しそ（赤じそ・青じそ）【辛味・温性】

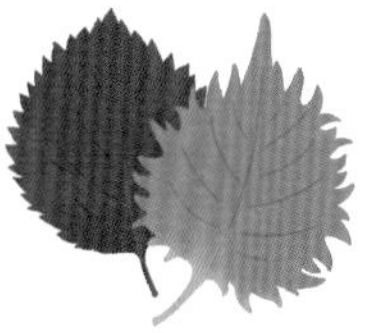

肺を補い、体を温め、気と血のめぐりをよくして病邪を発散する。また、炎症をやわらげるポリフェノール類や抗アレルギー成分なども含まれ、免疫機能の働きを調整する。青じそより赤じそのほうが効果が高い。

食材編 109ページ

咳《せき》・痰《たん》

咳や痰は風邪の症状としてもよく見られますが、それだけに限らず、空気の乾燥がおもな原因となります。とくに秋は呼吸器のトラブルが急増する季節です。

咳や痰は、乾燥と過剰な水分が原因

秋になって空気が乾燥してくると、とたんに咳が出たり、痰がからまりやすくなったり、ぜんそくの症状が悪化する人が多くなります。鼻やのど、気管支、肺などの呼吸器の粘膜が乾いて炎症を起こし、咳や痰が出やすくなるのです。乾燥による咳や痰は、からからと渇いたから咳やのどの痛みやいがらっぽさを伴う咳、また、粘り気が強く、のどにからみつくような痰などが特徴です。

乾燥とは反対に、体内に余分な水分が滞る「水滞《すいたい》」も、咳や痰の原因となります。体内の水分を排出する方法は、尿や便、汗だけでなく、咳や痰、くしゃみ、鼻水、いびきなどもその一つです。余分な水分は冷えや血行不良、食欲不振、関節痛などの症状をもたらすため、体は何とか排出しようとして、咳やくしゃみとして水分を発散しているのです。余分な水分によって生じる咳や痰は、湿った咳や透明でさらさらした痰が特徴で、風邪のひきはじめに出るのも、おもにこちらのタイプです。

呼吸器を潤す秋が旬の食材

乾燥による咳や痰には、肺やのどなどの呼吸器を潤す食材がおすすめです。大根、かぶ、れんこん、栗、柿、梨、ぎんなん。これらはすべて呼吸器を潤し、咳や痰を止める効用があるとされる食材です。大根やかぶ、れんこんをすりおろし、はちみつを加えた汁は、古くから咳止めの特効薬といわれ、飲むだけでのどの痛みがとれたり、いがらっぽさが消えていくとされます。旬の恵みは、その季節に起こりやすいトラブルを未然に防ぐ力を持っているのです。

一方、余分な水分を排出するための反応として咳や痰が出ている場合は、小豆や黒豆、はと麦、海藻類、瓜類など水分代謝を促進する食材をとり入れることで改善していきます。

黄色い痰と透明な痰

中医薬学では、痰にもいろいろな種類があると考えます。透明で粘度の低いサラサラした痰は寒痰《かんたん》または寒飲《かんいん》といい、多くは肺や脾《ひ》が冷えることで余分な水分が停滞することが原因とされます。黄色くドロドロした痰は熱痰《ねつたん》で、肺に湿気を帯びた熱がうっ積することで生じるとされます。粘り気が強く、のどにからんでなかなか出てこない痰は燥痰《そうたん》で、肺が乾燥して体液が不足していることが原因です。一口に痰といっても原因が異なるため、それぞれに合った食材を用いるようにします。

おすすめ食材

秋が旬の食材には、肺やのどなどの呼吸器の熱を冷まして渇きを潤し、咳や痰を止める薬効のあるものが数多くあります。水っぽい咳や痰には、水分代謝を促す食材をとり入れていきましょう。

かぶ【苦味・温性】

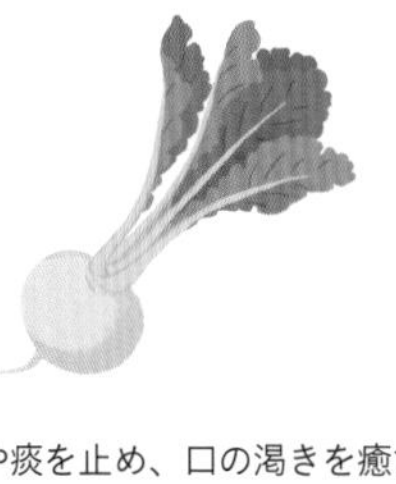

咳や痰を止め、口の渇きを癒す効能があり、古くから、咳が出るときには、かぶのおろし汁を飲む民間療法がある。水分代謝を促す作用もあるので、水滞が原因の咳や痰にも有効。風邪で食欲がないときにもおすすめ。

食材編 93ページ

ぎんなん【苦味・平性】

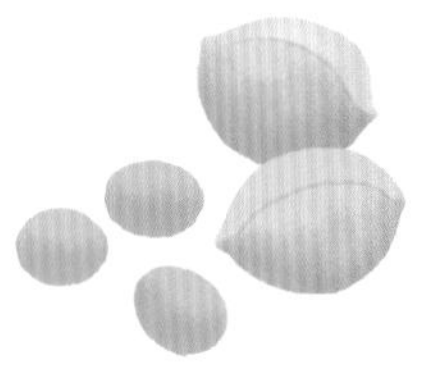

肺の熱をとって潤し、咳や痰、のどの痛み、慢性の気管支炎などを鎮《しず》める薬効がある。古くから咳止めや痰きりの漢方薬として利用されている。常備薬として砂糖煮（P122）などにして保存しておくとよい。

食材編 122ページ

おすすめメニュー

かぶ粥

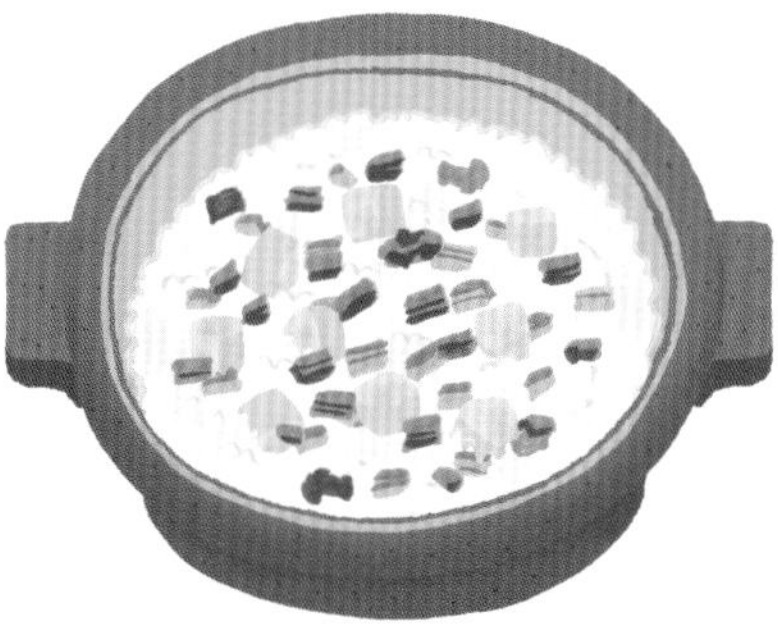

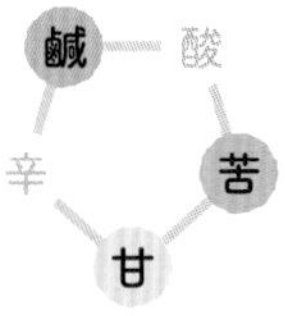

かぶは水分代謝を促し、胃腸の働きを整えるため、風邪による咳や痰にとくに有効。はちみつはのどの炎症を抑えます。米は滋養作用が高く、粥にすることでのどの通りもよくなります。

材料（2人分）

かぶ	1個
かぶの葉	⅓個分
米	100g
水	米の7倍
塩	少々
はちみつ	少々

作り方

かぶは皮をむいてさいの目に切り、米に加えて粥を炊く。かぶの葉は塩少々を加えた熱湯でゆでて水けをしぼり、みじん切りにする。粥が炊きあがったら、塩少々と好みではちみつを加えて味をととのえ、かぶの葉を加えて混ぜ合わせる。

れんこんの梅煮

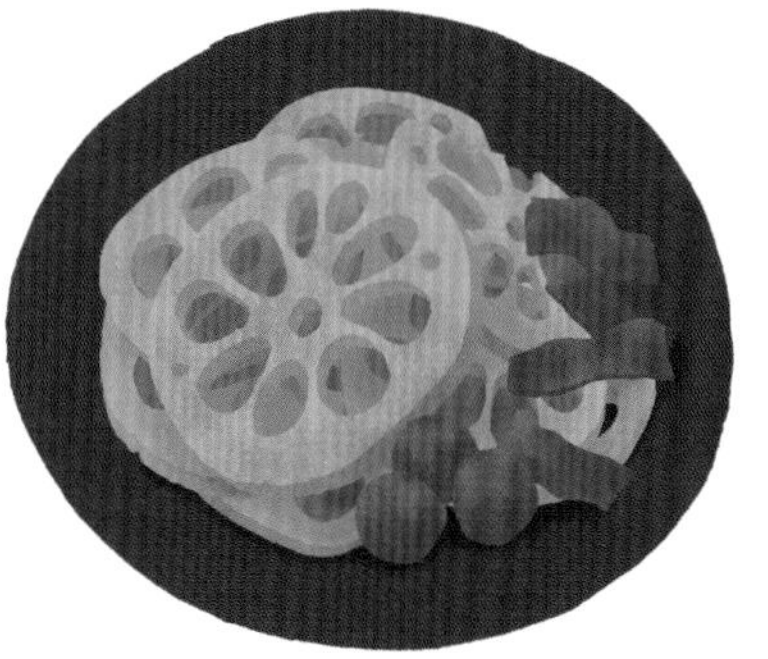

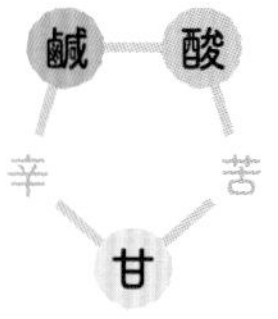

れんこんは呼吸器を潤すと同時に、水分代謝を促す効果もあるため、利尿《りにょう》作用の高い昆布と一緒にとることで、余分な水分の排出がアップ。乾燥と水滞、両方が原因の咳や痰に有効です。

材料（作りやすい分量）

れんこん	250g
梅干し	2〜3個
昆布	5㎝長さ1枚
水	3カップ

作り方

れんこんは皮をむき、2〜3㎜厚さの薄切りにする。昆布は5㎜幅に切っておく。鍋にれんこんと昆布、梅干しを入れ、水を注いで火にかける。沸騰したらふたをとり、煮汁がなくなるぐらいまで煮詰める。

その他のおすすめ食材

▼アスパラガス
▼大根
▼栗
▼うど
▼冬瓜《とうがん》
▼くるみ
▼ごぼう
▼白菜
▼びわ
▼さやえんどう
▼ふきのとう
▼みかん
▼しそ
▼ほうれん草
▼落花生
▼春菊
▼柿
▼りんご
▼しょうが
▼きんかん
など

梨

【甘酸味・寒性】

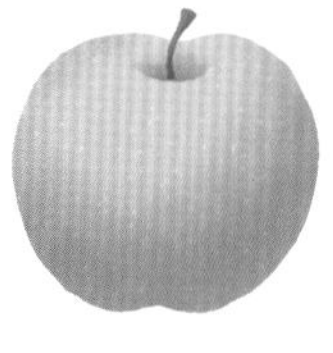

のどや肺の熱を冷まし、渇きを潤し、咳や痰を止める薬効がある。生のまますりおろした汁は、天然の咳止め薬。余分な水分を排出する利尿作用もあるため、乾燥と水滞、どちらが原因のタイプの咳や痰にも有効。

食材編 129ページ

れんこん

【甘味・平性】

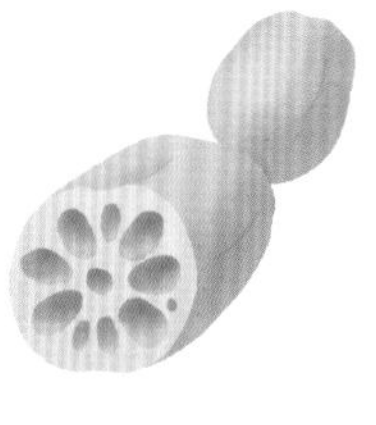

肺を潤す薬効がある。生では熱を冷ます性質があり、肺の熱を鎮めるには生のすりおろし汁が有効。節はとくに薬効が高いので、きれいに洗って一緒にすりおろす。水分代謝をよくする作用もあるので寒痰にも有効。

食材編 127ページ

冷え・低体温

冷えは消化不良や不眠、肌荒れ、関節痛、月経異常や不妊症、ひいては脳卒中やがんの一因ともなる万病のもと。症状が出る前に、ぽかぽか体質を作る食生活に改善しましょう。

血行不良と水分の停滞が冷えを生む

〝年中手足が冷たい〟〝平熱が35度台〟と、冷え性や低体温で悩む人が増えています。かつては女性に多い悩みでしたが、近年は男性や本来は体温が高いはずの子供にまで、こういった症状が広がっています。私たちの体は血液が全身をめぐることで、一定の体温が保たれていますが、運動不足やストレス、高カロリーの食事や過食によって血液がドロドロとして流れにくくなると、末梢の血管まで血液が行き渡らず、手先や足先が冷えてしまいます。血液の流れが悪くなると、古い血が滞った「瘀《お》血《けつ》」の状態になり、瘀血になると一層血のめぐりが悪くなって冷えるという悪循環に陥ります。

また、冬でもビールや牛乳を飲んだり、生野菜のサラダを食べるような食習慣を続けると、余分な水分が蓄積されて、冷えを助長する一因となります。そのほか脾《ひ》・胃や腸などの消化器系の働きが低下すると、十分に食べ物が消化吸収されず、体を温めるエネルギーを補うことができないために冷えを招きます。

呼吸器を潤し体を温める温性の食材

冷えで悩んでいる人は、体を冷やす食べ物を避けるのが大前提。現在では、冬でもなすやトマト、きゅうりなどの夏野菜が店頭に並んでいますが、これらは水分が多く、体を冷やす食材の典型です。冬に夏野菜を使ったサラダなどを口にすれば、冷えるのも当然です。

反対に体を温めるのは、にんじん、かぶ、ねぎ、しょうが、しそ、にんにくなど。こうした体を温める温性の食材を積極的にとることで、しだいに冷えが改善され、体はぽかぽかタイプに切り替わっていきます。同時に、水分代謝を整える食材や消化器系の働きを活性化する食材を併せてとると、より効果的です。

深刻な「冷えのぼせ」

手足は冷えるのに顔はほてるといった「冷えのぼせ」タイプの冷え性もあります。私たちの体には体温を一定に保とうとする恒常性機能があるため、冷えを感じると体は一生懸命に熱を作って温めようとします。その結果、過剰な熱が生み出され、上半身に熱が上昇して冷えとのぼせが同居する形になるのです。冷えのぼせは、いわば冷えが重症化した状態。頭や顔がほてるのは冷えの症状の一つであって、他の冷えタイプと同様に、体を温める食材で冷え対策をすることが必要です。

おすすめ食材

体を温める温熱性の食材を意識して継続的にとることが、冷えを改善する大原則。反対に、体を冷やす寒・涼性の食材や生もの、冷やした食品などはできるだけ控えるようにしましょう。

しそ（赤じそ・青じそ）

【辛味・温性】

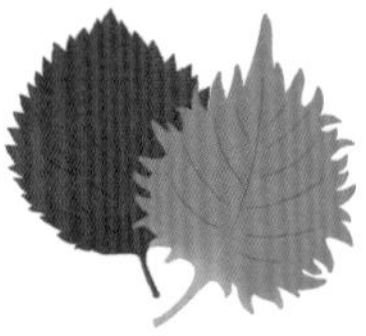

寒さを散らし、お腹の冷えや痛みをとる効果がある。体のなかでも、とくに胃腸を温める効果が高いため、脾・胃の働きを活性化するのに有効。さわやかな香りが、気の流れとともに、血のめぐりもよくする。

食材編 109 ページ

にんにく

【辛味・温性】

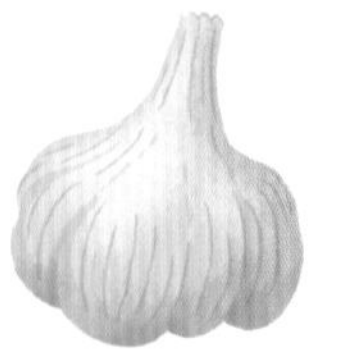

胃を温める作用が強く、胃腸の働きを活性化する。食欲不振、風邪、下痢など、冷えによるさまざまな症状の改善に効果をもたらす。発熱や腫れ物、炎症などがあるときは、悪化する可能性があるので避ける。

食材編 113 ページ

おすすめメニュー

しそのにんにくだれ

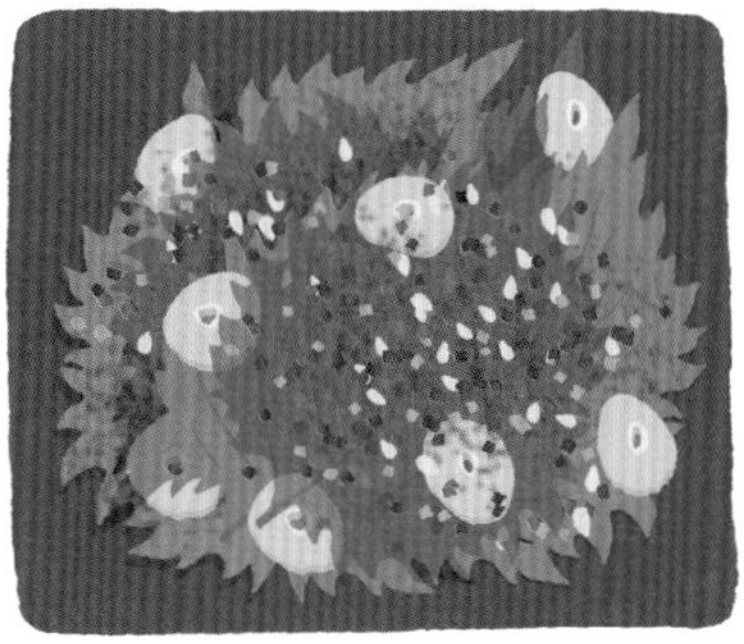

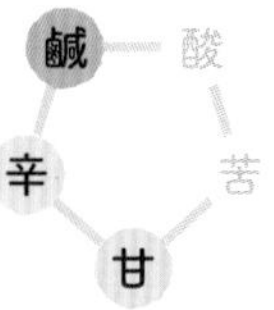

しそ、にんにく、唐辛子、ごまはいずれも体を温めて血行を促進する作用があります。冷え性の人は継続してとるとよいでしょう。

材料（作りやすい分量）

しそ……30枚
にんにく……2かけ
たれ
　しょうゆ……大さじ4
　七味唐辛子……小さじ1
　ごま（白）……大さじ1
　ごま油……大さじ2

作り方

しそはきれいに洗い、1枚ずつ手のひらで叩いて香りを出す。にんにくはスライスし、たれの材料と混ぜ合わせる。容器にしそ、たれ、しそ、たれと重ねて入れ、冷蔵庫で1日以上寝かせ、2週間ぐらいで食べきる。

黒豆ご飯

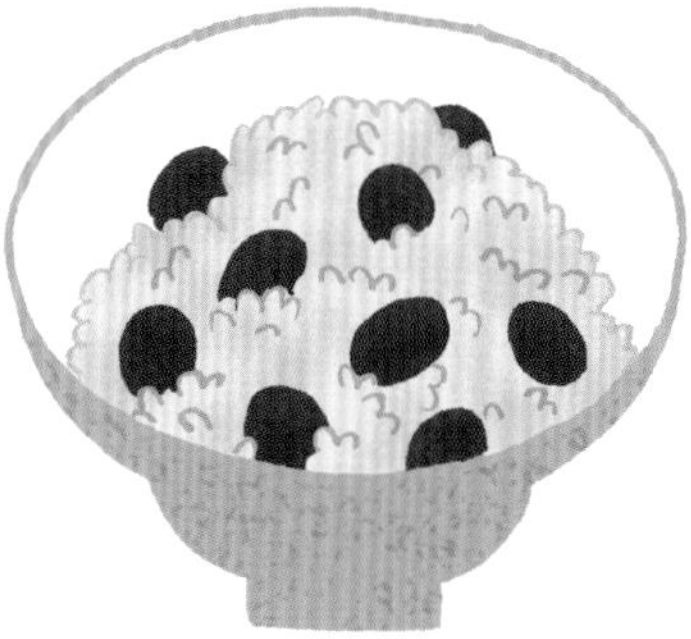

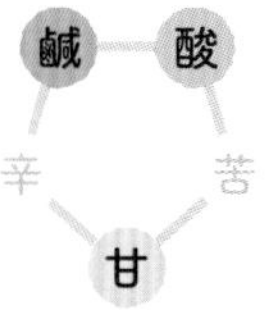

腎機能を強化して、水分代謝を整える黒豆に、温め効果の高いもち米と血行をよくする梅干しを組み合わせた、最強ぽかぽかご飯。黒豆を炒ることで温め効果もアップします。

材料（作りやすい分量）

米……2合
もち米……1合
黒豆……1合
梅干し……2個
水……3合分
塩……適量

作り方

黒豆はさっと洗って、フライパンで皮がはじけるまで炒る。梅干しは種をとってほぐす。米ともち米をといで炊飯器の内釜に入れ、黒豆、梅干し、水を加えて炊く。炊きあがったら、よく混ぜ合わせ、塩をふって味をととのえる。

その他のおすすめ食材

▼うど ▼かぶ ▼しょうが ▼たまねぎ ▼菜の花 ▼にら ▼ねぎ
▼パセリ ▼みょうが ▼よもぎ ▼らっきょう ▼ゆず ▼もち米 ▼えび
▼さんま など

黒豆 【甘味・平性】

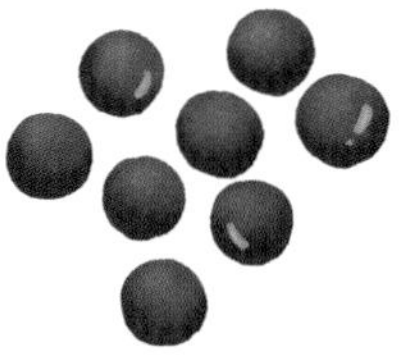

血を補ってめぐりをよくする作用があるため、全身にエネルギーを補給して、血行不良や栄養不足による冷えを改善する。余分な水分を排泄して全身のむくみを改善するため、水滞による冷えにも有効。

食材編 150ページ

にんじん 【甘味・温性】

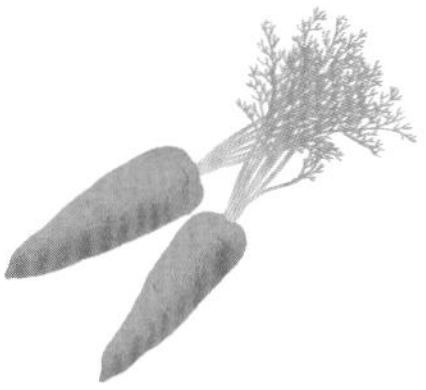

体を温めて、脾・胃の働きを活性化し、五臓全体に栄養を行き渡らせて滋養する薬効がある。冷えによる血行不良の他に、とくに消化器系の働きが弱く、栄養を十分に吸収できない冷えタイプにおすすめ。

食材編 125ページ

耳鳴り・めまい

耳鳴りやめまいは、余分な水分が滞る「水滞《すいたい》」によって生じます。水分代謝をコントロールする腎機能の衰えが原因のため、腎を補い強化する「補腎」の食材で、症状の改善をはかりましょう。

腎の衰えによる「水滞」が原因

耳鳴りはおもに腎の衰えが原因と考えられます。腎は生命力の根幹となる気を蓄える器官です。加齢や疲労、ストレスなどで腎の働きが衰えると、気が不足したりめぐりが悪くなって、耳鳴りや難聴をはじめ、足腰の衰えや白髪など、さまざまな老化現象が起こります。耳はとくに腎との関係が深く、腎の五竅《ごきょう》にあたるため、腎の異常はまずその窓口である耳に現れるのです。

また、腎は水分代謝をコントロールする器官であり、余分な水分を尿や便として排泄する役目を担っています。そのため、腎の働きが衰えると水分代謝が低下し、余分な水分が体内に滞って「水滞」を起こすようになります。「水滞」は、冷えや痛み、血行不良、消化不良などのトラブルを招きますが、耳なりや難聴、めまいも、この水滞が原因です。こうした症状は、脳の三半規管や内耳に余分な水分がたまることで起こると考えられます。

もう一つ、耳鳴りの原因として考えられるのが、体内で生じた熱の上昇です。耳の中で鐘をたたくような音が聞こえる場合、高血圧や発熱、激しい怒りなどで生じた熱が上昇して耳鳴りが起こるとされます。

色の黒いものが腎を補う

腎の働きを補う代表的な食べ物は、黒ごま、黒米、黒豆、昆布、のりなど、色の黒いものと覚えておくとよいでしょう。なかでも黒ごまは、眼や耳の働きをよくし、老化を防ぐ腎の薬。黒豆も腎の働きを活性化して、余分な水分を排泄する効果に優れています。お正月には黒豆の煮物をいただく風習がありますが、冬は腎機能が低下しやすいためこれを補い、また、一年の始まりに、生命力を司《つかさど》る腎を補強する意味も込められていると考えられます。

耳鳴りやめまいが起きるメニエル病

メニエル病は、激しい回転性のめまいや難聴、耳鳴り、耳の閉塞感（耳がつまったような感覚）の４つの症状が、同時に繰り返し起きる内耳の疾患です。体内の余分な水分「水滞」が原因とされます。耳の内耳を満たしている「内リンパ」という液体が増え過ぎることで内耳がむくみ、「内リンパ水腫」を生じます。これが原因で、耳鳴りやめまい、難聴（とくに低音の聞こえが悪い）などの症状が起こるとされます。メニエル病も、腎機能を強化して水分代謝を促す食材で改善をはかります。

おすすめ食材

耳鳴りやめまいには、まず腎機能を強化する食材を用います。同時に余分な水分を排泄する利尿作用のある食材を合わせるとよいでしょう。熱による耳鳴りには、清熱《せいねつ》作用のあるものがおすすめ。

わかめ【鹹味・寒性】

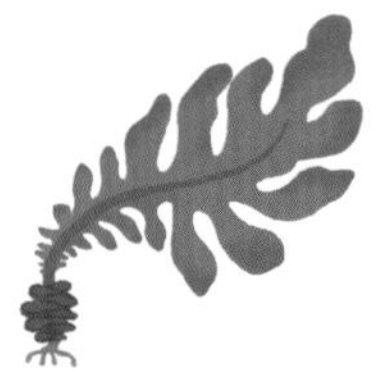

腎機能を高め、水分代謝を促す利尿作用にも優れる。熱を冷ます清熱作用もあるため、熱の上昇によって生じる耳鳴りにも有効。体を冷やす寒性のため、しょうがやたまねぎなどの温性の食材と一緒にとるのが基本。

食材編 103ページ

黒豆【甘味・平性】

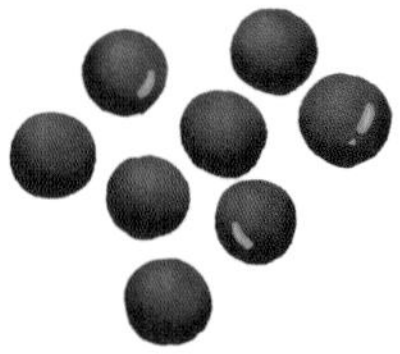

腎機能を高め、水分代謝を促す利尿作用にも優れる。血流をよくする効果もあり、耳の器官に十分な栄養を送ることでも耳鳴りの改善に役立つ。黒豆の煮汁を空腹時に飲み続けると、耳鳴り、めまいに有効とされる。

食材編 150ページ

おすすめメニュー

わかめとたこときゅうりの酢の物

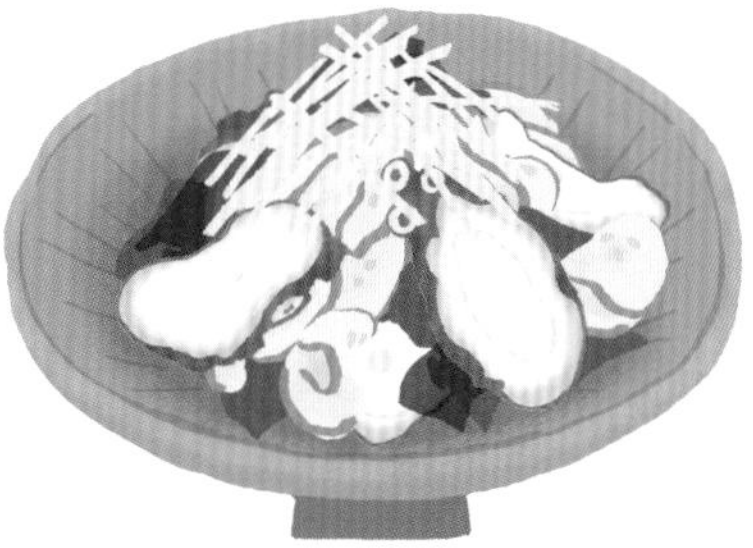

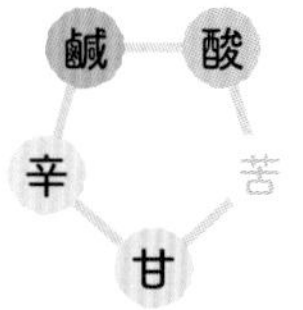

腎を補い、余分な水分を排出する利尿《りにょう》作用に優れるわかめに、同じく利尿作用のあるきゅうりを組み合わせて、耳や頭部の水滞をとり除きます。たこは気を補い筋骨を強化するので老化防止に有効。

材料（2人分）

わかめ（乾燥）	大さじ2
たこ	50g
きゅうり	1本
しょうが	1かけ
塩	少々
A 酢	大さじ1と½
砂糖	大さじ1
塩	少々
昆布だし	大さじ2

作り方

きゅうりは薄くスライスして塩をふってしばらくおく。わかめは水で戻して一口大に切る。たこはそぎ切りにする。しょうがはせん切りにする。きゅうりとわかめとたこをAであえ、しょうがを天盛りにする。

ごまくるみ飴

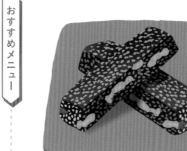

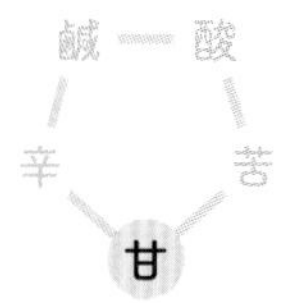

黒ごまは五臓を養い、老化を防ぐ万能食。応用範囲が広く薬効が高いので、食卓に常備して何にでもふりかけるとよいでしょう。腎を補うくるみとのコンビは、アンチエイジングの最強の組み合わせ。

材料（作りやすい分量）

ごま（黒）	250g
くるみ	250g
黒砂糖	400g
はちみつ	50g
ごま油	適量
水	1カップ

作り方

フライパンにごま油を熱してごまを炒め、とり出しておく。くるみは粗く刻む。黒砂糖とはちみつを鍋に入れ、水を注いで煮詰める。粘りが出てきたら、ごまとくるみを加えて混ぜ合わせ、火からおろす。ごまを炒めた油を平らな容器にまんべんなく塗り、黒砂糖とはちみつをからめたごまとくるみを流し込んで、平らにならす。冷めて固まったらまな板にとり、棒状に切る。

その他のおすすめ食材

▼枝豆 ▼せり ▼あさり
▼大麦 ▼はと麦 ▼うなぎ
▼カリフラワー ▼ブロッコリー ▼えび
▼菊花 ▼やまいも ▼牡蠣《かき》
▼キャベツ ▼すいか ▼真鯛
▼栗 ▼すもも ▼昆布
▼ごぼう ▼梨 など

ごま（黒）【甘味・平性】

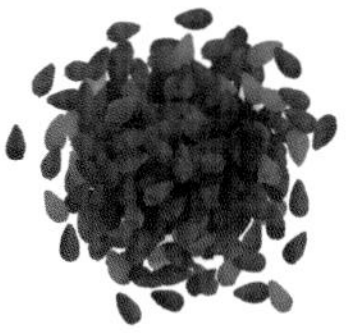

直接水分代謝を高めるわけではないが、腎機能を強化する補腎作用に優れ、精力を増強し、五臓の衰えを改善し、めまい、耳鳴り、足腰の衰え、白髪、脱毛、肌の乾燥、便秘などさまざまな老化現象に有効とされる。

食材編 154ページ

くるみ【甘味・平性】

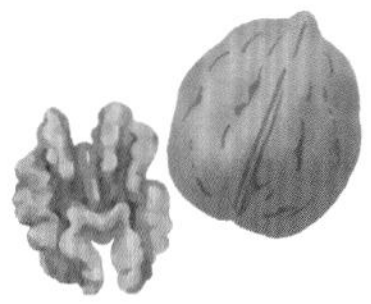

腎機能を強化する働きが強く、古くから老化防止や美肌の薬として利用されてきた。腎の衰えが原因とされる腰痛、インポテンツ、精力減退、頻尿、足腰の衰えなどに有効とされ、毎日2〜3個ずつ、食べると効果的。

食材編 154ページ

頻尿《ひんにょう》・尿の出が悪い（排尿障害）

尿のトラブルには、おもに尿が多く出過ぎる障害と、尿量が減少する障害があります。まったく相反する症状ですが、いずれも腎機能の低下が原因で、対策も同じ腎の強化です。

トイレが近いのも遠いのも腎の衰え

成人の正常な排尿回数は、日中で5～7回、就寝後は0～1回とされます。尿が多くなる頻尿の場合は、1日に10回以上トイレに行き、夜間にも2～3回トイレで起きるようになります。尿の出の悪い人は1日2～3回と少なく、また残尿感が残るのも特徴です。

中国漢方ではトイレが近いときも逆に尿の出が悪いときも、いずれも「八味地黄丸《はちみじおうがん》」という漢方薬をよく使います。つまり、相反する症状を同じ薬で治すのです。どちらの症状も根本原因は同じ、腎の衰えだからです。腎は、全身の水分代謝をコントロールする臓器で、尿の生成や膀《ぼう》胱括約筋《こうかつやくきん》の収縮と弛緩を調節しています。そのため、腎機能が衰えると排泄機能に異常が現れ、「失禁する」「頻尿」「尿が出ない」などの排尿障害が生じるのです。尿が出過ぎるのも逆に出ないのも、腎機能の衰えによる水分代謝の悪化によるもので、背後には体内に余分な水分が滞った水滞《すいたい》があるとされます。よく年をとるとトイレが近くなるといいますが、これも加齢とともに腎・膀胱の働きが弱ってくるからです。

出過ぎる人も出ない人も腎を補う食材が効果的

尿が出過ぎる人も逆に出ない人も、原因は同一ですから、いずれも腎機能を強化する食材をとることが最善策です。腎を補うのは、やまいもやくるみ、黒ごまなど。腎機能を補いながら、尿の出を促すのは、小豆、黒豆、冬瓜《とうがん》、はと麦などです。また、下腹部や下半身が冷えるとトイレが近くなるので、しょうがやにんにく、にらなど体を温める食材も併せてとるとよいでしょう。

なお、頻尿で眠れないと悩んでいる人は、尿の出を抑制するぎんなんや、昔から夜《や》尿《にょう》症に用いられてきたもち米をとるのもよいでしょう。

排尿痛や残尿感があれば膀胱炎の疑いも

膀胱炎は、尿道からの細菌感染が原因ですが、体の抵抗力が高いときはたとえ感染しても発病することはありません。発病にいたるのは、膀胱内に湿と熱という邪気が入り込んでいるから。湿邪《しつじゃ》が入り込むと膀胱が冷え、体の抵抗力が落ちて発病しやすくなります。また、膀胱や尿道に熱邪《ねつじゃ》が停滞すると、炎症を起こして排尿時に痛みを伴うことに。膀胱炎の改善には、余分な熱をとり除いて膀胱の炎症を鎮め、腎機能を高めて水分代謝を活発にする食材をとりましょう。

おすすめ食材

尿の出過ぎる人も出ない人も、腎機能を補う食材が最適。そのうえで、尿の出が悪い人は利尿《りにょう》作用のあるものを、尿が出過ぎる人は体を温めて水分代謝をコントロールする食材をとりましょう。

のり【鹹味・寒性】

腎機能を強化して尿の出を促す作用に優れ、むくみやすい人や尿の出の悪い人に有効。体を冷やす寒性のため、生のりは過食に注意が必要だが、乾燥させた焼きのりなら安心。皮膚や粘膜を保護する作用もある。

食材編 102ページ

すいか【甘味・涼性】

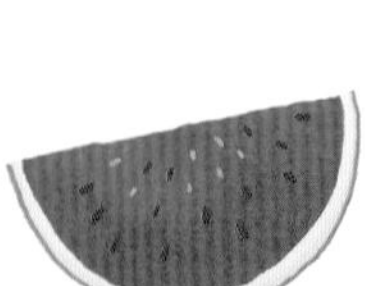

古くからむくみや膀胱炎などに用いられてきた泌尿《ひにょう》器系の薬。カリウムが豊富で尿の出をよくする作用に優れる。旬の時期にすいか糖をまとめて作り、毎日少量とるとよい。体を冷やすので過食に注意する。

食材編 116ページ

おすすめメニュー

ピーマンとにんじんののりあえ

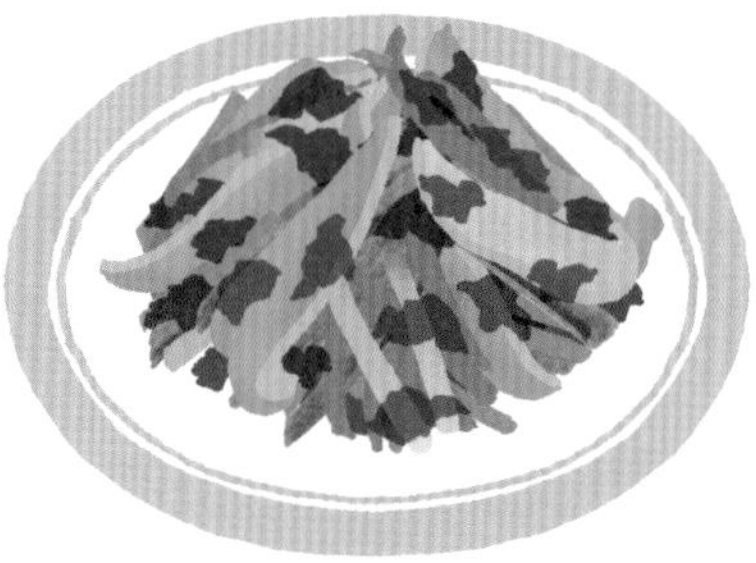

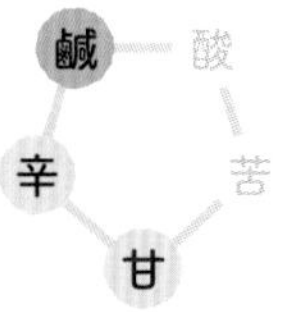

腎機能を補い、高い利尿作用をもたらすのりは、尿の出の悪い人に最適。ピーマンは気や血の流れをよくするため、合わせることで気血水すべての流れがよくなります。にんじんは消化を促進します。

材料（2人分）

ピーマン……2個
にんじん……4cm
にら……½束
酒……小さじ1
A だし汁……大さじ½
　しょうゆ……小さじ1
焼きのり……1枚

作り方

ピーマンは縦半分に切ってヘタと種をとり、縦1cm幅に切る。にんじんはせん切りに、にらは4cm長さに切る。熱湯でピーマン、にんじん、にらをそれぞれゆでて水けをきる。Aとちぎった焼きのりを加えてあえる。

ぎんなんの養老《ようろう》蒸し

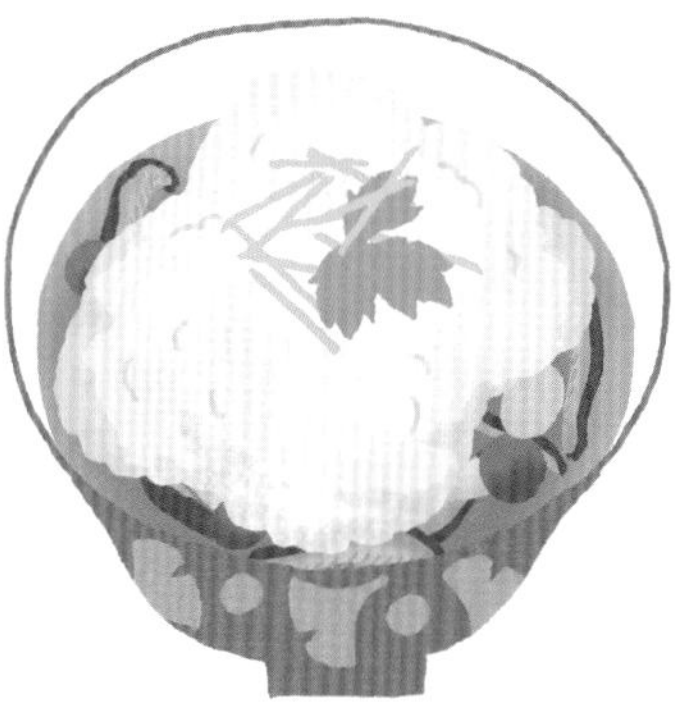

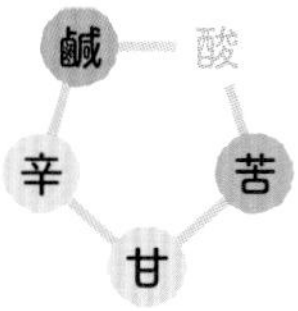

養老とは、やまいもを使った料理のこと。腎機能を強化する代表的食材で、老いを養うのに最適。尿の出を抑制する作用があるぎんなんと組み合わせることで、頻尿の改善に威力を発揮します。

材料（2人分）

ぎんなん……4個
やまいも……5cm程度
干ししいたけ……2枚
しめじ……¼袋
A しいたけの戻し汁……½カップ
　しょうゆ……大さじ1
　酒……大さじ1
　みりん……小さじ1
三つ葉またはゆず皮……好みで

作り方

ぎんなんは、木べらで転がしながら透き通るまでゆでて薄皮をとる。やまいもはすりおろす。干ししいたけは水で戻し、薄切りにする。しめじは石づきをとってほぐす。鍋にAを入れ、ぎんなんときのこを加えて5分ほど煮る。器にぎんなん、きのこ、煮汁を入れ、やまいもをかけて蒸し器で蒸す。仕上げに三つ葉やゆず皮を散らす。

その他のおすすめ食材

▼かぼちゃ　▼セロリ　▼はと麦
▼くるみ　▼にら　▼緑豆《りょくとう》
▼黒ごま　▼冬瓜　▼柿
▼黒豆　▼やまいも　▼すもも
▼ごぼう　▼小豆　▼あさり
▼さやえんどう　▼大麦　▼昆布
▼せり　▼小麦　▼えび　など

ぎんなん【苦味・平性】

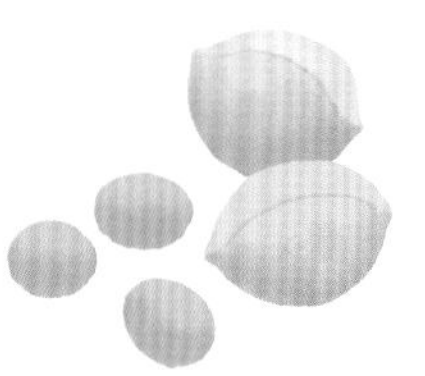

尿の出を抑制する作用があり頻尿に有効。中国ではトイレを我慢するとき、ぎんなんを食べる習慣がある。夜尿症の子供に食べさせる民間療法もある。むくみのある人や尿の出にくい人はとり過ぎないこと。

食材編 122ページ

もち米【甘味・温性】

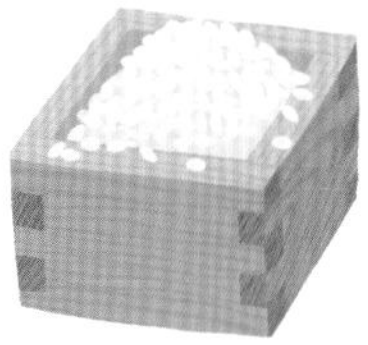

汗や下痢を止めるなど、体の排泄を抑制する作用があり、頻尿に有効。昔から寝汗や夜尿症の民間療法として利用されてきた。体を温める作用が強く気を補うため、腎の衰えによる体力の低下や疲労回復にも有効。

食材編 153ページ

関節炎・関節リウマチ・神経痛

関節炎や関節リウマチ、神経痛などの体の痛みは、風・寒・湿の3つの邪気のしわざと考えられます。体を温めて余分な湿気や冷え、体内を駆けめぐる風を追い出しましょう。

体の痛みは風・寒・湿が原因

中医薬学では、四肢の関節が痛んだり屈伸できないことを総称して「痺証《ひしょう》」といい、関節リウマチや関節炎、神経痛が含まれます。関節リウマチは関節が腫れたり、痛む疾患。神経痛は神経の走っている流れにそって痛みが起こる疾患で、座骨《ざこつ》神経痛や肋間《ろっかん》神経痛などが代表的です。関節炎はひざ関節が腫れて、慢性化すると関節内に体液がたまって変形するのが特徴。いずれの痛みも風・寒・湿3つの邪気（病気を起こす原因）の侵入が原因とされます。

痛みを軽減するには体を冷やさないこと

雨の日や天気が悪くなると痛みが強くなる他、重だるい痛みが長く続く、ひざや足首に水がたまるなど、湿気を連想するような症状が現われるのは、余分な湿気が侵入した「湿《しつ》邪《じゃ》」が原因です。湿気が増えると体が冷えて血管が収縮し、気・血の流れが阻害されるため、関節や神経が痛むのです。

湿邪による痛みには、体を温めて尿の出をよくして水分代謝を促す小豆、はと麦、冬瓜《とうがん》などがおすすめです。とくに、小豆とはと麦は消炎作用もあるため、関節の炎症を鎮《しず》めて筋肉のこわばりや神経の痛みをとり去るのに有効です。

入浴すると痛みがやわらぐ、適度に患部を動かすことで楽になる、夜間に痛みが強くなりやすいなど、冷えると痛みが強くなって温めると楽になる人は「寒邪《かんじゃ》」に侵されています。体を温めて血液循環を促し、寒邪を追い出すことが大切です。にんにくを毎日少しずつとったり、かぼちゃやにらなどが有効です。

痛みが鎮まったと思ったら、別の場所が痛み出すような人は、「風邪《ふうじゃ》」が原因です。風邪を追い出すには、葛《くず》やしょうが、ねぎなど発散作用のあるものが適しています。

痛みをやわらげる薬湯

関節や神経の痛みをやわらげるには入浴もおすすめ。このとき、よもぎや大根の干し葉などを加えた薬湯にするとさらに効果的です。よもぎ湯は、乾燥させたよもぎの葉を2つかみほど布袋に入れ、湯船に入れてしばらくおいてから入浴します。干し葉湯は、10株分の大根の葉を10日間ほど陰干しにしたものを鍋で煮出し、その煮汁を湯船に入れて入浴します。体が芯から温まり、寒邪による痛みだけでなく、発汗を促すことで湿邪や風邪による痛みにも有効です。

おすすめ食材

湿邪による痛みには、余分な水分を排出する利尿作用の高い食材、寒邪による痛みには、体を温めて寒気を追い出す食材、風邪による痛みには、体表を流れる風を追い払う辛味の食材がおすすめ。

うど

【苦味・温性】

手足の痛みや震え、ひきつり、けいれんなどの風邪による症状を鎮める作用がある。痛みを止める作用や湿気をとり除く作用、体を温める作用もあるため、湿邪や寒邪による冷えや痛みをとり除く効能もある。

食材編 92 ページ

さやいんげん

【甘味・温性】

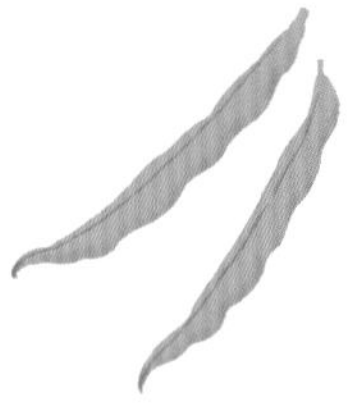

体内に停滞している湿邪をスムーズにめぐらせ、汗や尿として排泄する働きがあり、湿邪による痛みにとくに有効。脾《ひ》・胃の働きを活性化し、気を補い、食欲不振や胃もたれ、疲労などを改善する働きもある。

食材編 106 ページ

おすすめメニュー

うどの炊き込みご飯

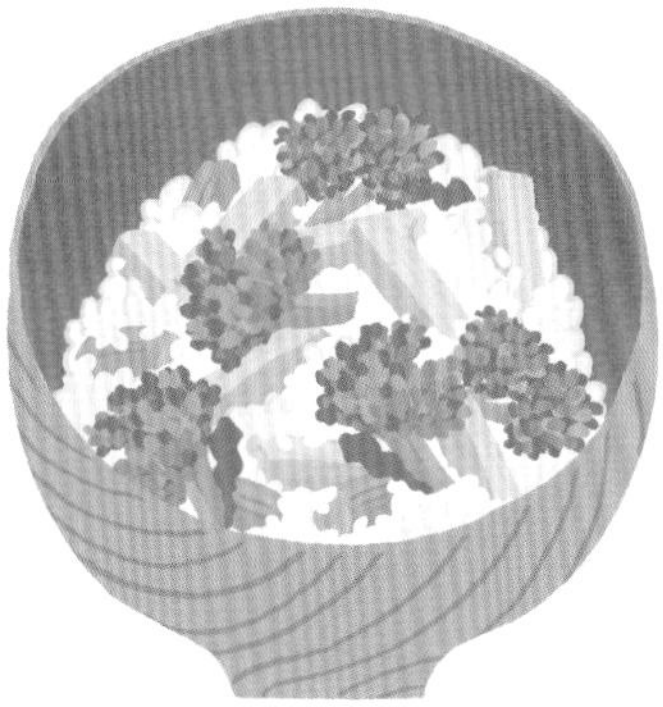

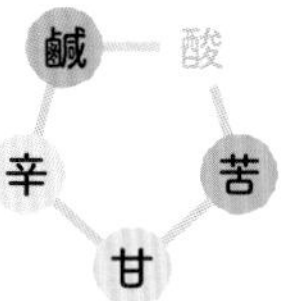

風・寒・湿の3つの邪気をとり除くうどは、痺証の改善に優れた効果を発揮する食材。菜の花も体を温めて血行をよくし、瘀血《おけつ》をとり除く作用があるので、寒邪や血の滞りによる痛みに有効です。

材料（作りやすい量）

うど……⅓本
菜の花……½束
米……3合
だし汁……3カップ
A しょうゆ……大さじ1
　酒……大さじ2
　塩……小さじ1

作り方

米をといで水につけておく。うどの穂先の葉はそのままで、茎の部分は皮をむいて拍子木切りにし、酢水（分量外）につけてアクを抜く。菜の花をゆで、食べやすい大きさに切る。炊飯器の内釜に水けをきった米とだし汁とAを入れ、うどを加えて炊く。炊きあがったら、菜の花を混ぜ合わせる。

かぼちゃとさやいんげんの煮物

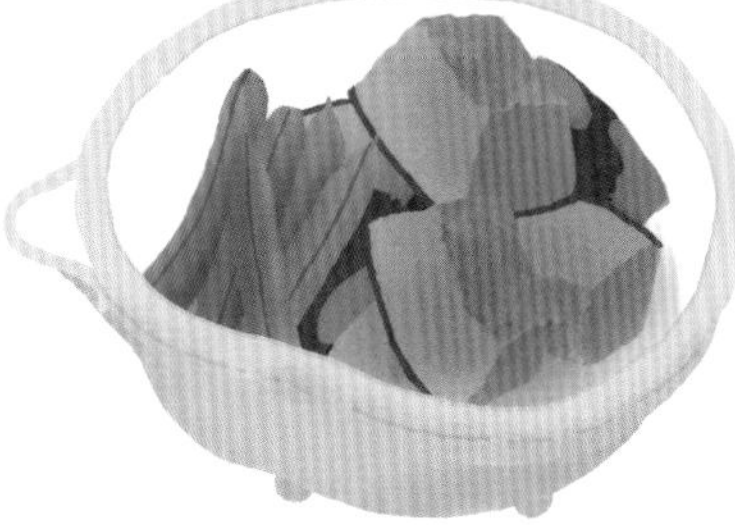

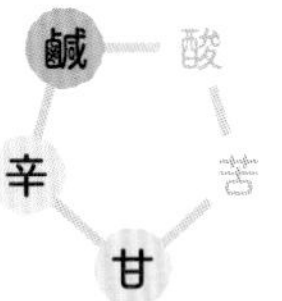

湿邪をとり除くさやいんげんと、寒邪をとり除くかぼちゃの組み合わせで、関節や神経の痛みに効果を発揮します。どちらも夏が旬の野菜で、冷たいもののとり過ぎで冷えた胃腸を温めて活性化します。

材料（2人分）

かぼちゃ……150g
さやいんげん……4本
だし汁……2カップ
しょうゆ……大さじ3
みりん……大さじ3

作り方

かぼちゃは種とわたをとって、食べやすい大きさに切る。さやいんげんは筋のあるものはとって半分に切る。鍋にだし汁とかぼちゃを入れ、ひと煮立ちしたらしょうゆとみりんを加えて落としぶたをして煮る。かぼちゃがやわらかくなったら、さやいんげんを加えてひと煮し、火を止める。

かぼちゃ

【甘味・温性】

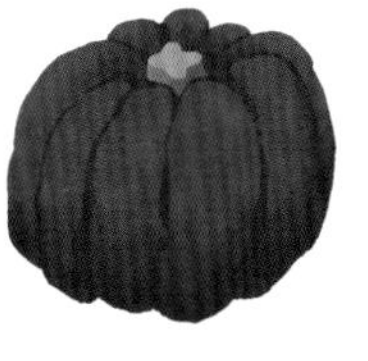

体を温めて血行を促進する効果が高く、寒邪による痛みに有効。気力や体力を増強し、とくに胸や肺を丈夫にして抵抗力をつけるため、ストレスによる神経痛の痛みによいという。粘膜を保護する作用にも優れる。

食材編 108ページ

しょうが

【辛味・温性】

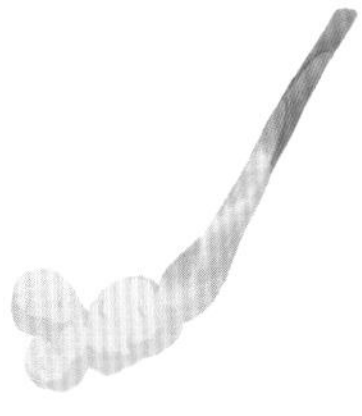

体を温めて寒邪をとり除き、冷えによる痛みやこわばりなどを改善する効果が高い。発汗を促す働きもあるため、体内にたまった余分な湿気を発散して、湿邪による痛みにも有効。熱の症状のある人には不向き。

食材編 110ページ

その他のおすすめ食材

▼小豆
▼葛
▼しそ
▼冬瓜
▼にら
▼にんにく
▼ねぎ
▼よもぎ
▼わさび
▼はと麦
など

月経痛・月経不順

月経痛や月経不順などの月経トラブルの最大の原因は血の異常。ほうっておくと子宮筋腫《きんしゅ》や子宮内膜症、不妊症などにもつながる可能性があるので、早めに血の異常を解消しましょう。

最大の原因は子宮周辺の「瘀血《おけつ》」

中医薬学では、月経痛や月経不順の最大の原因は血の異常である瘀血と考えます。瘀血とは、血液がドロドロとして流れにくくなり、古い血液が滞った状態のこと。舌や唇、皮膚をチェックしてみてください。紫色を帯びていれば、古い血が滞っている証拠です。

瘀血を招く要因は、高カロリー高脂肪の食事やストレス、冷え、疲労、運動不足などさまざまですが、月経のある女性は毎月、子宮内に大量の血液が集まってくるため、古い血をすべて出し切れずに残りやすく、子宮内や子宮周辺に瘀血ができやすいのです。

瘀血を放置しておくと、子宮筋腫や子宮内膜症、ひいては不妊症などに発展するおそれもあるため、血のめぐりをよくする食材で早めに瘀血を解消しましょう。さば、いわしなどの青背の魚は、血液をサラサラにして瘀血退治に有効です。にんにくやねぎ、たまねぎ、シナモン、サフランなどの香辛料も最適です。

血の不足も月経トラブルの原因

もうひとつ、血の異常として多いのが血の不足です。いわゆる慢性貧血の状態で、血液量が足りないために経血の量が少なくなり、色も薄く、月経も遅れがちになります。反対に月経中の出血が止まらなくなる症状を起こすこともあります。この場合は、血を補う「補血」の食材を積極的にとって症状の改善をはかります。

古くからほうれん草やよもぎなどの緑の野菜は血を造るといわれ、補血の効能をもつ食材が多く見られます。これらは不足しがちな血を補うと同時に、血液の流れをよくする作用もあるので、女性はぜひ常食したいものです。こうした食材を利用しながら、瘀血や貧血を助長する冷えにも十分配慮してください。

下腹部を温める「焼《や》き塩温補《しおおんほ》療法」

体が冷えていると、月経時の下腹部の痛みやイライラ、頭痛、肩こりなどの月経にともなう不定愁訴《ふていしゅうそ》を悪化させるため、できるだけ体を温めることが大切です。おすすめは焼き塩を使った民間療法。じっくり炒って熱した塩を布袋に詰めます。あお向けに寝て、下腹部の痛むところや冷たく感じるところにタオルを当て、その上に塩の袋をのせます。炒った塩はなかなか温度が下がらないため、そのまま20分ほど当てておくと、全身がじんわり温まり、気持ちもほぐれてきます。

おすすめ食材

血を補ったり、血行をよくする食材が適しています。反対に、バター、卵、乳製品、ケーキなどは血液をドロドロにするので避けましょう。生野菜や果物、刺身など体を冷やす食物も控えめに。

菜の花

【苦辛味・温性】

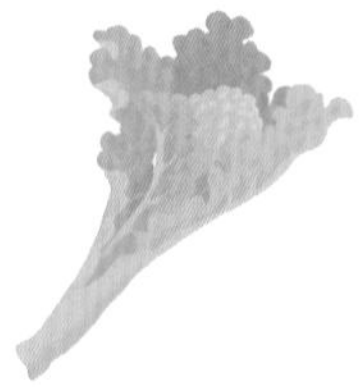

血管を拡張して血行を促進し、瘀血をとり除く作用がある。体を温める温性のため、冷えによって助長される月経痛などの痛みも軽減する。腫れ物を消す薬効もあり、子宮筋腫や内膜症などの改善にも有効とされる。

食材編 96ページ

よもぎ

【苦味・温性】

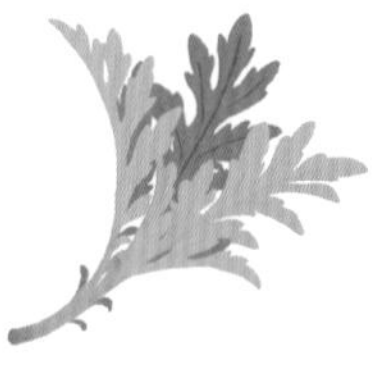

月経を正常化する通経《つうけい》作用と止血作用があり、月経不順や月経過多に有効。乾燥よもぎの葉5gを3カップの水で半量になるまで煮詰め、煮汁を飲むと効果的。よもぎ風呂やよもぎ茶でも冷え、瘀血を解消できる。

食材編 98ページ

おすすめメニュー

ほうれん草とにらのごまポン酢

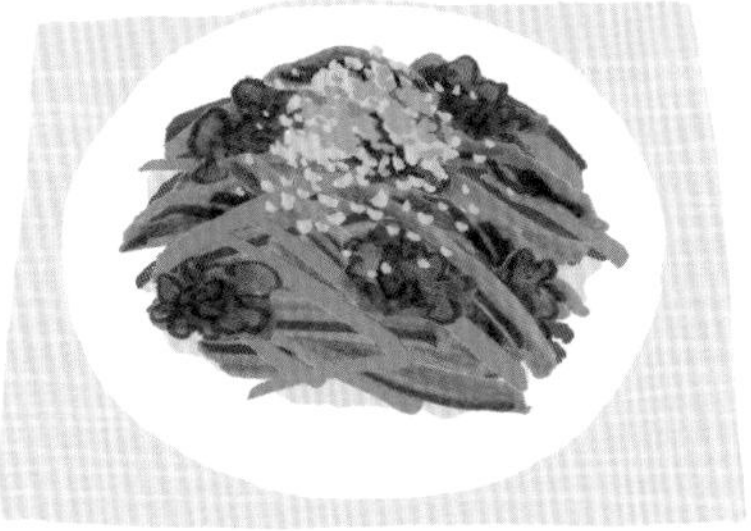

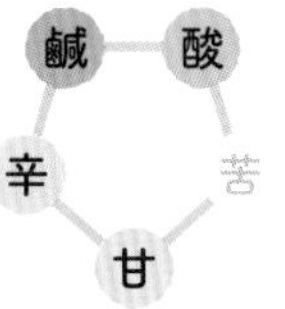

黒きくらげ、にんじん、にら、ごまは、いずれも血のめぐりをよくする作用があるので、補血作用のあるほうれん草と組み合わせることで、月経トラブルに相乗効果が得られます。

材料（2人分）

ほうれん草	1束
にら	1束
にんじん	4㎝程度
きくらげ（黒）	3g
すりごま（白）	適量
ポン酢	適量

作り方

ほうれん草、にらはゆで、冷めたら水けをきって4㎝長さに切る。にんじんもゆでて細切りにする。きくらげは水で戻し、石づきをとって一口大に刻む。ほうれん草、にら、にんじん、きくらげを混ぜて器に盛り、ポン酢を回しかけ、すりごまをたっぷりかける。

いか梅納豆

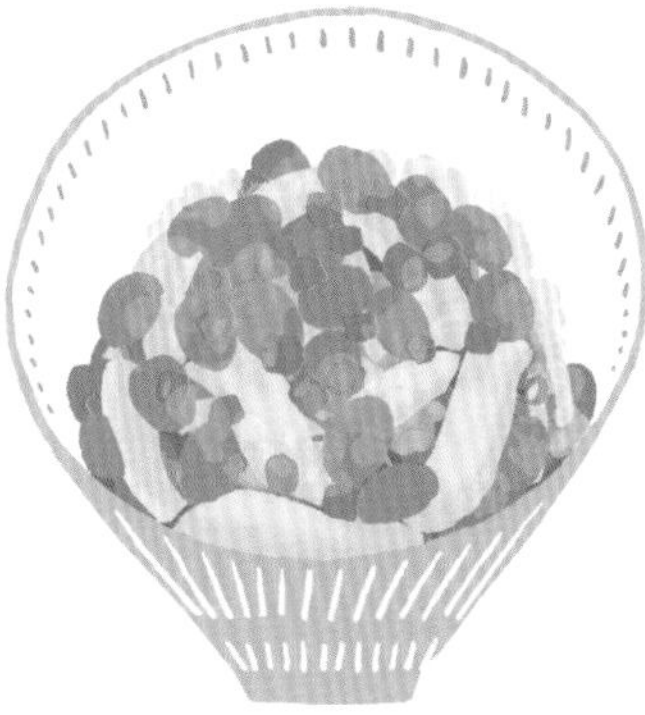

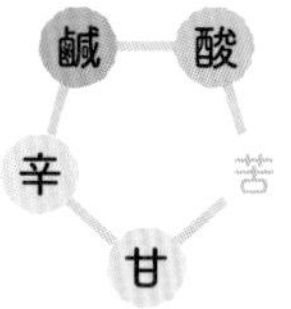

納豆は血液をサラサラにして循環をよくする働きに優れるため、瘀血や冷えの解消に有効。梅干しは月経痛を鎮め、ねぎは体を温めて血行を促進するため、月経異常には最適な組み合わせ。

材料（2人分）

いか（刺身用）	1パック
梅干し	1個
納豆	2パック
細ねぎ	2本
しょうゆ、みりん	各少々

作り方

いかは細切りにする。梅干しは種をとってたたく。細ねぎは小口切りにする。納豆を混ぜて、しょうゆ、みりんを加える。納豆に、いか、梅干し、細ねぎを加えてざっくり混ぜ合わせる。

その他のおすすめ食材

- かぼちゃ
- たまねぎ
- くるみ
- さといも
- パセリ
- 黒ごま
- しそ
- ふき
- 黒豆
- しめじ
- 三つ葉
- 大豆
- せり
- みょうが
- 桃
- にら
- れんこん
- うなぎ
- にんじん
- 梅干し

など

いか【甘味・平性】

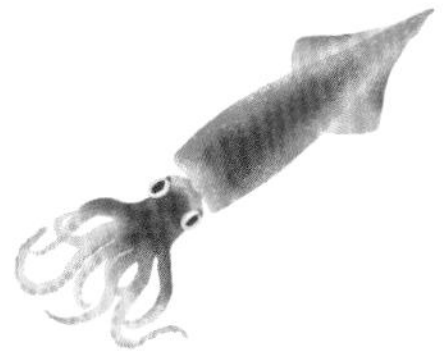

中国の薬物書『本草綱目《ほんぞうこうもく》』に「月経を通ず」と記され、古来より婦人科系のトラブルに効ありとされる。補血作用や月経異常による諸症状を改善する「調経《ちょうけい》作用」がある。体を温める薬味などを合わせるとよい。

食材編 148ページ

きくらげ（黒）【甘味・平性】

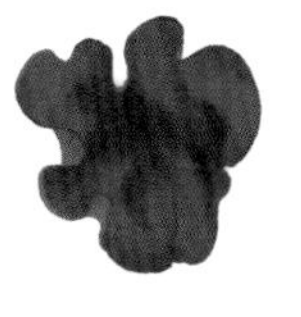

血液を浄化する働きがあり、血のめぐりをよくして瘀血をとり去る効果がある。補血作用にも優れ、血の不足を補うと同時に、止血作用もあるため、月経過多や痔《じ》、血の混じった帯下《こしけ》など、血のトラブル全般に有効。

食材編 147ページ

貧血・低血圧

女性に多い貧血や低血圧。全身に酸素や栄養を運ぶ血液が不足することで、各器官の働きが低下したり、美容にも影響を与えるため、ほうっておくわけにはいきません。

貧血は典型的「血虚《けっきょ》」タイプ

中医薬学では、貧血を「血虚」と捉えます。血液を造り出す力が弱く、不足している状態をいい、全身に血液が行き渡らないために、疲れやだるさ、冷えが慢性的になります。血液によって運ばれる栄養も不足するため、皮膚や髪のつやも失われ、老化も促進されることに。一方で、心臓はこうした血液不足を補おうと過剰に働くため、ちょっと動いただけで動悸や息切れ、ふらつき、立ちくらみなどが現れるのです。

とくに女性は毎月、月経があるため、貧血に悩む人が多いとされます。また、成長期や妊娠・授乳中の人、激しいスポーツをしている人、汗をかきやすい人、風邪などで発熱したときなども、汗や母乳などとともに鉄分が排泄されるため、貧血になりやすくなります。

鉄分の豊富な食材で血を補う

貧血の改善には、血を補う補血作用や血を造る造血作用のある食物を積極的に補いましょう。貧血対策でもっともよく知られているのはレバーです。中医薬学には、形や成分の似ているもので補う「似類補類《いるいほるい》」という考え方があります。動物の肝臓であるレバーは、血液の貯蔵器官である肝の働きを補うのに最適なのです。その他、春菊、小松菜、ほうれん草、モロヘイヤなどの青菜も造血野菜とされます。あさり、牡蠣《かき》、えび、ひじきなどの貝類や海藻類なども積極的にとってください。これらは赤血球に含まれるヘモグロビンの原料となる鉄分を多く含む食材として、現代栄養学でも貧血の予防・改善にとり入れられています。ただし、鉄分は吸収率が低いのが難点。とくに植物性の鉄分は5%程度しか吸収されないため、ビタミンCや動物性たんぱく質と一緒にとって吸収率を高めてください。

女性は慢性的に貧血状態!?

鉄分の1日の推奨量は成人男性が7.5㎎に対し、成人女性は10.5㎎とされます。女性はそもそも鉄分が不足しやすいからです。月経や出産による出血に加え、妊娠中や授乳中は胎児や乳児の成長に鉄分が奪われます。近年急増する子宮筋腫でも、長期にわたって出血が続きます。また、ダイエットによる偏食で、慢性的に鉄分の摂取量が不足する人も多くみられます。このように女性は、生涯を通して貧血になりやすく、補血や造血作用のある食べ物を積極的にとる必要があります。

おすすめ食材

貧血のほとんどは鉄分不足が原因のため、鉄分を豊富に含む食材が最適。植物性の鉄分は吸収率が低いため、動物性たんぱく質やビタミンCと組み合わせるのがコツ。

あさり 【鹹味・寒性】

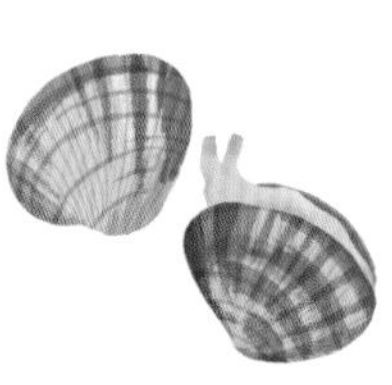

あさりの鉄分は、動物性の鉄分と同様に吸収率がよいため、鉄欠乏性《てつけつぼうせい》貧血の改善に効果が高い。ビタミンB12も豊富に含まれ、ビタミンB12や葉酸の欠乏によって生じる悪性貧血の予防・改善にも役立つとされる。

食材編 101ページ

ひじき 【鹹味・寒性】

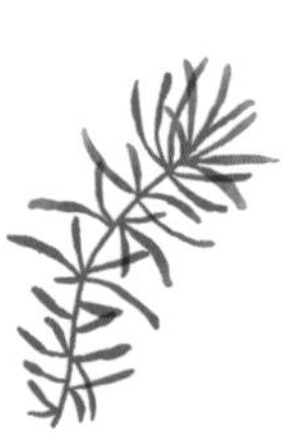

鉄分が豊富な貧血予防の代表的食材。補血すると同時に、血液循環をよくして全身に血液をめぐらす効果がある。貧血の人は冷えている人が多く、寒性の食材のとり過ぎは禁物だが、干したひじきは温性になるので安心。

食材編 103ページ

おすすめメニュー

鶏肉とほうれん草のソテー

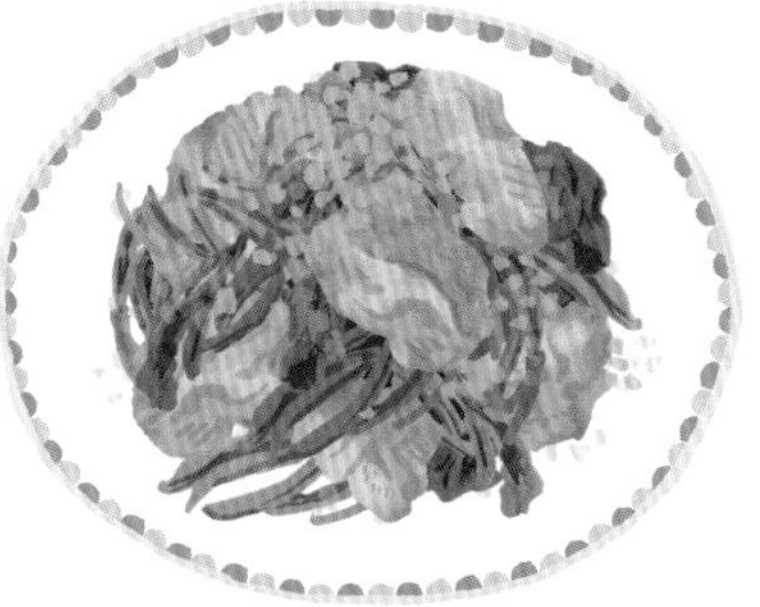

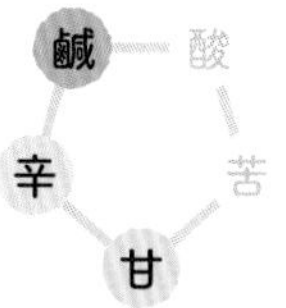

鶏肉の良質の動物性たんぱく質が、ほうれん草の植物性の鉄分の吸収を高めてくれる理想的な組み合わせ。さらに血液をサラサラにするたまねぎが、全身に血をめぐらせます。

材料（2人分）

鶏もも肉……1枚
ほうれん草……1束
たまねぎ……½個
しょうゆ……大さじ2
みりん……大さじ2
塩、こしょう……各少々
ごま油……適量

作り方

ほうれん草はゆでて4㎝長さに切る。鶏肉は一口大に切り、塩、こしょうで味をつける。たまねぎはすりおろす。フライパンにごま油を入れ、鶏肉を炒め、火が通ったら、ほうれん草、おろしたまねぎ、しょうゆ、みりんを加えて、さっと炒め合わせる。

黒きくらげの梅味噌あえ

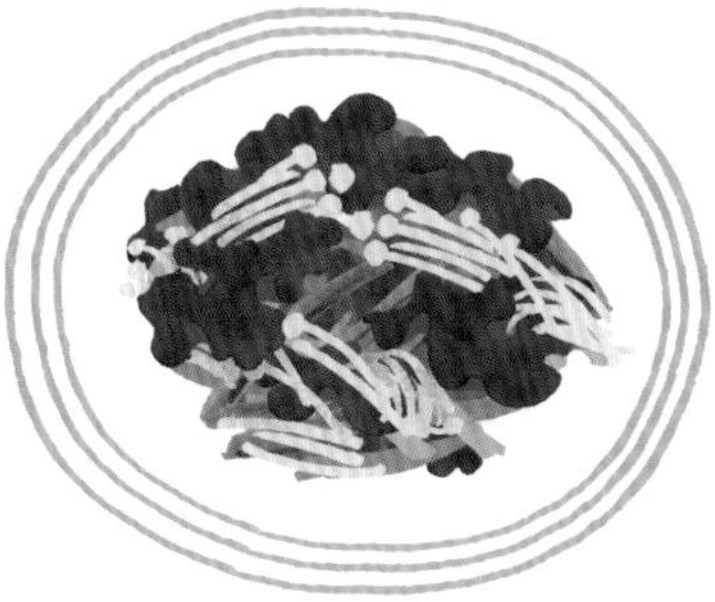

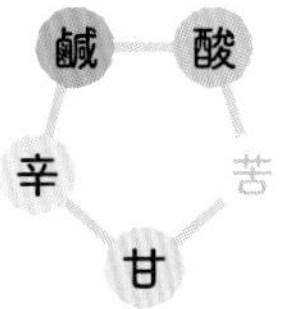

滋養強壮や老化防止に役立つ「不老長寿」の妙薬といわれる黒きくらげは、とくに血液の病に幅広く効果を発揮します。梅干しの酸味は消化吸収を高め、きくらげの鉄分の吸収率アップに貢献します。

材料（2人分）

きくらげ（黒）……4g
えのき……½袋
わけぎ……1束
梅味噌
- 梅干し……2個
- 味噌……大さじ1
- はちみつ……大さじ1

作り方

梅干しは種をとってほぐし、味噌、はちみつと混ぜ合わせる。きくらげは水に戻して石づきをとって食べやすい大きさに切り、えのきはさっとゆでて、半分の長さに切る。わけぎはゆでて水けをきり、3〜4㎝長さに切る。すべての材料を梅味噌であえる。

ほうれん草

【甘味・涼性】

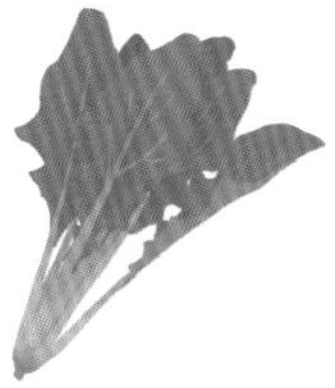

貧血予防に欠かせない鉄分と葉酸を豊富に含み、血液を補う補血作用に優れる。ただし、アクの成分であるシュウ酸は、鉄の吸収を妨げるため、ゆでてから水にさらすなど、しっかりとアク抜きをすることが必要。

食材編 139ページ

きくらげ（黒）

【甘味・平性】

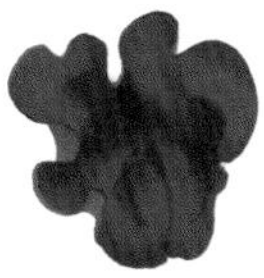

鉄分が豊富で、血液を補い貧血に優れた効果を発揮する。血液を浄化して不正出血や下血、痔《じ》など、血のトラブル全般を改善する効果もある。酢や柑橘《かんきつ》類など酸味と一緒にとると、吸収率がアップするとされる。

食材編 147ページ

その他のおすすめ食材

▼枝豆 ▼にんじん ▼うなぎ
▼黒豆 ▼パセリ ▼かつお
▼小松菜 ▼よもぎ ▼さんま
▼しそ ▼れんこん ▼しじみ
▼しめじ ▼すもも ▼牡蠣
▼春菊 ▼桃 ▼たこ
▼はちみつ ▼いわし ▼レバーなど

シミ・そばかす・くすみ

シミやそばかすなどの色素沈着は、瘀血《おけつ》が原因です。美容に悪いだけでなく、冷えや婦人科系疾患を招きやすいので、血行を促進する食材でドロドロ血をとり除きましょう。

肌の黒ずみは体内の瘀血の現れ

シミ、そばかす、くすみなどの皮膚の黒ずみは、紫外線の影響や生まれつきの体質、また化粧品の刺激や不規則な生活習慣なども関係していますが、中医薬学では頑固な「瘀血」が原因と考えます。体内にドロドロとした古い血液が滞ることで、血行が悪くなって新陳代謝が低下し、シミやそばかすの原因となるメラニン色素の排泄が滞ったり、皮膚の細胞分裂が低下して、シミやそばかす、くすみ、くまなどとして現れると考えられます。

とくに頬や唇のまわり、まぶたの周囲などに左右対称にできる薄茶色のシミは「肝斑《かんぱん》」と呼ばれ、肝が関与しています。肝は血液の貯蔵器官であり、全身の血液の質と量をコントロールしているため、肝の働きが悪くなると血のめぐりが悪くなり、瘀血ができやすくなるのです。また、肝はストレスの影響を受けやすく、過度なストレスがかかると肝の働きが低下して瘀血によるシミやくすみを作りやすくなります。

瘀血をとって肌の新陳代謝を促進

シミやくすみ対策には、血行を促進して瘀血をとり除く、たまねぎやちんげん菜、菜の花、にら、パセリ、ふき、三つ葉、れんこん、いわし、さばなどが最適です。美白効果が高いはと麦や、シミやそばかすなどの色素沈着を抑える柿の葉もおすすめ。はとむぎ茶や柿の葉茶のように、手軽にとり入れられるもので継続すると効果も得やすいでしょう。同時に、はちみつやごま、やまいもなど、肌を滋養する甘味の食材も併せてとるとよいでしょう。

また、食事が外食ばかりだったり、肉食に偏ったりしても血液の粘度は高まりますし、運動不足や過労も血液の流れを悪くして瘀血の原因となるので注意してください。

体液を補う食材でシワ対策

シミと並んで気になるのがシワ。目尻に刻まれた細かなちりめんジワや年齢を感じさせる口元のほうれい線。これらはおもに肌の乾燥が原因です。化粧水やパックなどで外側から保湿するだけでなく、体液を補い体を潤す食材で、内側からみずみずしさをとり戻しましょう。白きくらげや白ごま、おくら、冬瓜《とうがん》、レタスなどは皮膚の乾燥を防いで肌を潤す作用が高い食材です。はちみつやくるみ、あさつき、枝豆、しめじ、まいたけ、メロンなども美肌効果のある食品とされます。

おすすめ食材

血行を促進して瘀血をとり除く食材をはじめ、体液を補って肌を潤し滋養する、甘味の食材がおすすめです。また、ビタミンCが豊富な美白効果のある食材も組み合わせるとより効果的です。

レモン 【酸味・寒性】

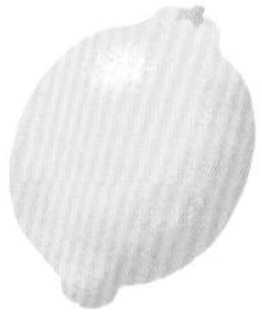

体液を補い、肌を潤す作用がある。果汁には漂白作用、クエン酸には古い角質を除去して色素沈着を目立たなくする効果があり、外用も効果的。紫外線の感受性を高める成分を含むため、とり入れるのは夕方以降に。

食材編 141ページ

パセリ 【辛味・温性】

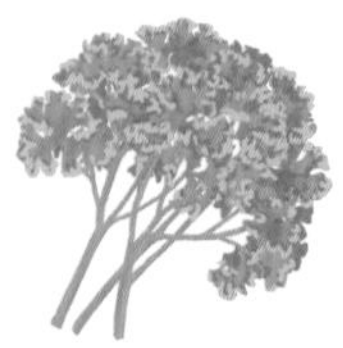

血行を促進して瘀血をとり除く作用が高く、シミやシワなどの色素沈着を防ぐ効果がある。抗酸化作用の高いβ-カロテンやビタミンC、若返りビタミンといわれるビタミンEなど豊富な美肌&老化防止成分を含む。

食材編 146ページ

おすすめメニュー

たまねぎとちんげん菜のはちみつレモンあえ

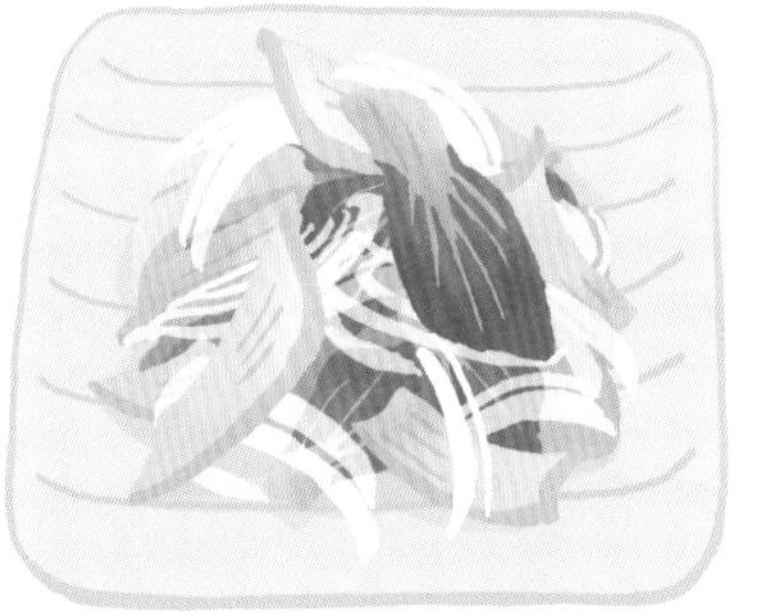

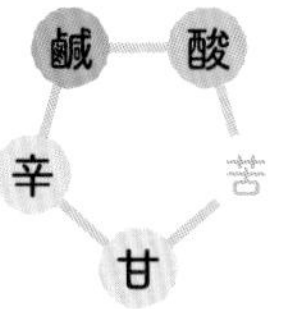

たまねぎもちんげん菜もともに血行をよくして瘀血をとり除く作用があります。甘味のはちみつは、肌を滋養してなめらかにする効果大。レモンはビタミンCが豊富で、色素沈着を防ぎます。

材料（2人分）

たまねぎ……½個
ちんげん菜……½株
A はちみつ……大さじ1
　レモン汁……大さじ1
　塩……少々
　しょうゆ……少々

作り方

たまねぎは薄切りにしてさっと水にさらし、ちんげん菜は塩少々（分量外）を加えた湯で短時間ゆで、ざく切りにする。Aを合わせ、たまねぎとちんげん菜とあえる。

セロリと白きくらげのスープ

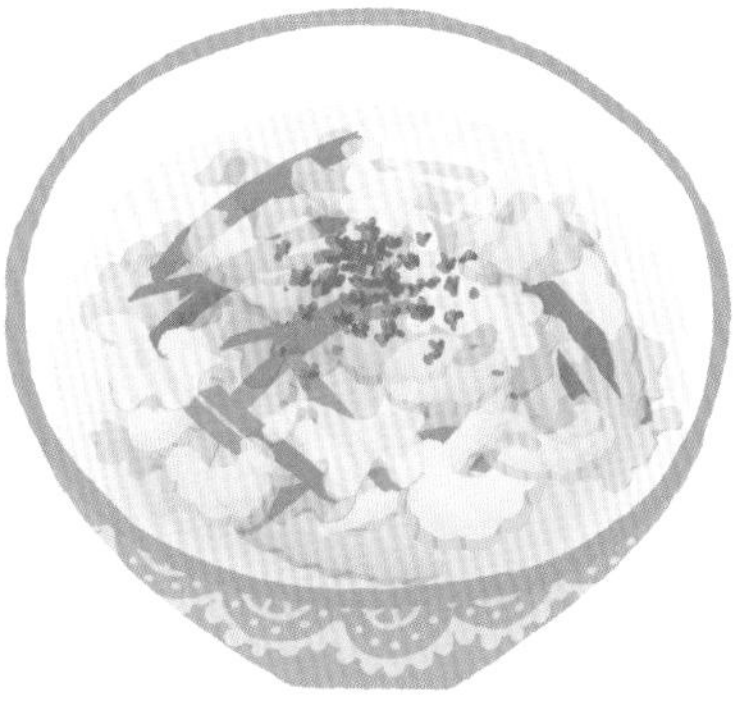

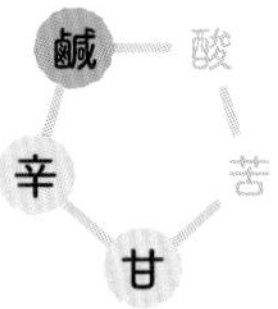

セロリは血中の過剰な熱を冷まして、ドロドロ血を解消し、瘀血をとり除く作用に優れます。全身を潤してみずみずしい肌を作る白きくらげと合わせることで、シミやシワのない美肌作りに役立ちます。

材料（2人分）

セロリ……½本
きくらげ（白）……3g
にんじん……⅓本
水……2カップ
鶏ガラスープのもと……大さじ½
A 塩……少々
　しょうゆ……少々
　こしょう……少々
パセリのみじん切り……適量

作り方

きくらげは水で戻し、石づきをとって食べやすい大きさに切る。セロリは筋をとって薄切りに、にんじんはせん切りにする。鍋に水と鶏ガラスープのもとを入れ、きくらげ、セロリ、にんじんを加えて煮る。Aで味をととのえ、パセリを散らす。

きくらげ（白）【甘味・平性】

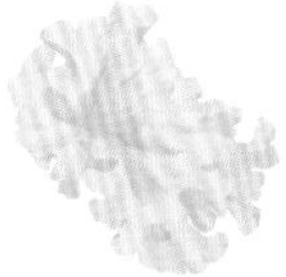

体液を補って全身を潤す作用に優れ、古くから美肌、美白効果の高い「貴婦人の美容食」と珍重されてきた。生命力や生殖能力を司《つかさど》る腎の働きを補うため、不老長寿の妙薬ともいわれ、アンチエイジング効果も高い。

食材編 147ページ

はちみつ【甘味・平性】

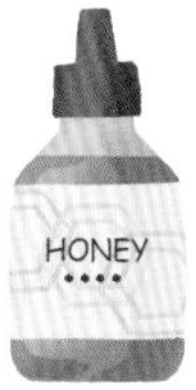

肌を潤す保湿作用に優れ、乾燥肌やシワの改善にとくに有効。皮膚だけでなく腸や肺も潤すため、便秘やから咳も改善する。血行を促進して新陳代謝を促進するため、シミやそばかすなどの色素沈着を防ぐ。

食材編 156ページ

その他のおすすめ食材

- かぶ
- しめじ
- にんじん
- きゅうり
- 春菊
- さといも
- くるみ
- じゃがいも
- やまいも
- 黒豆
- セロリ
- よもぎ
- ごま
- せり
- レタス
- ごぼう
- 冬瓜
- いちじく
- さといも
- 菜の花

など

更年期障害

閉経前後にさまざまな不快症状が現れる更年期障害。中医薬学では女性の「血《ち》の道《みち》症」の一つといわれ、腎の陽気と陰気のバランスの乱れが原因とされます。

更年期障害は腎の機能低下が原因

中医薬学では、月経、妊娠、出産など、女性の生理現象に伴って起こる症状を「血の道症」と呼び、更年期障害もその一つとされます。更年期障害とは、女性の閉経前後に起こる不定愁訴《ふていしゅうそ》のことで、特別な疾患がないのにほてり、のぼせ、イライラ、滝のような汗、頭痛、動悸、不眠、疲労感などが現れるのが特徴です。

「血の道症」のうち更年期障害は腎との関係が深いと考えられます。腎は生殖能力や老化と深い関係があるからです。西洋医学では、おもにホルモンバランスの乱れによって更年期障害の症状が現れるとされますが、中医薬学では腎の「陽気」と「陰気」のバランスの乱れと考えます。

陽気と陰気のバランスを整える

陽気とは体を温めたり活発な活動を支えたりするエネルギー源のこと。陰気とは血液や体液、汗、精液など、人体を構成するあらゆる液体を示します。陰と陽、どちらかが不足したり偏ったりすると、体調を崩すことになるのです。

腎の陽気が不足している場合は、手足の冷え、腹の張り、下痢、倦怠感、足腰のだるさ、夜間の頻尿《ひんにょう》、顔のむくみなど、おもに活動エネルギーの不足による冷えにまつわる症状が起こります。一方、腎の陰気が不足している場合は、めまい、耳鳴り、多汗、皮膚の乾燥、かゆみ、口の渇き、手足のほてり、便秘など、体を潤す体液が不足し、体内に熱が生じることで起きる症状が現れます。

更年期障害の症状を改善するには腎機能を補いながら、こうした自分の症状の特徴をつかんで、陽気を補うもの、陰気を補うものをそれぞれとるとよいでしょう。陽気を補うのはにら、栗、くるみ、ぎんなんなど。陰気を補うのはうなぎ、きくらげ、黒豆、黒ごま、そら豆などです。

女性は7の倍数で年をとる

中国最古の医学書『黄帝内経素問《こうていだいけいそもん》』には、女性の体は7の倍数の年齢で変化すると記されています。女性の生殖能力を司《つかさど》る腎の働きは7歳で活発になり始め、14歳で月経が始まり、28歳でピークを迎える。そして42歳で衰退し、49歳で衰弱して閉経するとされます。西洋医学でも平均50歳前後で閉経を迎えるとされ、両者の見解はほぼ一致しています。ただし、腎機能を強化しながら、生き甲斐を持ち、仕事や趣味に打ち込むことで老化を遅らせることは、十分可能ではないでしょうか。

おすすめ食材

どちらのタイプにも必要なのは腎機能を補う食材。そのうえで、陰気が不足している人は体液を補充し、全身を潤す食材を、陽気が不足している人は体を温め、気を補う食材をとるようにします。

れんこん 【甘味・平性】

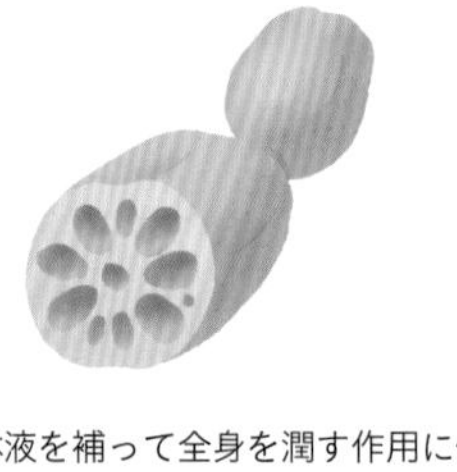

体液を補って全身を潤す作用に優れるため、陰気不足による症状に有効。この場合、生のまま食すのがおすすめ。加熱したものは、腎機能を高めて血液や体液を抱え込む働きが強くなる。また、常食すれば心安らかに。

食材編 127ページ

きくらげ（黒） 【甘味・平性】

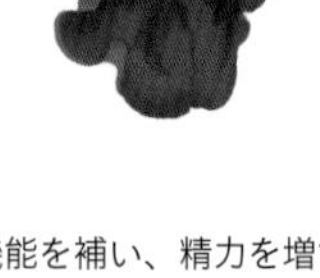

腎機能を補い、精力を増す効能がある。熱を冷まし、体液を補って全身を潤す作用もあり、とくに陰気の不足により熱や乾燥性の症状が出ている更年期障害に有効。白きくらげにも同様に、体液を補う効果がある。

食材編 147ページ

おすすめメニュー

呉汁

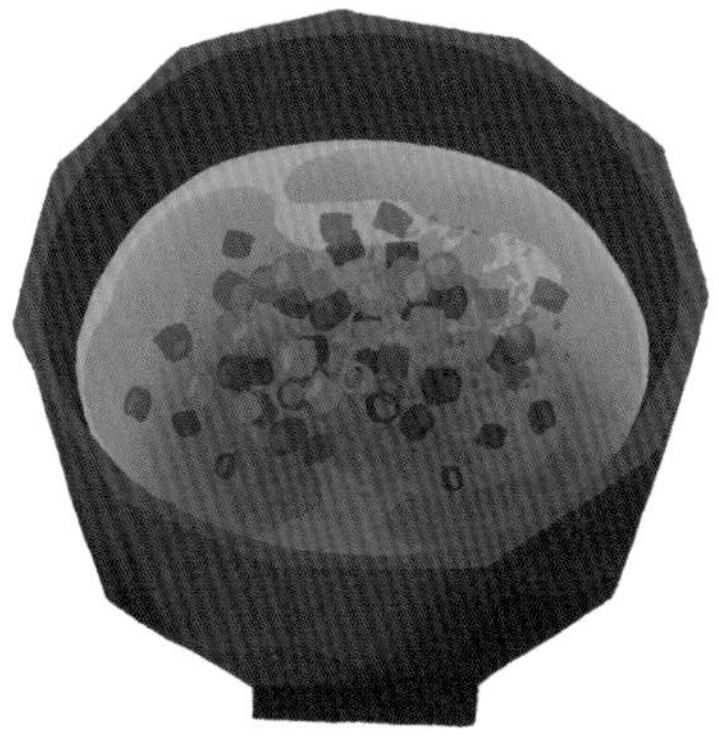

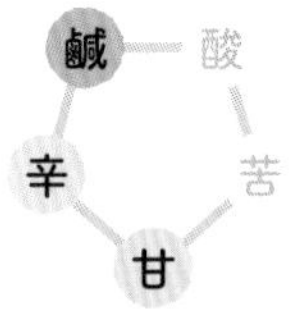

貧血で体力がない、食欲がないというときにも、体を滋養し、胃の働きを助けるのでおすすめ。更年期障害や骨粗鬆症予防にも有効。

材料（2人分）

大豆……½カップ
だし汁……2カップ
味噌……大さじ2
細ねぎ……適量

作り方

大豆は一晩水につけておく。すり鉢に大豆を入れてすりつぶす。鍋にだし汁を入れ、大豆を加えて火にかけ、煮立ってきたら吹きこぼれないように注意しながら数分煮る。味噌を溶き入れ、細ねぎのみじん切りを散らす。

れんこんと豚肉のきんぴら

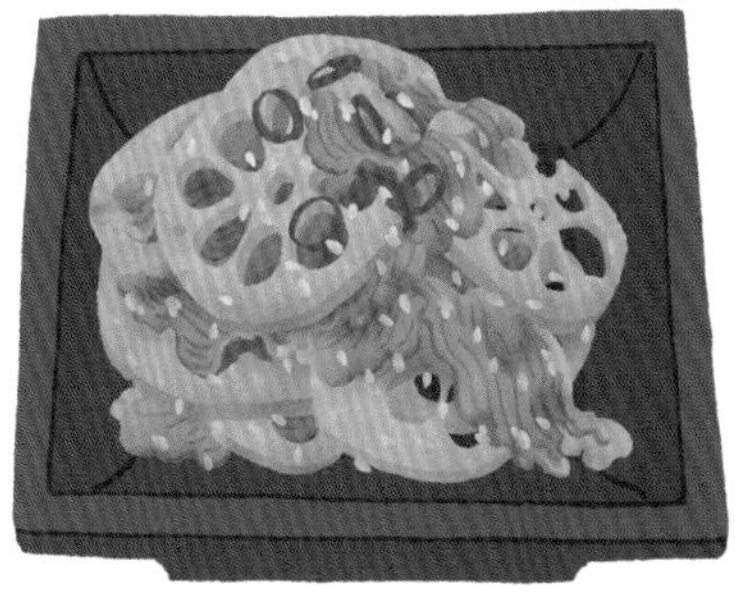

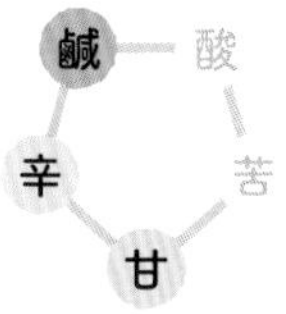

加熱したれんこんは腎機能を高めます。豚肉は、糖質をエネルギーに変換する働きを促進するため、太りやすい閉経後には最適。骨や歯を作るリンも豊富に含まれ、骨《こつ》粗鬆症《そしょうしょう》予防にも役立ちます。

材料（2人分）

れんこん……150g程度
豚バラ肉……50g
赤唐辛子……1本
炒りごま（白）……大さじ1
ごま油……適量
A 酒……大さじ1
　しょうゆ……大さじ1
　みりん……大さじ1

作り方

れんこんは薄く輪切りにし、酢水（分量外）にさらして水けをきる。豚肉は一口大に切る。赤唐辛子は種をとって輪切りにする。フライパンに油を入れ、赤唐辛子、豚肉を炒め、肉に火が通ったられんこんと炒りごまを加えて炒め合わせ、Aを加えて煮汁が少なくなるまで煮詰める。

その他のおすすめ食材

▼おくら ▼たまねぎ ▼みょうが
▼黒豆 ▼なす ▼レタス
▼黒ごま ▼にら ▼ぎんなん
▼ししとう ▼パセリ ▼栗
▼しそ ▼ピーマン ▼くるみ
▼セロリ ▼ふき ▼ゆず
▼そら豆 ▼三つ葉 ▼うなぎなど

大豆 【甘味・平性】

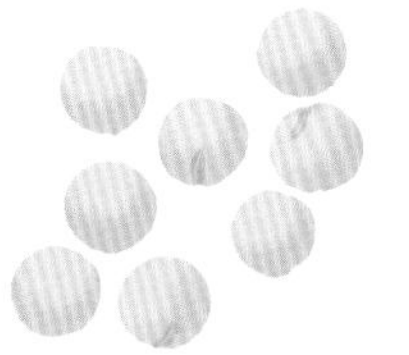

更年期障害は女性ホルモンの減少が一因とされるため、女性ホルモンと同様の働きをするイソフラボンを豊富に含む大豆や味噌、納豆などは、不定愁訴の改善に有効。体を滋養し、胃の働きを助ける効果もある。

食材編 152ページ

えび 【甘味・温性】

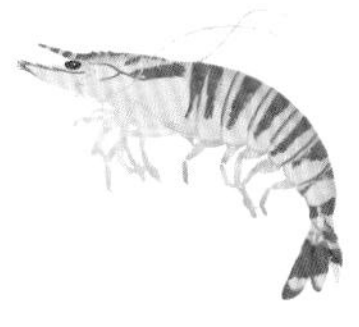

腎機能を高めて気を補い、精力減退や体力回復に効果的。体を温めて陽の気を補う働きもあるため、陽気不足から起こる冷えによる更年期障害の症状にとくに有効。成長ホルモンの分泌に関わるアルギニンも含む。

食材編 148ページ

便秘

お通じが3日以上あく、いつも残便感《ざんべんかん》がある、量が少ないといった不快感があるようなら、それは便秘です。便秘になった原因を明らかにし、適切な対処をしましょう。

便秘のタイプは5つある

便秘の原因は複雑で、中医薬学では次の5つのタイプに分類されます。

1. 腸内の熱による便秘「熱秘《ねつひ》」

胃腸に熱が生じたために乾燥して潤いを失い、便が出にくくなっているタイプ。暴飲暴食や熱性の疾患、体温が高い体質などが原因とされます。お腹がはる、のどが渇く、体が熱っぽい、口臭がある、便が臭いといった特徴が見られ、アスパラガス、おくら、ごぼう、冬瓜《とうがん》、ほうれん草、白きくらげなど胃腸の熱を冷まして、潤す食材が適しています。

2. 気のつまりによる便秘「気秘《きひ》」

ストレスによる精神的な緊張や長時間座りっぱなしの生活、運動不足、トイレを我慢する習慣などにより、気の流れが悪くなり、胃腸内の気が滞って動きが悪くなることが原因とされます。便通はあってもすっきり出ない、お腹がはる、ゲップがよく出るなどの特徴が見られ、たまねぎ、ピーマン、きんかん、ゆずなどの気の流れをよくする食材を選びます。

3. 冷えによる便秘「冷秘《れいひ》」

生ものや冷たいもののとり過ぎ、血行不良、虚弱体質、過労などによって下腹部が冷え、胃腸の動きが悪くなっていることが原因です。冷えると便秘が悪化する、下腹部や足腰の冷えが強い、寒がり、夜間の頻尿《ひんにょう》、腰痛などが特徴で、にら、ねぎ、らっきょう、ごま、くるみなど胃腸を温める食材が有効です。

4. 気の不足による便秘「気虚秘《ききょひ》」

虚弱体質や疲労、妊娠、慢性疾患などで気が不足し、胃腸の動きが弱くなっていることが原因とされます。疲れやすい、息切れする、食欲がない、汗をかきやすいなどの症状が見られ、もち米、さつまいも、じゃがいも、ぎんなん、あさつき、さやえんどう、かぼちゃなどで気の不足を補うことが必要です。

5. 血の不足による便秘「血虚秘《けっきょひ》」

病中病後、老化、産後、慢性疾患などで血＝栄養が不足して胃腸の働きが弱まり、便を押し出す力が衰えていることが原因とされます。便秘が長期間続く、コロコロとした便が出る、動悸やめまいがする、手足がほてる、寝汗をかくといった特徴が見られ、黒ごま、黒きくらげ、しめじ、にんじん、ほうれん草、桃などで血の不足を補って滋養します。

自分のタイプを見極め、適した食事をするのが便秘解消の近道です。

おすすめ食材

どんなタイプの便秘にも有効な、食物繊維の豊富な食材を中心に、熱を冷ましたり、血や気を補ったり、胃腸を温める食材などを、自分の体質や体調に合わせてとり入れていくとよいでしょう。

にら 【辛味・温性】

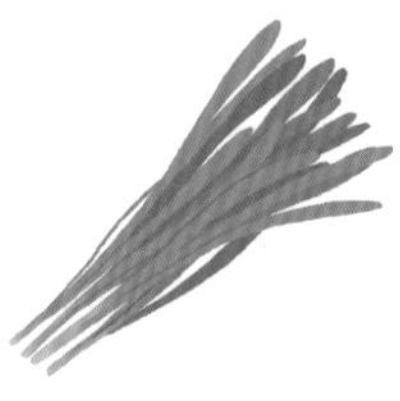

強靭《きょうじん》な食物繊維で、腸内の老廃物をからめとって排出する便秘の特効薬。胃腸の働きをととのえて、消化を促進し、腸内の蠕動《ぜんどう》運動を活性化します。とくに冷えによる便秘や血の不足による便秘に有効。

食材編 97ページ

しめじ 【甘味・平性】

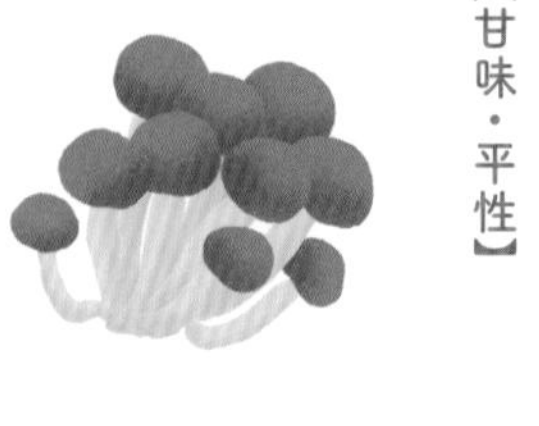

食物繊維が豊富で、腸内をなめらかにして便通を促す効用をもつ。血を補う作用もあり、とくに血の不足による便秘によい。腸内のコレステロールの吸収を抑制して排泄する作用にも優れ、生活習慣病の予防に有効。

食材編 124ページ

おすすめメニュー

ごぼうとこんにゃくのきんぴら

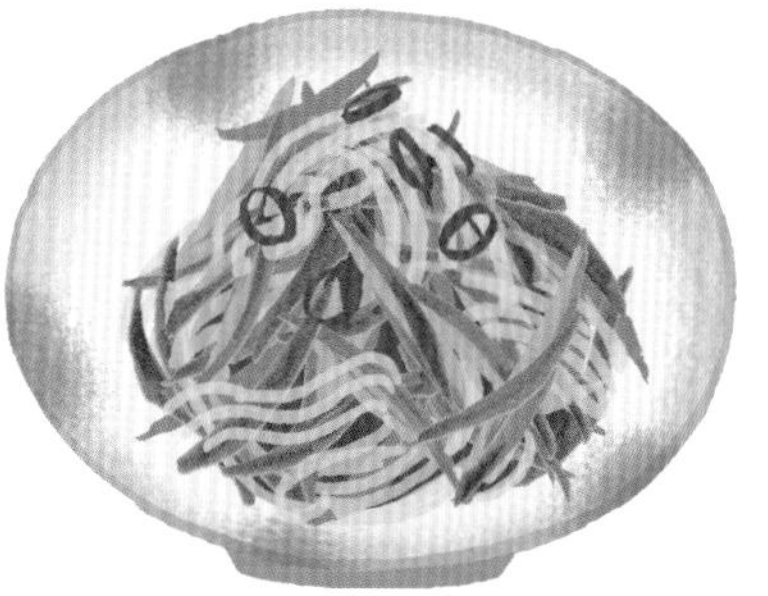

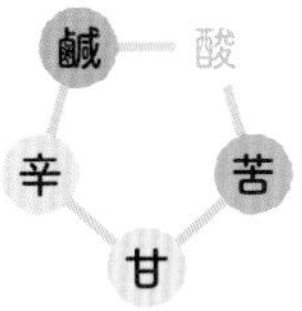

食物繊維の豊富なごぼうとこんにゃくで相乗効果アップ。ただし、ごぼうは体を冷やす作用が強いので、冷えによる便秘には不向き。それ以外のタイプも、香辛料などの温め食材をプラスすること。

材料（2人分）

ごぼう……1本
糸こんにゃく……½袋
赤唐辛子……1本
ごま油……大さじ1
A みりん……大さじ2
　しょうゆ……大さじ2
　酒……大さじ2
炒りごま（白）……適量

作り方

ごぼうはたわしで洗い、ささがきにして酢（分量外）水にさらす。糸こんにゃくは食べやすい長さに切って熱湯でさっとゆがく。赤唐辛子は種をとって輪切りにする。鍋にごま油を熱し、赤唐辛子とごぼう、糸こんにゃくを加えてよく炒め、Aを加えて煮汁が少なくなるまで煮詰める。器に盛り、炒りごまをふる。

にらと春雨のスープ

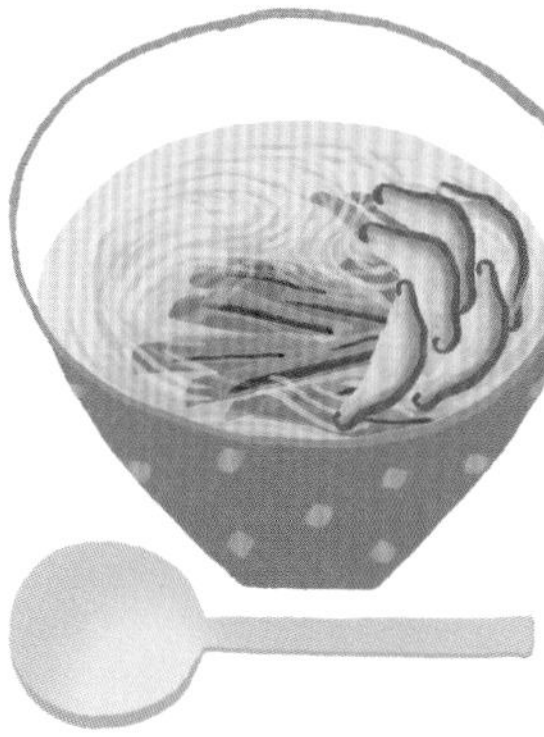

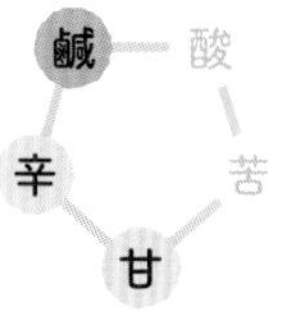

にらをたっぷり食べられるスープ。消化がよいので、食欲がないときにもおすすめ。緑豆から作られる春雨は、体を冷やす涼性で、水分代謝を整えるため、熱タイプの便秘にも有効。

材料（2人分）

にら……1束
春雨……10g
干ししいたけ……2枚
水（干ししいたけの戻し汁と合わせて）……3カップ
塩、こしょう、しょうゆ……各少々
ごま油……小さじ½

作り方

にらは3cm長さに切る。干ししいたけは水で戻して薄切りにする。鍋に干ししいたけの戻し汁と水を入れ、春雨、しいたけを加えて火にかけ、沸騰したら弱火にして3～4分煮る。春雨が透明になったらにらを加え、塩、こしょう、しょうゆで味をととのえ、仕上げにごま油を回しかける。

その他のおすすめ食材

▼おくら ▼大豆 ▼夏みかん
▼くるみ ▼たけのこ ▼バナナ
▼ごま ▼白菜 ▼桃
▼さつまいも ▼モロヘイヤ ▼りんご
▼じゃがいも ▼わらび ▼のり
▼春菊 ▼いちじく ▼さば
▼白きくらげ ▼梨
など

ほうれん草【甘味・涼性】

便通を促す通便作用のある食材で、どんなタイプの便秘にも威力を発揮するが、熱を冷ましたり、体液を補って腸内を潤す作用や、血を補う補血作用に優れるため、とくに熱タイプや血の不足タイプの便秘に有効。

食材編 139ページ

ごぼう【苦味・寒性】

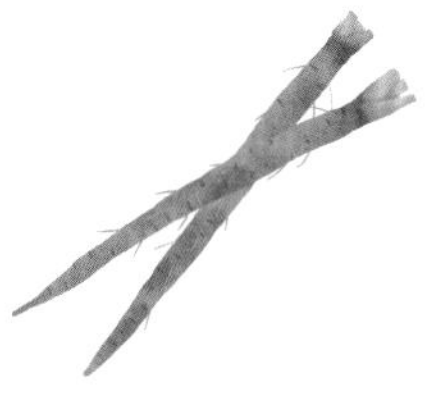

食物繊維が豊富な便秘改善の優秀食材。熱を冷ます作用や腎を強化して気を補う作用があり、とくに腸の乾燥による便秘や気の不足による便秘に有効。冷えによる便秘に用いるときは、胃腸を冷やさない工夫が必要。

食材編 135ページ

頭痛・肩こり

右の肩や頭が痛む人は、水のめぐりの悪い人。左の肩や頭が痛む人は、血のめぐりの悪い人です。症状に合わせて血や水のめぐりをよくする食材をとりましょう。

あなたのこりは右側？左側？

頭痛や肩こりはおもに血と水の滞りが原因とされます。ストレスや疲労がたまったり、同じ姿勢を続けていると筋肉の緊張状態が続き、血管が収縮して血行が悪くなります。すると、ふだんあまり動かさない頭や首、肩などがかたくなって瘀血《おけつ》が生じ、痛みやこりを起こすとされます。

一方、水分代謝が悪く、余分な水分が滞っている場合も、患部が冷えてこりや痛みを生じます。水滞《すいたい》による肩こりや頭痛は、締めつけられるような痛みとともに、胃がムカムカしたり吐き気を伴うのが特徴です。

慢性的な頭痛や肩こりで悩んでいる人のなかには、いつも右側だけこるという人もいるのではないでしょうか。姿勢の癖などもありますが、中医薬学では上半身の右側にこりや痛みのある人は「水滞」、左側は「瘀血」が原因とされます。両肩がこる人は、血と水の両方が滞っている状態です。同じ肩こりでも左右で原因が異なることを理解すると、対策も講じやすいと思います。

右のこりには鹹《かん》味 左のこりには辛味

水滞によるこりや痛みには、腎を補う鹹味や水分代謝を促す食材を選びます。小豆や黒豆、そら豆、枝豆などの豆類をはじめ、海藻類や小麦、はと麦などが代表的です。

瘀血が原因の頭痛・肩こりで悩んでいる人は、にら、たまねぎ、しょうが、にんにくなど、体を温めて血行をよくしたり、瘀血をとり除く食材を意識してとり入れましょう。

その他、葛《くず》も昔から肩こりに効果のあるとされる食物。葛湯にすりおろしたしょうがを入れて飲むと、血行を促進して痛みをとり除くのに役立ちます。このとき、首や肩にタオルを巻いて発汗を促すと、上半身の水分代謝を促進して、水滞による頭痛・肩こりにも効果的です。

こめかみに梅干しは効果あり!?

昔から頭痛には、こめかみに梅干しを貼るという民間療法があります。ここには頭痛に効果のある懸釐《けんり》というツボがあるため、実際に効くと考えられます。梅干しは体を温めて血行を促し、解毒《げどく》する作用があるため、こめかみだけでなく、肩、首などこっているところや痛むところに貼っても効果的です。つぶした梅干しを布に厚めにのばし、患部に貼ります。また、梅干し1個にしょうゆ少々を加え、濃いめの番茶を注いだ「梅しょう番茶」を飲むのも、痛みやこりの緩和に有効です。

おすすめ食材

右の肩や頭が痛む人は、水分代謝を促す食材。左の肩や頭が痛む人は、血行を促進して瘀血をとる食材をとります。どちらのタイプも冷えは痛みを助長させるので、体を温める食材がおすすめです。

そら豆【甘味・平性】

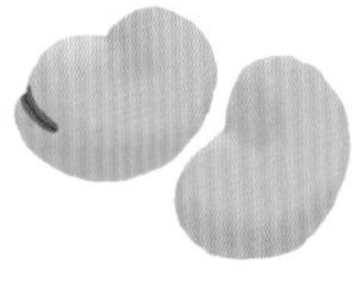

腎の働きを補い、水分代謝を高めて余分な湿気をとり除く作用に優れるため、水滞による頭痛や肩こりに有効。カリウムやマグネシウムが豊富で血圧を調整するため、高血圧で血管が圧迫されて痛む頭痛にも効果的。

食材編 95 ページ

たまねぎ【辛味・温性】

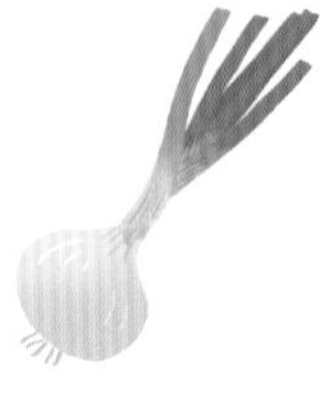

体を温め、血液をサラサラにしてめぐりをよくする効果が高い。さらに、筋肉の働きをスムーズにする作用があるので、こりの改善に最適。酢に漬け込んだ酢たまねぎを常備しておくと、毎日手軽にとり入れやすい。

食材編 96 ページ

おすすめメニュー

丸ごとたまねぎスープ

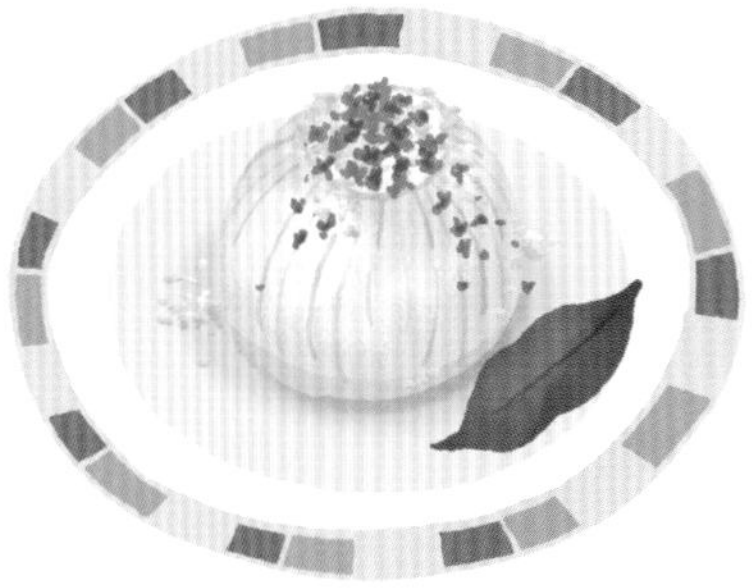

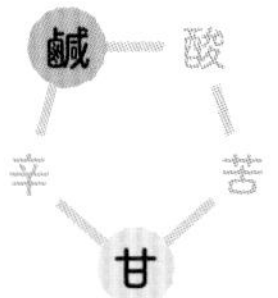

たまねぎもパセリもともに、血液をサラサラにして血行をよくし、体を温める効果が高いため、血行不良や瘀血による痛みやこりには最適です。辛味の食材には痛みを発散させる効果もあります。

材料（2人分）

たまねぎ	2個
パセリ	少々
バター	10g
コンソメ	2個
ローリエ	1枚
粉チーズ	適量
塩、こしょう	各少々

作り方

たまねぎは皮をむいて、上下を少し切り落とす。パセリはみじん切りにする。鍋にバターを溶かし、たまねぎを入れて全体に焼き色がつくまで返しながら焼く。ひたひたの水とコンソメ、ローリエを加え、煮立ったら弱火にして、やわらかくなるまで2時間ぐらい煮込む。塩、こしょうで味をととのえ、器に盛って粉チーズ、パセリを散らす。

そら豆とえびのかき揚げ

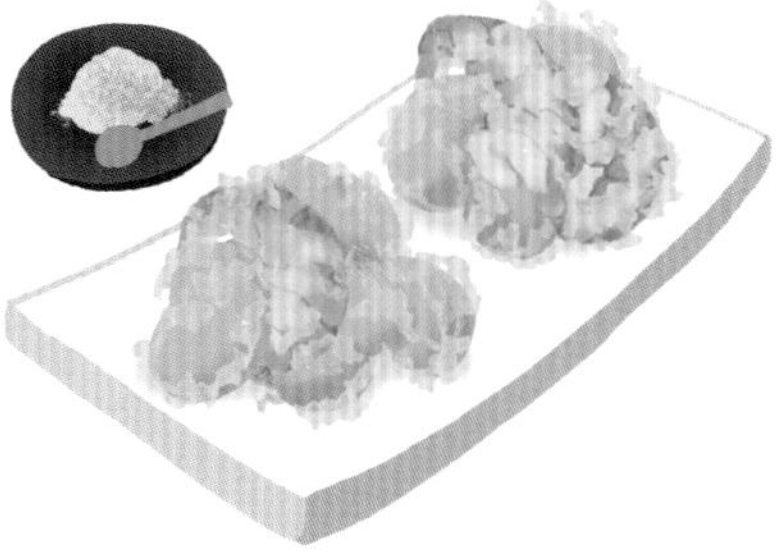

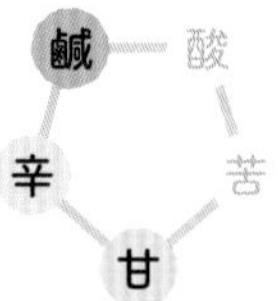

そら豆もえびも水滞による頭痛や肩こりに効果的。ともに腎を補う作用があり、尿の出を促して水分代謝に相乗効果が得られます。体を温める効果もあるので、冷えを解消して血液循環も促進します。

材料（2人分）

そら豆（さやつき）	10本程度
むきえび	100g
小麦粉	適量
揚げ油	適量
塩	適量
A 小麦粉	½カップ
卵	½個
冷水	½カップ

作り方

そら豆はさやから出して芽の部分に切り込みを入れ、皮をむく。えびは軽く塩をふっておく。ボウルにそら豆とえびを入れ、小麦粉を軽くまぶしておく。Aの衣を加えてさっくり混ぜ、お玉などですくって170℃に熱した油に落として揚げる。塩をふっていただく。

さんま

【甘味・平性】

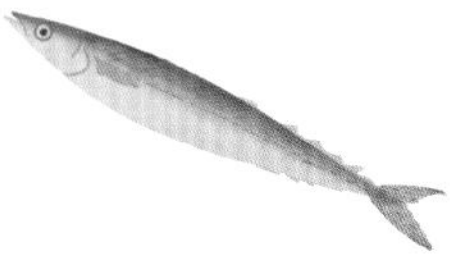

DHAやEPAなどの不飽和脂肪酸やビタミンEが豊富で、血液をサラサラにして血行をよくする効果が高く、瘀血による頭痛・肩こりにとくに有効。神経の鎮静や炎症を鎮《しず》める作用もあり、痛みの緩和に役立つ。

食材編 131ページ

大根

【辛味・涼性】

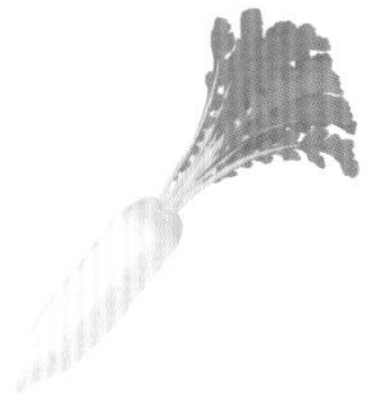

熱を冷まし、高ぶった気を鎮める大根は、血管が拡張して神経を刺激することで痛みをもたらす片頭痛《へんずつう》の改善に効果的。大根おろしにしょうがのおろし汁、しょうゆ、番茶を加えた大根湯も、頭痛に効く民間療法。

食材編 136ページ

その他のおすすめ食材

▼うど ▼大豆 ▼桃
▼かぼちゃ ▼納豆 ▼うなぎ
▼ぎんなん ▼にら ▼牡蠣《かき》
▼黒豆 ▼にんじん ▼しじみ
▼玄米 ▼にんにく ▼ひじき
▼ごま ▼ねぎ ▼豚肉
▼しょうが ▼よもぎ
など

むくみ

四方を海に囲まれた湿度の高い気候風土で暮らす日本人は、もともと「水滞《すいたい》」を生じやすく、むくみやすい体質です。むくみが慢性化する前に、余分な水分の排出を心がけましょう。

日本人はむくみやすい体質

体内の水分代謝のカギを握っているのは腎。腎の働きが衰えれば、全身の細胞内に余分な水が滞ってむくむようになります。このむくみは、いわば未病の状態。いつまでも放置しておくと、内臓の冷えをもたらし、新陳代謝や血行が悪くなってさまざまな病気を引き起こすことになりかねません。

そもそも四方を海に囲まれ、国土のおよそ70%を森林で覆われた日本は、年間を通して湿度が高く、体内にもおのずと余分な水分が滞りがちです。また、主食のご飯は、米に水を加えて炊くため水分をたっぷり含んでいます。さらに近年は、冷たい飲み物や水分の多い生野菜のサラダなどを一年中とり過ぎているため、腎臓はつねにオーバーワークを強いられているわけです。

小豆粥で「水滞」を追い出す

水分代謝を促す薬効が高いのは、小豆、黒豆、枝豆、緑豆《りょくとう》、冬瓜《とうがん》、とうもろこし、白菜、すいかなどです。いずれも五味《ごみ》では甘味に属しますが、脾《ひ》・胃の働きを補うと同時に、腎や膀胱《ぼうこう》、肺や大腸に働きかけて、尿や便、汗として、余分な水分を排出する作用に優れています。

日本では古くから、毎月1日と15日に小豆粥を食べる風習がありました。利尿《りにょう》効果の高い小豆で、腎機能を補い、余分な水分の排出を促そうという先人たちの知恵です。現在は1月15日の小正月にのみ、小豆粥を食べる習慣が残っていますが、気候風土に照らして考えると、もっと積極的にとる必要があると思います。

なお、むくみのなかには腎臓病や心臓病などの深刻な病気が潜んでいる可能性もあるので、疲れやすい、だるい、動悸がするといった症状を伴うむくみが何日も続く場合は、早めに医師に相談してください。

塩のとり過ぎはむくみの原因!?

塩分のとり過ぎはむくみの原因といわれますが、これは塩分を多く含んだ濃い味つけのために水分も一緒に多くとっているから。しかし実際は、腎臓は塩がなければ働かず、尿も排出されません。問題となるのは、99%が塩化ナトリウムの精製された科学塩のとり過ぎです。にがりを含んだ自然海塩は、マグネシウムやカリウムなどのミネラル分も豊富で、むしろ腎臓や心臓循環器系の薬となるものです。極端な減塩に走らず、良質な塩を適度にとることこそ、むくみ対策には大切です。

おすすめ食材

利尿作用が高いのは、きゅうりやすいかなどの瓜類や豆類、そして昆布やわかめ、しじみなどの海藻や貝類です。体を冷やすものが多いので、温性食材と組み合わせたり、加熱して食べるように。

冬瓜

【甘味・寒性】

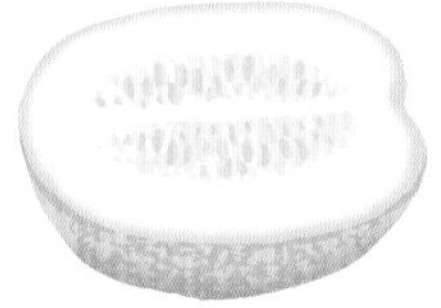

膀胱に働きかけて、尿の出を促す。皮をむいてつきくずしたしぼり汁を毎日飲むと、慢性的なむくみに有効。同じ瓜類のすいかも、同様にしぼり汁を飲むとよい。寒性なので、冷え性や胃弱の人は過食に注意。

食材編 111ページ

とうもろこし

【甘味・平性】

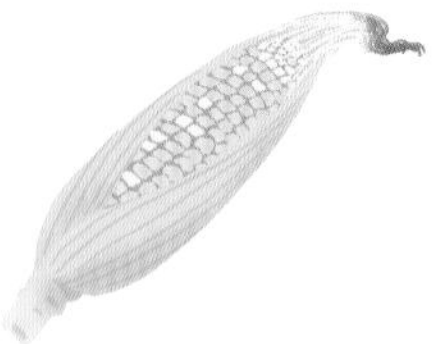

古くから尿の出を促し、水分代謝を高める食材として知られる。軸や皮にも利尿効果があり、丸ごと煮て煮汁もスープとして飲むとよい。とくにひげを乾燥させたものは尿の出を促す生薬《しょうやく》となるほど効果が高い。

食材編 112ページ

おすすめメニュー

冬瓜のスープ

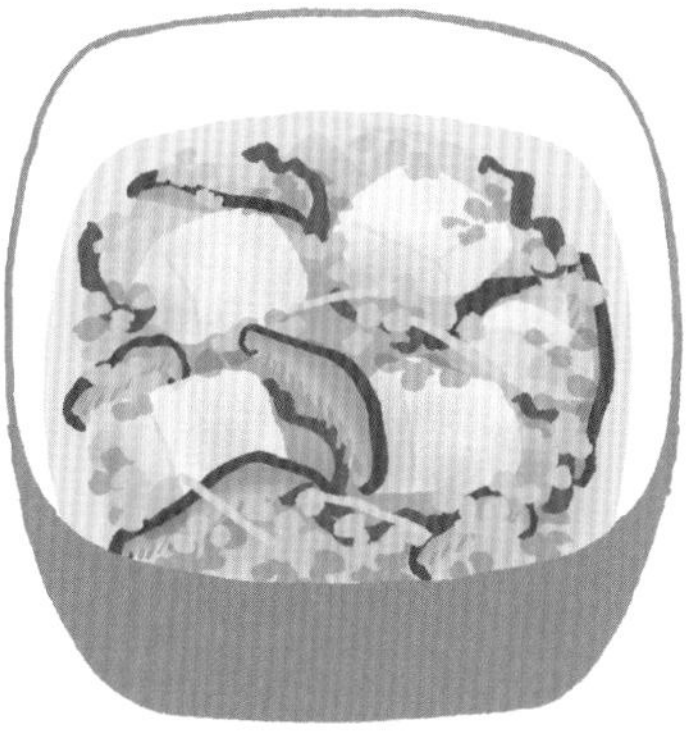

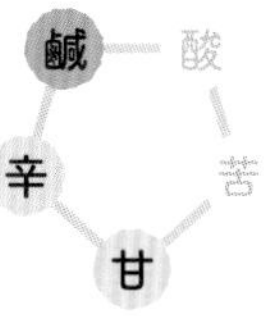

冬瓜は熱を冷まし、水分代謝を促す夏のむくみの特効薬。体を冷やすため、しょうがやにんにくなどの体を温める食材を必ずプラスしましょう。黒きくらげも腎機能を補い、相乗効果が得られます。

材料（2人分）

- 冬瓜……300g
- 干ししいたけ……2枚
- きくらげ（黒）……1g
- 鶏ひき肉……50g
- しょうが……½かけ
- だし汁……適量
- 塩……少々
- しょうゆ……大さじ½
- 水溶き片栗粉……適量

作り方

冬瓜は種をとり、薄く皮をむいて一口大に切ってゆでる。干ししいたけときくらげは水で戻し、細切りにする。しょうがはせん切りにする。鍋に干ししいたけの戻し汁とだし汁を合わせて5カップに調整し、火にかける。鶏ひき肉、干ししいたけ、きくらげ、しょうがを加え、アクをとりながら煮る。冬瓜を加え、塩、しょうゆで調味し、水溶き片栗粉でとろみをつける。

小豆粥

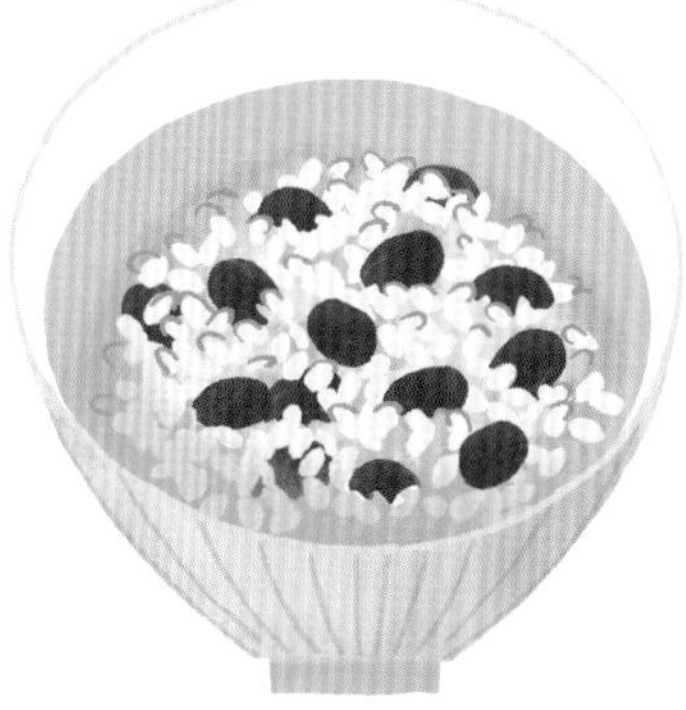

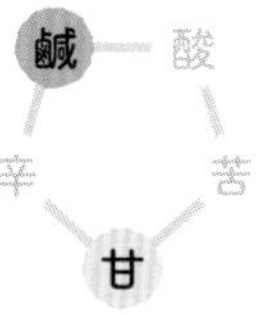

小豆は水滞を生じやすい日本人の体質にぴったりで、和菓子に頻繁に利用されるのも水毒を追い出すため。ゆで汁にも薬効成分が流出しているので、乾燥豆をゆでて汁まで利用するとより効果的。

材料（2人分）

- 米……1合
- 小豆……¼カップ（45g）
- 塩……小さじ1

作り方

鍋に小豆とひたひたの水を入れて強火にかけ、沸騰したら中火で2分ゆでてザルにあげる。鍋に小豆と水2カップを入れ、煮立ったら弱火にして差し水をしながら90分ほど煮てザルにあげる。小豆のゆで汁と水を合わせて7カップに調整し、米と塩、小豆を鍋に入れて強火にかけ、沸いたら弱火にして40分ほど炊く。ふたをして5分ほど蒸らして出来上がり。

その他のおすすめ食材

- アスパラガス
- じゃがいも
- メロン
- 枝豆
- そら豆
- あさり
- きゅうり
- 白菜
- 昆布
- 黒豆
- はと麦
- しじみ
- ゴーヤー
- 柿
- のり
- ごぼう
- 梨
- ひじき
- さやいんげん
- すいか
- わかめなど

緑豆 【甘味・涼性】

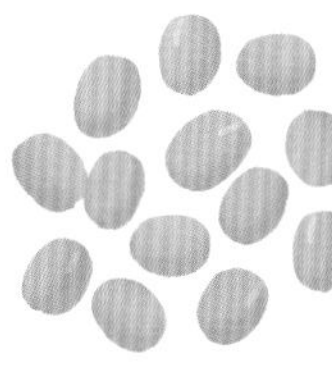

体にたまった余分な湿気をとり除くと同時に、体内の毒素を排出し、血や肌をきれいにする効果もある。ほてった体の熱を冷ます作用があるので、暑い時期におすすめだが、慢性下痢や胃弱の人は食べ過ぎに注意。

食材編 153ページ

小豆 【甘味・平性】

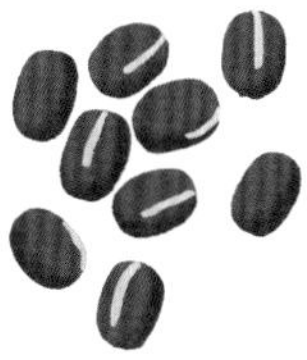

余分な水分を排出する作用に優れ、胸水《きょうすい》や腹水《ふくすい》、下半身のむくみとりに有効。同じく、水分代謝を促すはと麦と一緒に水で煮詰めた煮汁は、むくみ解消の特効薬。体を温めも冷やしもしない平性なので使いやすい。

食材編 149ページ

動悸

動悸は脈拍の速さやリズムが乱れた状態のこと。不整脈や心不全などの病気が引き金の場合もありますが、中医薬学ではおもに「心《しん》」の気血《きけつ》の不足が原因と考えます。

心の気と血の不足で脈拍が乱れる

中医薬学では動悸の症状を「心《しん》悸《き》」と呼び、おもに心臓の失調により起きるとされます。心は、人体の生命活動を統帥《とうすい》する「君主の官」とも呼ばれる重要な器官です。なかでも「血脈を司《つかさど》る」とされ、血液循環をコントロールする働きを担っています。心悸はこの血液のコントロール機能に問題があるとされます。

心が正常なら全身に十分な血液を送ることができ、規則正しく落ち着いた拍動を刻むことができます。心が正常に働くには、心のエネルギーである気と血が充実していることが必要ですが、心の気や血が不足すると、気血の運行が悪くなり、そのために心に負担がかかって心悸という症状をもたらすとされます。

心の気と血を補って胸のドキドキを改善する

心の気が不足した状態を「心気《しんき》虚《きょ》」、血が不足した状態を「心血虚《しんけつきょ》」といいます。心の気血が不足しているため脈は弱く、運動機能も低下して、動悸とともに息切れやだるさ、倦怠感、めまいなどの症状が出やすくなり、肌のつやもなくなります。心気虚には米、さつまいも、じゃがいも、ながいも、やまいも、しいたけ、心血虚には三つ葉、ゴーヤー、よもぎ、あさりなどがおすすめです。

また、血管を流れる血液が粘っこくなって滞り、瘀血《おけつ》の状態になっても心悸を起こします。脈は遅く弱くなり、顔にはくすみやくまが出やすくなります。ほうっておくと血栓ができて血管を詰まらせ、脳梗塞《こうそく》などのリスクにもつながるため、血行をよくして瘀血をとり除く菜の花やにらなどをとるとよいでしょう。

なお、動悸や不整脈が長く続く場合、狭心症などの心臓疾患や、バセドウ病などの甲状腺疾患などが原因となっている場合もあるので、早めに専門医を受診してください。

突然襲ってくる「奔豚病《ほんとんびょう》」

「奔豚病」の特徴としては、下腹部からのどに向かって突き上げるような発作や動悸、めまい、手足の震えといった症状のほか、呼吸が速くなって苦しいなどの精神的な不安感に見舞われる点があげられます。症状は突然現れ、すぐにケロッとおさまることが多いため、自分で気のせいと思い込んでしまったり、病院では自律神経失調症と診断されることもあります。最近では「パニック障害」といわれますが、漢方では昔からこの症状を「奔豚病」と呼んでいます。

おすすめ食材

心のエネルギー源となる気や血を補う食材をはじめ、瘀血をとって血液循環を促進し、心の負担を軽減する食材、また心の働きすぎによる心の熱を冷ます食材などがおすすめです。

ゴーヤー 【苦味・寒性】

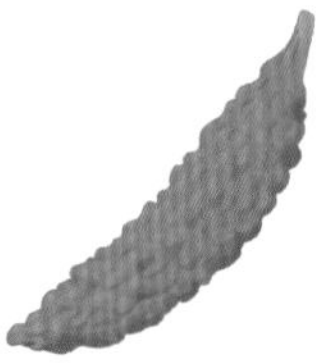

夏は汗をかいて血中の水分が失われ、血液が粘っこくなって心の負担が増大し、心が熱を持ちやすい。寒性のゴーヤーは心の熱を冷まし、動悸、息切れ、心臓痛などの改善に効果的。胃腸を冷やすので過食には注意。

食材編 109ページ

じゃがいも 【甘味・涼性】

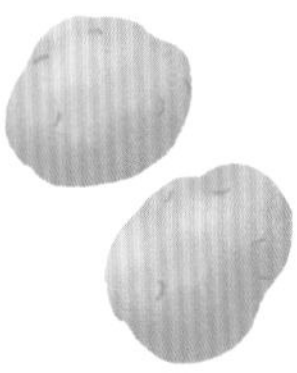

気を補う作用に優れ、心気虚による動悸や息切れに有効。カリウムが豊富なため、血中のナトリウム濃度を下げて高血圧による動悸にも効果的。胃腸の働きを活性化し、腹の冷えや腹痛、便秘などの改善にも役立つ。

食材編 110ページ

おすすめメニュー

ゴーヤーと豚肉のスープ

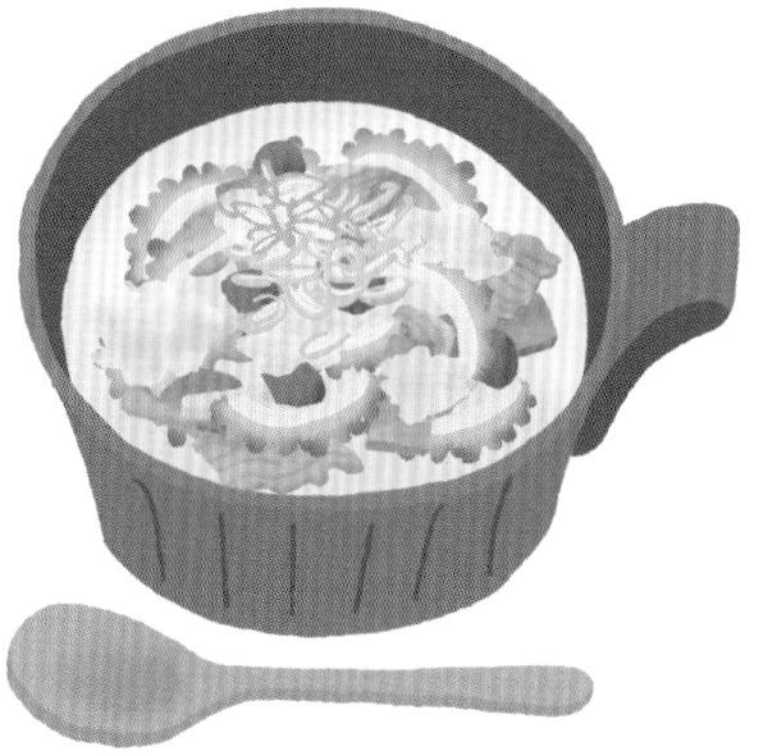

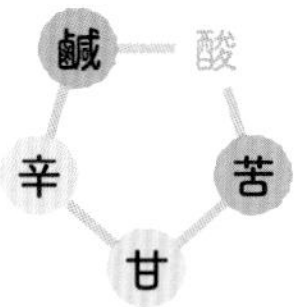

心の熱を冷まし、血行をよくする組み合わせ。ゴーヤーのビタミンCと豚肉のビタミンB_1は夏バテ解消や免疫力アップにも効果的です。スープなら胃腸が温まり、有効成分ももれなく摂取できます。

材 料（2人分）

- ゴーヤー……½本
- 豚バラ肉……80g
- にんじん……⅓本
- しめじ……½パック
- ねぎ……5㎝程度
- 卵……1個
- 水……2カップ
- 酒……小さじ1
- 塩……少々
- こしょう……少々

作り方

ゴーヤーは縦半分に切り、スプーンで種とわたをとって薄切りにする。豚肉は一口大に切り、にんじんは短冊切りに、しめじは石づきをとってほぐす。ねぎは小口切りにする。鍋に水を入れ、ゴーヤーとにんじんを入れ、ゴーヤーが透き通ったら豚肉を加えてアクをとり、しめじを入れる。酒、塩、こしょうで味をととのえ、割りほぐした卵を回し入れ、ねぎを散らす。

きのこのコロッケ

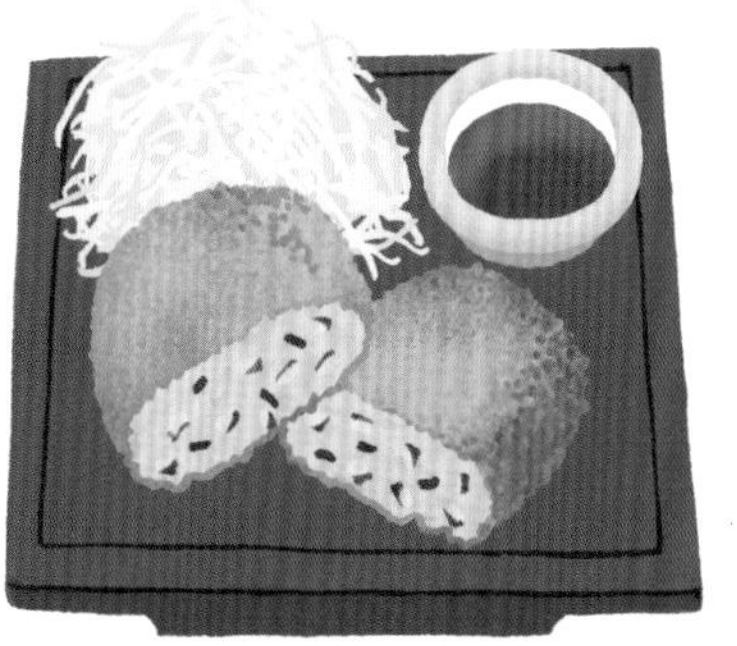

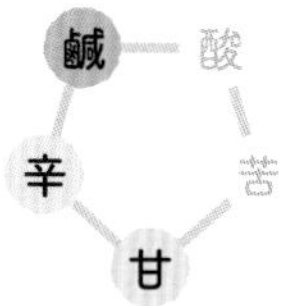

じゃがいもとしいたけは気を補い、しめじと黒きくらげは血を補う働きがあるため、心気虚と心血虚どちらにも効果的。たまねぎは気の流れをよくして、動悸に伴う精神不安を解消します。

材 料（2人分）

- じゃがいも……2～3個
- しいたけ……1枚
- しめじ……½袋
- きくらげ（黒）……1.5g
- たまねぎ……½個
- ごま油……適量
- A 塩、こしょう……各少々
- └ しょうゆ……大さじ½
- 衣‥［小麦粉 大さじ2、卵 1個、パン粉 1カップ程度］
- キャベツ……2～3枚
- 揚げ油……適量

作り方

じゃがいもはゆでてつぶす。きのこ類は石づきをとって刻む。きくらげも水で戻して同様に刻む。たまねぎはみじん切りにする。フライパンにごま油を入れ、たまねぎ、きくらげ、きのこを加えて炒め、Aで味をつける。じゃがいもと合わせて小判型に丸め、衣をつけて170℃の油で揚げる。せん切りにしたキャベツを添えて、好みのソースでいただく。

その他のおすすめ食材

▼かぶ ▼さつまいも ▼セロリ ▼ながいも ▼菜の花 ▼にら ▼パセリ
▼ふき ▼三つ葉 ▼やまいも ▼よもぎ ▼らっきょう ▼レタス ▼れんこん
▼ぶどう ▼りんご ▼あさり ▼かつお ▼ひじき ▼鶏肉 など

小麦【甘味・涼性】

心の機能を高め、気の働きを強くし、精神を安定させて動悸や不眠などを改善する効果がある。渇きを止め、熱を冷ます働きがあるが、体を冷やす性質のため、煮込んだり、温める食材と合わせるなど工夫が必要。

食材編 151ページ

しいたけ【生／甘味・平性】【乾燥／甘味・温性】

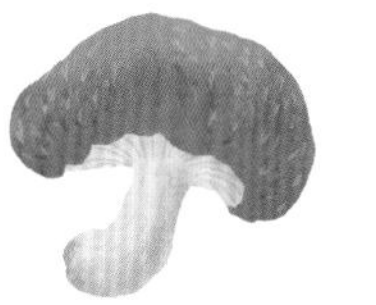

不老長寿の妙薬として名高い。コレステロールを減らすエリタデニンや、血圧降下に役立つカリウムが豊富なため、高血圧による動悸に有効。干ししいたけに熱湯を注ぎ、一晩おいてお茶代わりに飲むとよい。

食材編 124ページ

高血圧・動脈硬化

「サイレントキラー」と呼ばれ、気づかないうちに血管や心臓にダメージを与える高血圧。動脈硬化を引き起こし、心筋梗塞《こうそく》や脳卒中などのリスクを高めるので、早めに対策をとりましょう。

もっとも多いのが瘀血《おけつ》による高血圧

高血圧になる原因は、はっきりとわかっていませんが、もっとも多いのが瘀血による高血圧です。塩分のとり過ぎや血管の老化、肥満などによって血液がドロドロとして流れにくくなり、血圧を上げる要因となります。吹き出物、眼の充血、のぼせなどの症状を伴うのが特徴です。

ストレスや過労、怒りなどで気が高ぶり、上半身とくに首から上に気が停滞して起こる、「気の逆流」による高血圧もあります。若年層に多く、顔が赤く熱い、耳が赤い、耳鳴りや頭痛、不眠、イライラ、肩こりなど、上半身に滞った熱が原因の症状を伴うケースが多く見られます。

一方、加齢とともに増えるのが水《すい》滞《たい》による高血圧です。老化により腎機能が低下することで、余分な塩分や水分が排泄できなくなり、血液量が増して血圧が上がります。足腰が弱く、口が渇き、夜間によくトイレに行くなどの傾向があります。

苦味の食材で心《しん》の働きを補う

血圧が高くなると、血液を全身に送り出すポンプ役である心の負担が大きくなります。高血圧の人は、ごぼう、ゴーヤー、菊花、せり、たらの芽、春菊など、心を補う苦味の食材をとることが必要です。これら苦味の食材は、熱を冷ます作用もあるので、気の逆流によって上半身に熱感のある場合にも有効です。

また、血行を促進し、瘀血をとり除く作用のある食材や、カリウムを多く含む食材も積極的にとりましょう。カリウムはナトリウムを吸着して体外に排出して血圧を下げる効果があり、腎機能を補って水滞による高血圧にとくに有効です。じゃがいもやわかめ、昆布などは、心の熱を冷ます効果があると同時に、カリウムが豊富で、塩分の排出も手助けする高血圧に最適な食材です。

塩は本当に高血圧の敵!?

塩は鹹味《かんみ》に属しますが、鹹味はとり過ぎると、「相剋《そうこく》」の関係にあたる心の働きを阻害します。心臓は負けじと血液を送り出そうと必死に働くため、異常亢進《こうしん》して血圧が高くなるのです。やはり高血圧に塩分の過剰摂取は禁忌ですが、しかし、天然のミネラルを含んだ自然海塩には、もともと心の働きを補うにがりという苦味成分が含まれています。鹹味でありながら、同時に心を補う苦味の働きをも備えているため、にがりを含んだ自然海塩をとる限り、過敏に減塩をする必要はないのです。

おすすめ食材

心を補う苦味の食材を中心に、瘀血による高血圧には血行をよくする食材、気の高ぶりによる高血圧には気を下ろしめぐりをよくする食材、水滞による高血圧にはカリウムを多く含む食材が有効。

セロリ 【甘味・涼性】

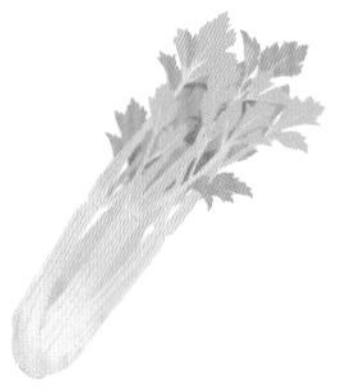

豊富なカリウムが、塩分の排出を促進して血流をスムーズにする。独特の香りに精神安定作用があるため、気の高ぶりによる高血圧にも有効。余分な水分をとる作用もあり、水の滞りによる血圧の上昇も抑制する。

食材編 94ページ

昆布 【鹹味・寒性】

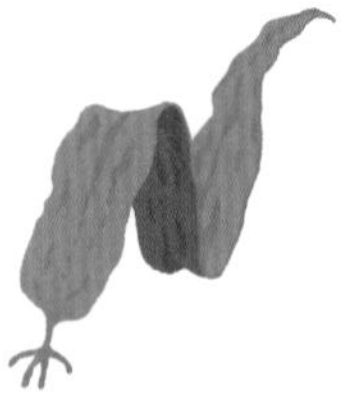

水分代謝を高めて塩分の排出を促す高血圧予防のための食材。アミノ酸の一種であるラミニンという成分は、現在、血圧降下剤として医療にも用いられている。昆布を水に一晩浸けた昆布水を、毎日飲用すると効果的。

食材編 101ページ

おすすめメニュー

セロリとゴーヤーのサラダ

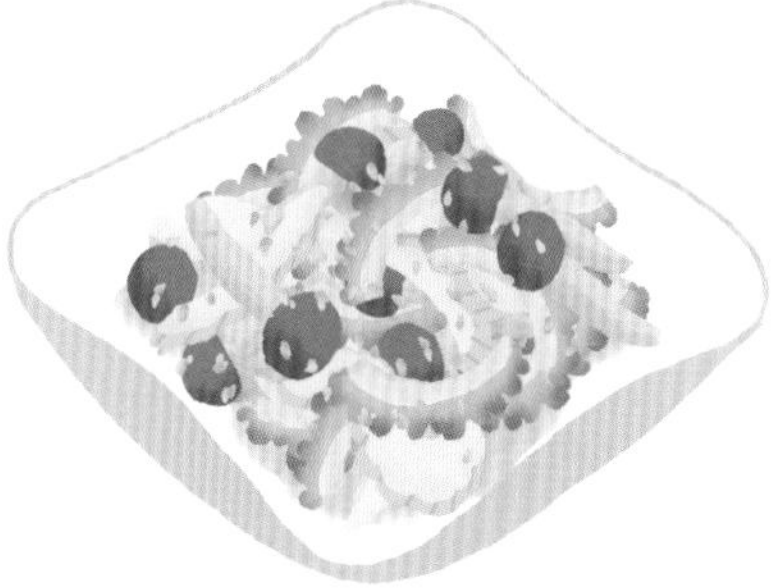

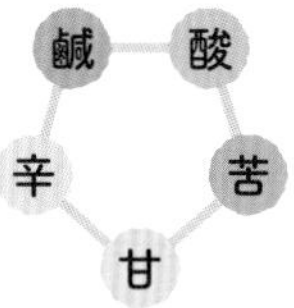

セロリもゴーヤーも利尿作用が高く、余分な塩分を排出して血圧を下げるのに効果的。合わせたしめじにも高血圧を抑制する作用があります。しょうがを加えて胃腸の冷えを防ぎましょう。

材料（2人分）

- セロリ……½本
- ゴーヤー……½本
- しめじ……½袋
- A 塩……少々
  - しょうゆ……大さじ1
  - 酢……大さじ1
  - しょうがのすりおろし……小さじ1
  - 炒りごま（白）……大さじ2

作り方

セロリは斜めにスライスする。ゴーヤーは縦半分に切り、スプーンで種とわたをとって薄切りにし、塩（分量外）をふってもみ、さっと洗って絞る。しめじは石づきをとってほぐし、さっとゆでる。セロリとゴーヤー、しめじをAであえる。

じゃがいもとわかめの味噌汁

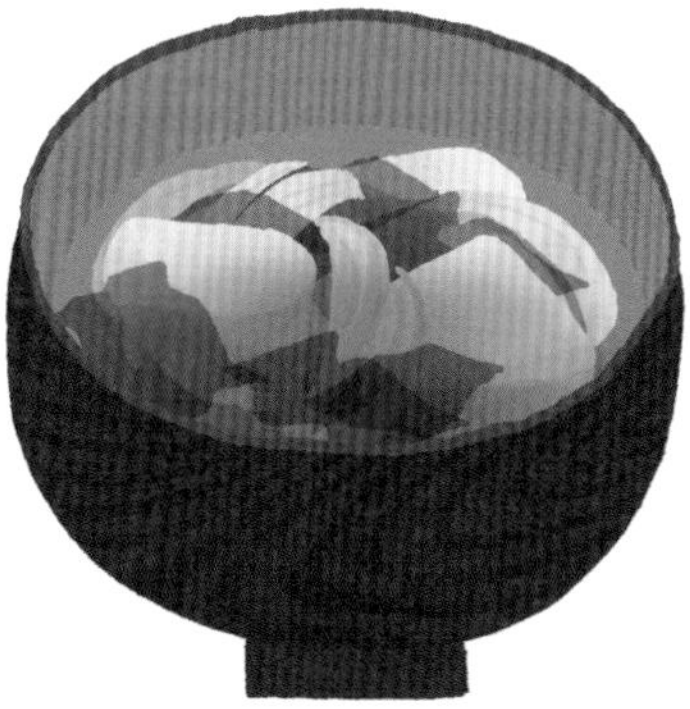

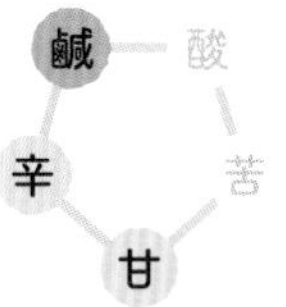

涼性のじゃがいもは、上半身の熱をとるのにぴったり。わかめとともにカリウムを豊富に含むため、塩分の排出に相乗効果をもたらします。たまねぎにも血行促進効果があるので、より効果がアップ。

材料（2人分）

- じゃがいも……50g
- わかめ（乾燥）……大さじ1
- たまねぎ……¼個
- 味噌……大さじ1と½
- だし汁……2カップ

作り方

じゃがいもは7㎜厚さのいちょう切りにする。わかめは水で戻し、食べやすい大きさに切る。たまねぎは薄切りにする。鍋にだし汁を温め、じゃがいも、たまねぎを加えて煮る。やわらかくなったら、わかめを加えてひと煮立ちさせ、味噌を溶き入れる。

じゃがいも【甘味・涼性】

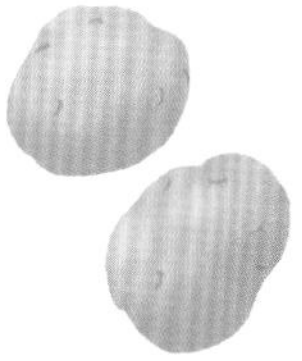

カリウムの宝庫で、塩分の排出を促して高血圧に有効。体を冷やす涼性で、上半身に滞った熱を冷ます。血圧を下げるパントテン酸や動脈を保護するビタミンB_6も多く含み、動脈硬化や脳卒中などを予防する。

食材編 110ページ

なす【甘味・寒性】

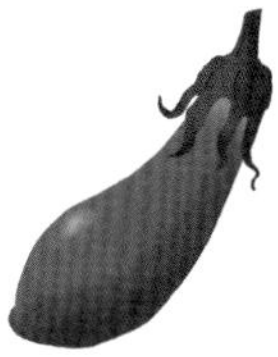

中国では古くから知られる高血圧の薬。ビタミンPを多量に含み、毛細血管を強化し、血管の硬化を防止して、動脈硬化や血管の破れによる脳卒中などを予防する。熱を冷まし、痛みや腫れを除く作用もある。

食材編 113ページ

その他のおすすめ食材

▼アスパラガス ▼トマト ▼夏みかん ▼おくら ▼菜の花 ▼びわ ▼菊花 ▼にんじん ▼いわし ▼ごぼう ▼ピーマン ▼牡蠣《かき》 ▼春菊 ▼まいたけ ▼ぶり ▼たまねぎ ▼落花生 ▼わかめ ▼ちんげん菜 ▼柿 ▼はちみつなど

糖尿病

糖尿病は、膵臓《すいぞう》から分泌されるインスリンというホルモンの欠乏や減少によって起こる疾患です。ほとんどは遺伝的な体質に加えて、食べ過ぎや運動不足などが原因とされます。

2千年前から存在する古い疾患

糖尿病は、中医薬学の古書にも登場する古くからある疾患です。中国最古の医学書『黄帝内経素問《こうていだいけいそもん》』には、「消渇」の名前で載っており、「この病気は富貴で、よく肥えて、酒や肉食など美味なものを食す人がよく患《わずら》い、のどが渇く病気である」と記され、現在の糖尿病の症状とほぼ同じであることがわかります。

糖尿病は、ブドウ糖をエネルギーに変えるインスリンというホルモンの不足によって起こる疾患です。インスリンが不足するとブドウ糖をエネルギー源としてとり込めず、行き場のなくなった糖が血液中にあふれ、慢性的に血糖値が高い状態が続いて糖尿病を引き起こします。

胃の熱がのどの渇きをもたらす

「消渇《しょうかつ》」という名前が現すように、代表的な症状はのどの渇きです。何でもよく食べる人や甘いものや脂《あぶら》っこいものが好きな人は、胃に熱が生じやすくなります。すると胃の働きが亢進《こうしん》して食欲が増進し、これが続くと胃の熱が体液を消耗して体を乾燥させます。その結果、のどが渇くうえ、水分を大量にとっては頻繁にトイレに行く、胸が熱苦しい、動悸がする、といったさまざまな症状が現れるようになります。この場合は、すいかやほうれん草など、脾《ひ》・胃の体液を補って胃の熱をとる食材を意識してとるとよいでしょう。

さらに、糖尿病を長く患っていると、腎の働きまで低下します。体はやせて足腰は重だるくなり、夜間のトイレの回数が増えて、尿は甘酸っぱい臭いがするのが特徴です。やまいもや黒豆など、腎機能を強化する食材も併せてとります。

糖尿病は何より食事の管理が大切です。摂取カロリーや塩分、糖分を抑えて、バランスのとれた食事を心がけてください。

適度な運動も大切です

食事の管理と同様に重要なのが、適度な運動です。体を動かすことで血液中のブドウ糖を消費し、血糖値を下げることができるからです。おすすめは食後の30分〜1時間ほどの早足歩き。1週間に1〜2度の激しい運動よりも、毎日1時間、汗が出る程度の運動をするのが理想的です。通勤時にはエスカレーターを使わず階段を使う、1駅遠い電車の駅まで自転車を使うなどもよいでしょう。激しい運動をすると疲労がたまり、かえって血糖値を上げてしまうので注意しましょう。

おすすめ食材

のどの渇きや食欲の増進など、糖尿病の初期症状がある人は、脾・胃を潤し、胃の熱をとる食材がおすすめです。糖尿病が進行し、腎機能が低下している人は、腎を補う食材を併せてとります。

すいか【甘味・涼性】

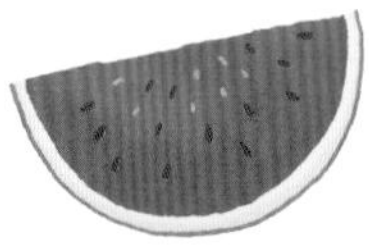

古くから糖尿病によいといわれ、体内にこもった熱を冷ましてのどの渇きを癒す効能があり、中国では日射病の薬とされる。利尿《りにょう》作用にも優れ、腎機能の低下による夜間の頻尿《ひんにょう》や足腰のだるさなどの改善に役立つ。

食材編 116ページ

まいたけ【甘味・平性】

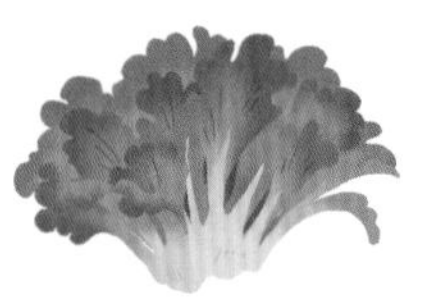

脾臓に働きかけて気を補い、全身を養って元気にする働きがあり、糖尿病でやせた人にも向く。血中コレステロールの排泄を促したり、血糖値の上昇を抑える働きがあり、肥満や脂質《ししつ》異常症、糖尿病に有効とされる。

食材編 125ページ

まいたけとほうれん草の卵とじ汁

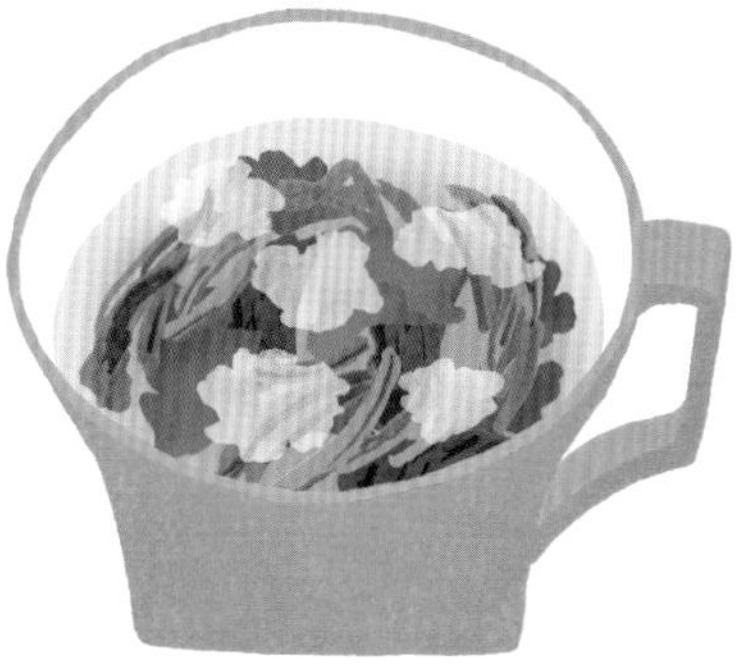

鹹　酸　苦　甘　辛

脾・胃の熱を冷まして渇きを潤すほうれん草と、脾・胃を滋養するまいたけと卵の組み合わせで、糖尿病でやせ衰えた体に活力を与えましょう。鶏卵にも体液を補って渇きを潤す作用があります。

材料（2人分）

まいたけ……½パック
ほうれん草……⅓束
溶き卵……1個分
Aだし汁……2カップ
└しょうゆ、塩……各少々

作り方

まいたけは石づきをとって小房に分ける。ほうれん草は4㎝長さに切る。鍋にAを合わせて中火にかけ、煮立ったらまいたけを入れ、再び煮立ったらほうれん草を加える。火を弱めて溶き卵を流し入れ、卵がふんわりと浮き上がったら火を止める。

いわしの酢締め

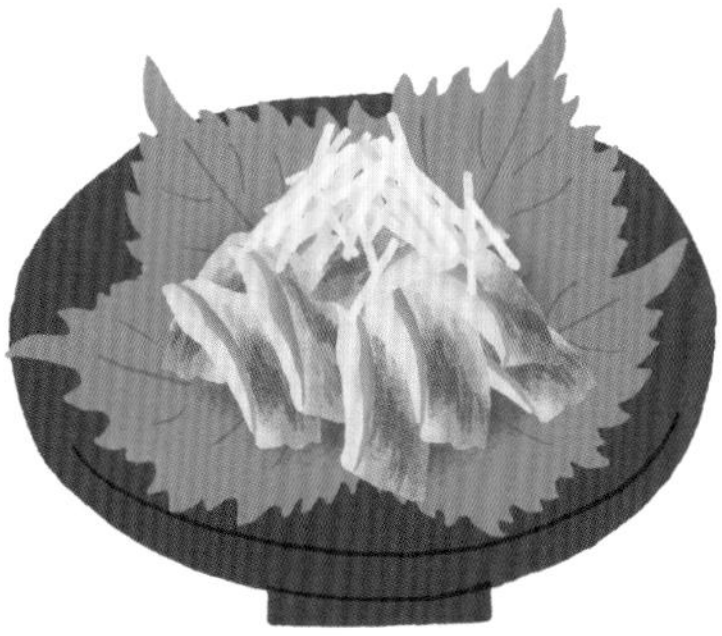

鹹　酸　苦　甘　辛

いわしは血液をサラサラにし、糖尿病に有効な成分を豊富に含みます。しょうがとしそで臭みをとり、魚毒を消します。糖尿病患者は、肝機能を損なうことが多いため、肝を補う酸味の食材もおすすめ。

材料（4人分）

いわし……4尾
しょうが……1かけ
しそ……4枚
A酢……大さじ2
│しょうゆ……小さじ½
└みりん……大さじ½

作り方

いわしは三枚におろして腹骨をすきとり、塩（分量外）をふって30分ほどおく。しょうがはせん切りにする。いわしの水けをふきとったらAに10分ほど漬け、そぎ切りにする。しそを敷いた皿に盛って、しょうがをのせる。

その他のおすすめ食材

▼おくら　▼かぼちゃ　▼ゴーヤー　▼セロリ　▼大根　▼たまねぎ　▼トマト
▼ブロッコリー　▼やまいも　▼バナナ　▼りんご　▼いわし　▼牡蠣《かき》　▼鮭
▼ひじき　▼わかめ　▼玄米　▼小麦　▼はと麦　▼豆腐　など

ほうれん草【甘味・涼性】

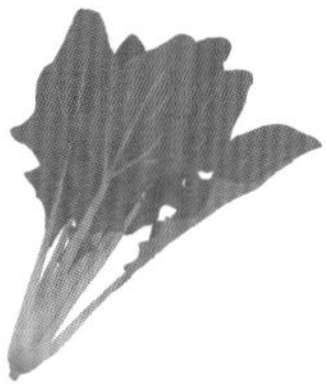

体の熱を冷ます作用があり、とくに胸中の熱や不安感に見舞われる症状を改善する効果がある。体液を補って潤す作用もあるため、糖尿病の初期症状の軽減に役立つ。合併症で多い、眼の症状の改善にも有効。

食材編 139ページ

いわし【鹹味・温性】

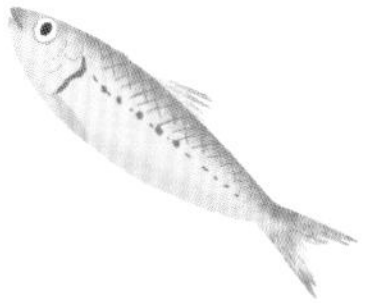

インスリンの材料となる亜鉛や、インスリンと同様の働きがあるセレンが豊富。グルコキナーゼなどの酵素を活性化し、血糖値を下げる働きもある。抗酸化作用が高く、糖尿病の他に老化やがん予防などにも効果的。

食材編 142ページ

肥満

肥満にも、気が関係するもの、血が関係するもの、水が関係するものなど、さまざまなタイプがあります。自分の肥満のタイプを把握することがダイエットへの近道です。

あなたの肥満はどのタイプ？

肥満にも原因によっていくつかのタイプがあります。一つは食べ過ぎにより、胃腸に食滞《しょくたい》があるタイプ。食べ物のカスが胃腸内に滞ることで代謝が悪くなって肥満につながります。二つめは水分代謝が悪いために、余分な水がたまっているタイプ。いわゆる水太り体質です。三つめは気の滞りが原因のタイプ。ストレスから気のめぐりが悪くなり、過食や甘いものの過剰摂取に走りやすくなります。四つめは、瘀血《おけつ》があるために血の流れが悪くなり、新陳代謝が悪くなって起こる肥満です。

このようにどのタイプも、何らかの滞りがあるために新陳代謝が低下して、脂肪が燃焼しにくく太りやすい体質になるわけです。

酸味や海藻類で脂肪を排出

肥満の原因が異なれば、それぞれの対策も異なります。消化不良から食滞を起こしている人は、食物繊維の豊富な野菜やきのこ、海藻類が有効です。消化を促進して腸内に停滞している食べ物のカスや老廃物、脂肪やコレステロールの排出を助けてくれます。梅干しや柑橘《かんきつ》類などの酸味の食材も、食べた物を分解してエネルギーに変える働きを促進します。きのこやこんにゃく、海藻などの低カロリーのものを、酸味と併せてとるとよいでしょう。

水分代謝の悪い人は、豆類や海藻類など、尿の出を促し、むくみをとり除く作用のある食材が有効です。

気の滞りをなくして、めぐりをよくするのは、きんかんやゆず、すだちなどの柑橘類や、たまねぎ、しそ、ピーマンなど。瘀血をとり除くのは菜の花、にら、パセリ、ふきなどです。このような食材で体内の老廃物や余分な水分をとり除き、気や血のめぐりをよくして新陳代謝を上げるのが、ダイエットへの近道です。

やせ過ぎも病気？

人並みに食べているのに、太りたくても太れないという人がいます。原因の一つは胃腸機能の低下。胃腸が冷えやすいために消化力が低下し、食べたものを吸収できずに下痢をすることが多くなります。この場合、胃腸を温めて消化吸収力を高める必要があります。また、胃はストレスの影響を受けやすいため、ストレスを受けるとすぐに食欲不振に陥ってしまうケースも。その場合は気を発散したり、精神安定作用のある食材などで、ストレスの解消をはかることも大切です。

おすすめ食材

食物繊維の多い食材や代謝を促進する酸味の食材、尿の出を促して水分代謝をよくする食材、気や血のめぐりをよくする食材など、自分の肥満のタイプに合った食材をとり入れましょう。

ひじき

【鹹味・寒性】

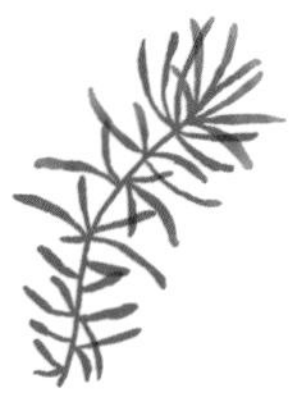

コレステロール値を下げ、糖の吸収をゆるやかにする水溶性の食物繊維が豊富。余分な水分を排出する利尿《りにょう》作用に優れるため、水太り体質にも最適。ダイエット中に不足しがちな鉄分やカルシウムも豊富に含む。

食材編 103 ページ

唐辛子

【辛味・熱性】

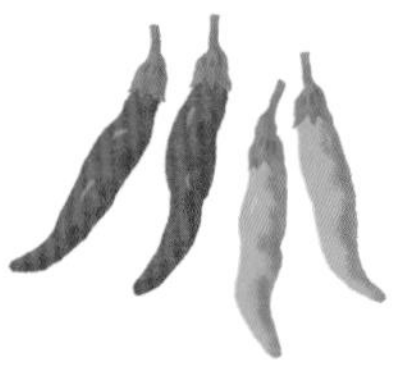

体を温めて血のめぐりをよくし、新陳代謝を促進する。辛味成分のカプサイシンが、体脂肪を分解してエネルギーに変える働きを促す。ただし、とり過ぎは胃粘膜を傷めるので、あくまでスパイスとしてとるように。

食材編 111 ページ

おすすめメニュー

きのこと海藻の酢の物

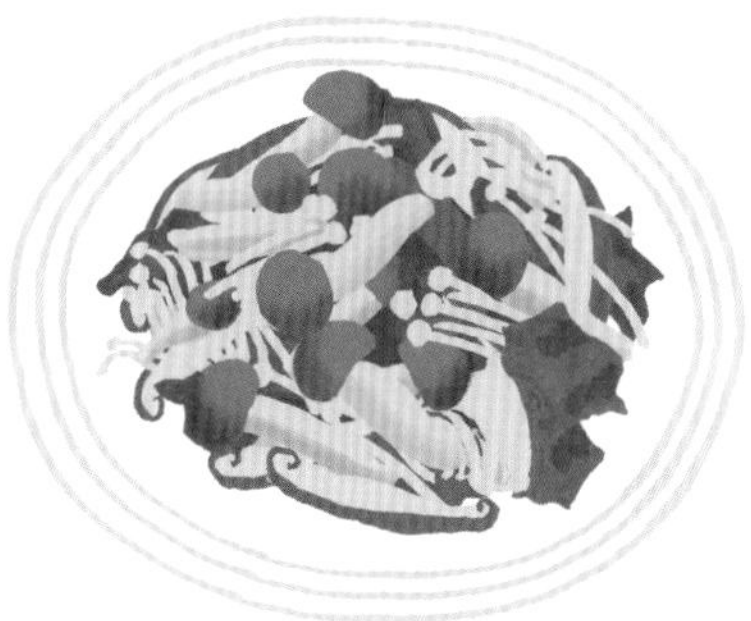

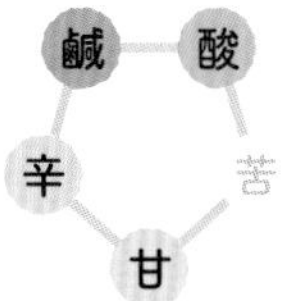

きのこや海藻類は、低カロリーで血液中の脂質を減らす効果もあるので、肥満に多い動脈硬化や高血圧の予防にも有効。酸味の酢と合わせることで、食べたものが効率よくエネルギーに変換されます。

材料（2人分）

しいたけ……2枚
しめじ……½袋
えのき……½袋
わかめ（乾燥）……大さじ1
ごま油……適量
A 酢……大さじ3
　砂糖……小さじ1と½
　塩……少々
　しょうゆ……少々
　おろししょうが……1かけ分

作り方

しいたけとしめじは石づきをとり、しいたけは細切りに、しめじは小房に分ける。えのきは根元を切り落として長さを半分に切ってさばく。わかめは水で戻して一口大に切る。フライパンにごま油を入れ、きのこを炒める。火が通ったら、わかめとともにAに漬けてしばらくおく。

ひじきとしいたけの煮物

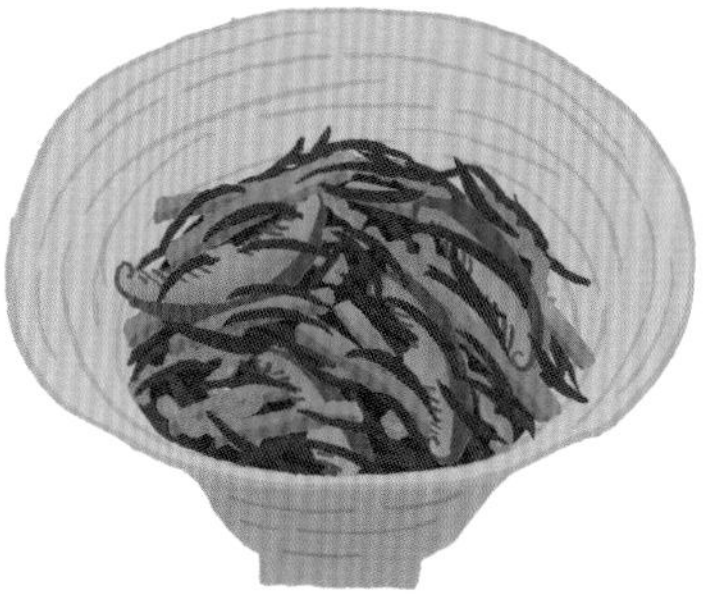

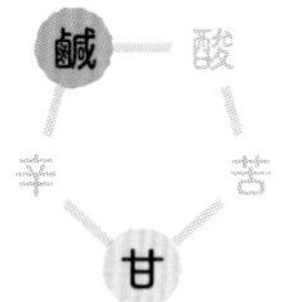

食物繊維が豊富で利尿作用のあるひじきは、水分や脂肪の排出を促すデトックス食材。にんじんや干ししいたけなどの温性食材と組み合わせると、より代謝がアップします。

材料（2人分）

ひじき（乾燥）……20g
干ししいたけ……2枚
にんじん……⅓本
油揚げ……½枚
ごま油……適量
A ひじきとしいたけの戻し汁……1カップ分
　だし汁……½カップ
　砂糖……大さじ1
　しょうゆ……大さじ1と½

作り方

ひじきと干ししいたけを水で戻し、しいたけは石づきをとってそぎ切りにする。にんじんはせん切りにし、油揚げは熱湯で油抜きして、縦半分に切ってから細切りにする。鍋にごま油を入れ、ひじき、しいたけ、にんじん、油揚げを加えて炒める。Aを加えて再び煮立ったら、弱火にして煮ふくめる。

しいたけ

【生／甘味・平性】
【乾燥／甘味・温性】

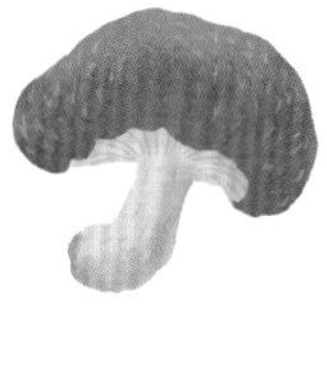

低カロリーで食物繊維が豊富なきのこ類は、ダイエットに最適。便通を促して腸内の老廃物を排出する効果に優れる。とくに、しいたけに多く含まれるエリタデニンは、コレステロール値を下げて動脈硬化にも有効。

食材編 124 ページ

ゆず

【実／酸味・温性】
【皮／苦味・寒性】

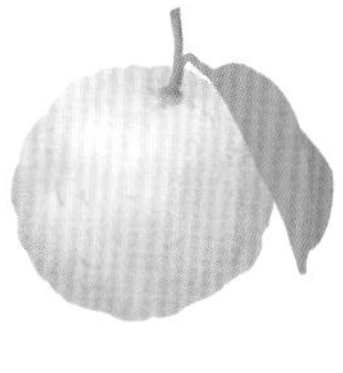

クエン酸などの酸味を豊富に含み、食べたものを速やかにエネルギーに変換する。気のめぐりをよくするため、気滞《きたい》型の肥満にも有効。ペクチン質とビタミンCの相乗効果で血行を促進し、美肌効果も得られる。

食材編 140 ページ

その他のおすすめ食材

- 小豆
- 黒豆
- ごぼう
- さといも
- しそ
- しめじ
- 大根
- たまねぎ
- にら
- はと麦
- パセリ
- ピーマン
- ふき
- まいたけ
- モロヘイヤ
- 梅干し
- きんかん
- バナナ
- りんご
- えび
- わかめなど

腰痛

誰もが一生に一度は経験するといわれる国民病、腰痛。運動不足や肥満、姿勢の悪さなど原因はさまざまですが、中医薬学の腰痛対策は、血行改善がポイントです。

腰痛は腎機能の低下によって起こる

中医薬学では「腰《こし》は腎《じん》の腑《ふ》なり」といわれ、腎の支配下にあるとされます。そのため、腰痛の原因もおもに腎の衰えである「腎虚《じんきょ》」と捉えます。とくに老人性の腰痛は、腎の弱まりからくるものがほとんどです。

腎虚の原因は、加齢によるものの他に、長期の病気による影響が腎に及んだもの、過度の性行為や疲労などが挙げられます。腎機能が低下すると腎の精気（エネルギー）が不足し、それに伴って腰骨の血流が悪くなり、痛みや張りをもたらすとされます。慢性の腰痛、腰の冷えがある、膝や両足の無力感がある、疲れると悪化するという場合は、腎虚による腰痛と考えられます。

また、腎は人体の免疫も司《つかさど》っているため、腎が衰えると寒邪《かんじゃ》や湿邪《しつじゃ》といった邪気（病気の原因）が侵入しやすくなり、これによっても痛みが引き起こされます。

腎の衰えによって寒邪や湿邪が侵入すると、体が冷えたり余分な水分が体内に滞って、腰まわりの気血の流れを阻害して、しびれや痛みの原因となります。腰が冷えて重だるい、冷えると痛みが悪化する、雨天や梅雨時季、冬に悪化するという場合は、冷えと湿気が原因です。

腰痛対策は腎を補い血をめぐらすこと

腰痛を改善するには、おもに腎機能を強化し、腰まわりの筋肉の血行を改善して瘀血《おけつ》をとり除くことがポイントです。腎を補う食材は、栗、くるみ、黒ごま、枝豆、カリフラワー、キャベツ、ごぼう、うなぎ、えびなど。血行を促進して瘀血をとり除くのは、たまねぎ、菜の花、にら、パセリ、ふき、いわし、さばなどです。また、しそ、しょうが、ねぎ、よもぎなど、冷えや余分な水分をとり除き、体を温める食材も併せてとると効果的です。

腰のS字カーブチェック法

背骨は本来、緩やかなS字カーブを描いています。これが崩れると骨格のバランスを崩し、腰痛の原因となります。自分の腰はS字カーブが描けているかチェックしてみましょう。リラックスして壁に沿って立ちます。このとき肩が壁につき、壁と腰の間に手の平1つ分の隙間があくのが理想的。背中はつくものの肩が壁につかない人は猫背タイプ。反対に腰に握りこぶしが入る人は反り腰タイプです。普段から姿勢に気をつけると同時に、ストレッチなど軽い運動をとり入れましょう。

おすすめ食材

腎機能を高めて精力をつける食材や、血行を促進して痛みの原因となる瘀血をとり除く食材、また、余分な水分や冷えをとり除き、利尿《りにょう》作用や温め効果のある食材をとるようにしましょう。

にら 【辛味・温性】

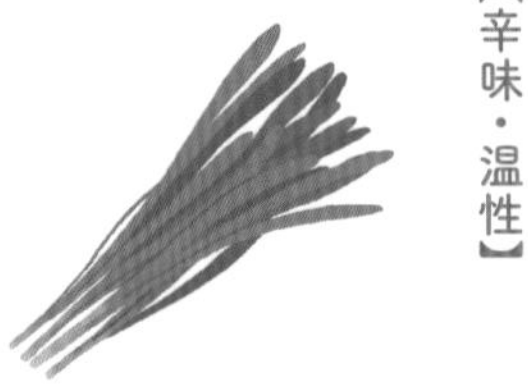

体を温め、血のめぐりをよくする効果がきわめて高く、冷えや瘀血による腰痛に効果的。筋肉や腱の動きを伸びやかにする薬効もあるため、痛みで縮こまった腰部筋肉の柔軟性を高めるのに役立つ。腎の働きも補う。

食材編 97ページ

おくら 【甘味・寒性】

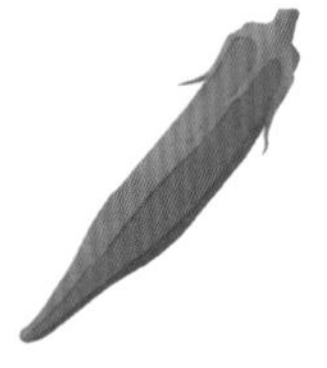

腎に働きかける作用があり、血液循環をよくして瘀血をとり除く効果があるため、腰痛の軽減に役立つ。ムコ多糖類というネバネバ成分は、骨と骨の間の椎間板《ついかんばん》の構成成分の一つで、腰痛の予防や改善につながる。

食材編 107ページ

さばの豆豉《とうち》炒め

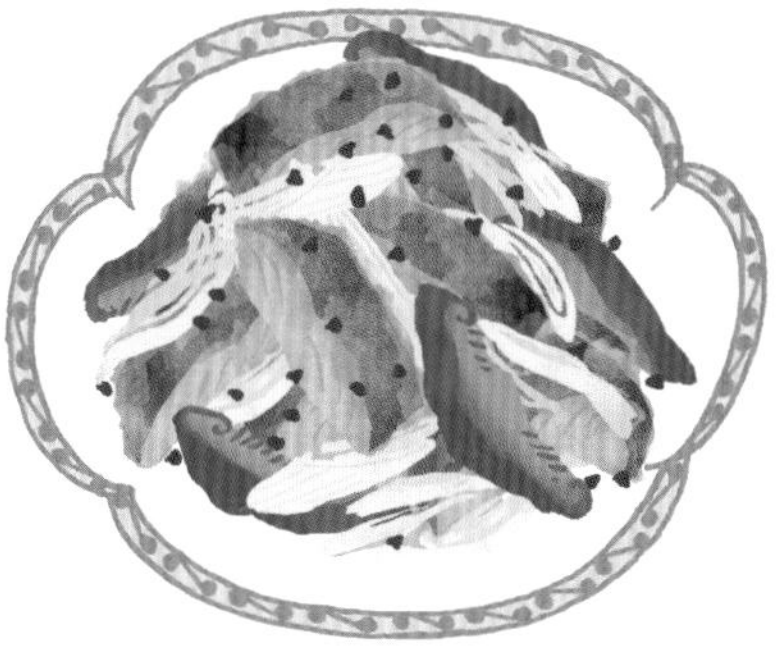

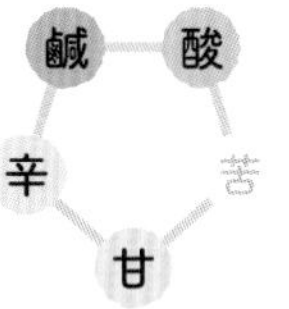

豆豉は黒豆に塩を加えて発酵させた調味料。腎機能を強化する黒豆に、腸内環境を整えたり免疫力をアップする発酵食品のメリットが加わります。さばとは最強の血液サラサラコンビ。

材料（2人分）

- さば……半身
- ねぎ……¼本
- しいたけ……2枚
- 塩、こしょう……各少々
- A 豆豉……大さじ½
  - しょうゆ、酒……各大さじ½
  - みりん……小さじ½
  - しょうが汁……少々
  - 塩、こしょう……各少々
- 小麦粉、ごま油……各適量

作り方

さばはそぎ切りにし、塩、こしょうをふっておく。ねぎは斜め切り、しいたけは石づきをとってそぎ切りにする。豆豉は粗く刻んで他のAの材料と合わせる。さばの水けをふきとって小麦粉をまぶし、フライパンにごま油を入れて両面きつね色に焼いてとり出す。フライパンにねぎとしいたけを入れて炒め、さばを戻してAを加えて炒め合わせる。

おくら入りとろろ汁

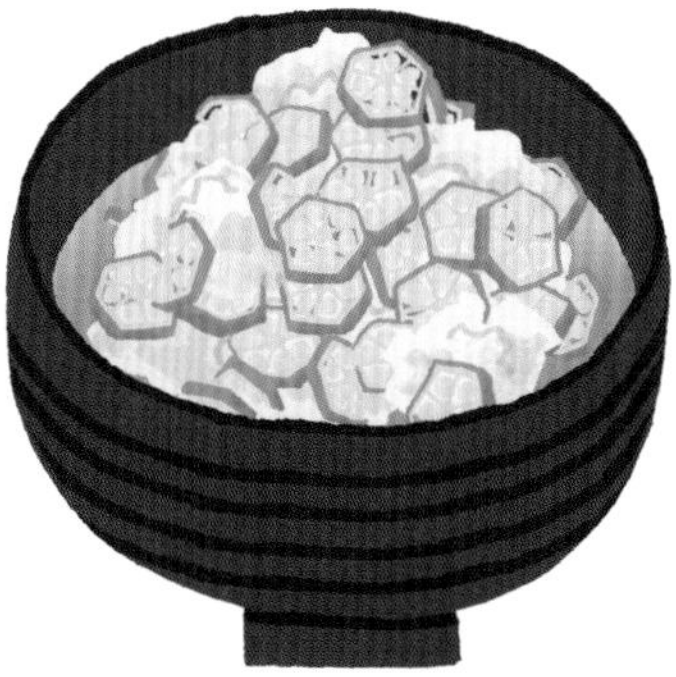

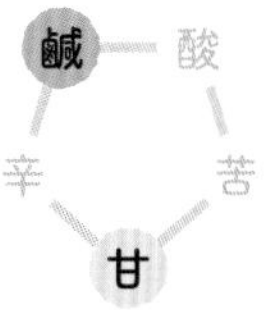

血行を促進するおくらと、腎を補う代表的な食材、やまいものネバネバコンビ。やまいもは気を補い、精力を増強し、腰痛はもちろん、足腰の衰えや頻尿《ひんにょう》、精力減退などさまざまな老化現象に有効。

材料（2人分）

- おくら……4本
- やまいも……100g
- だし汁……2カップ
- しょうゆ、塩……各少々

作り方

おくらは塩少々（分量外）をふってもみ、熱湯でゆでて小口切りにする。やまいもはひげを焼ききり、すりこぎなどで細かくたたく。だし汁を温め、しょうゆと塩で味をととのえる。お椀におくらとやまいもを入れ、だし汁を加える。

その他のおすすめ食材

▼枝豆 ▼しそ ▼パセリ
▼カリフラワー ▼しょうが ▼ブロッコリー
▼キャベツ ▼そら豆 ▼よもぎ
▼栗 ▼たまねぎ ▼らっきょう
▼くるみ ▼菜の花 ▼いわし
▼黒ごま ▼ねぎ ▼うなぎ
▼ごぼう ▼ふき ▼えび など

黒豆【甘味・平性】

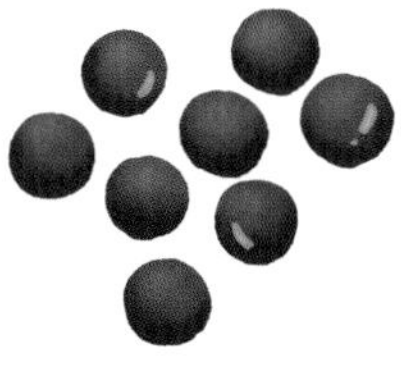

腎を司る食品といわれ、腎機能を高め、血行を促すため、腎虚で瘀血のある腰痛に有効。余分な水分を排出する作用に優れ、湿邪による腰痛にも効果的。植物エストロゲンを含み、骨粗鬆症《こつそしょうしょう》による腰痛対策にも最適。

食材編 150ページ

さば【甘味・温性】

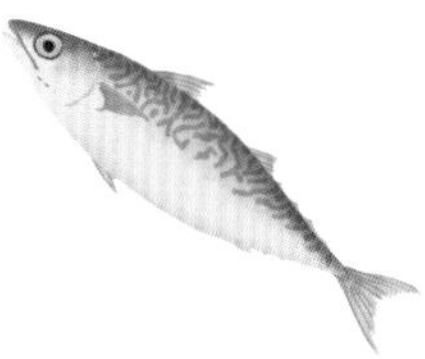

豊富な不飽和脂肪酸が血行をよくし、瘀血をとり除く。毛細血管での新陳代謝を促進して筋肉疲労を解消し、血管を拡張して筋肉の緊張をとって痛みを緩和する。筋肉の構成成分であるタウリンやコラーゲンも豊富。

食材編 131ページ

二日酔い

二日酔いは、飲み過ぎによってアルコールを分解する肝と、余分な水分を排出する腎が〝お手上げ〟になっている状態。肝と腎を補う食材で、早めに酒毒をとり除きましょう。

辛味のアルコールは肝を傷つける

頭痛、吐き気、のどの渇き、胸焼けなどに悩まされる二日酔い。これには肝と腎が関係しています。アルコールを分解・解毒《げどく》するのは肝です。ところが肝は、辛味のアルコールにとって「相剋《そうこく》」の関係にあたるため、飲み過ぎると肝の働きを阻害して、分解能力が低下します。過剰飲酒によって肝を傷めることは、現代医学でも明らかになっています。

一方、過剰に摂取した水分を排出するのは腎です。体内にとり込まれた水分は、腎と膀胱《ぼうこう》によってせっせとろ過され、尿として排泄されます。

アルコールを摂取しても、肝と腎が処理できる範囲内なら問題ありませんが、限界を超えて飲み過ぎたり、添加物を多く含むお酒やつまみをとり過ぎると、肝腎の解毒と利尿《りにょう》の処理能力を超えてしまいます。その結果、翌朝まで分解しきれないアルコールが残って、二日酔いを招くことになるのです。

貝類と酸味で酒毒を絶つ

古くから、飲み過ぎには「しじみ汁」といわれますが、しじみは肝機能を高め、分解・解毒を助けるとともに、腎に働きかけて水分代謝を促す作用もあり、肝と腎両方を補います。現代栄養学でも、肝機能を高めるタウリンやビタミンB_{12}が豊富に含まれ、その効果が裏づけられています。同じ貝類のあさりやあわび、牡蠣《かき》にも同様の効果があります。

もう一つ、お酒好きにおすすめしたいのが肝を補う酸味の食材です。梅酒やレモンサワーなど、辛味のアルコールには酸味を組み合わせているものがよくありますが、これもアルコールの害から肝を守るための実にうまい組み合わせ。お酒を飲むときは、酢の物やマリネなど、酸味のものをつまみに選ぶと、二日酔いを防げるでしょう。

二日酔い防止に最適な甘酒

お粥に米麹《こめこうじ》を加えて作る甘酒は、酒という名はつくもののアルコール分はゼロ。昔は造り酒屋が酒造りのかたわらに甘酒を造っていたために、酒の名前がついたとされます。その成分は、栄養補給のための点滴とほぼ同等で、江戸時代には夏バテ防止・疲労回復のスタミナドリンクとして真夏に飲まれていました。さらに、悪酔いを防止する効果もあるため、酒席の前に甘酒を飲むことは「武士の作法」といわれていたのです。食前酒に、また飲み過ぎた後の二日酔い防止にぜひお試しを。

おすすめ食材

解毒と排泄に関わる、肝と腎の働きを高める食材がおすすめ。肝を保護し、飲食物の消化吸収を促進する酸味の食材や、アルコールによって高ぶった熱を冷ます食材も併せてとると効果的。

セロリ 【甘味・涼性】

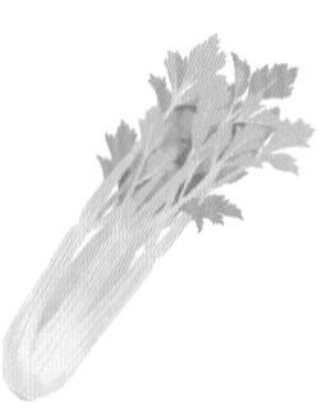

アルコールを分解するために、働き過ぎて高ぶった肝の熱を鎮《しず》めて、肝機能を正常化する薬効がある。また、余分な水分の排出を促し、二日酔いの改善に最適。食欲増進効果もあり、吐き気や胸焼けなどの解消にも有効。

食材編 94 ページ

柿 【甘味・寒性】

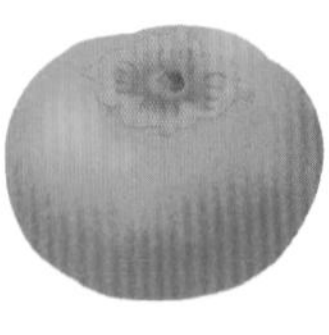

アルコールによって高ぶった体内の熱を冷まし、酒毒を消す薬効がある。尿の出を促して、過剰な水分の排泄を促進すると同時に、体液を補い、二日酔いに多い口の渇きも改善する。体を強く冷やすので過食には注意。

食材編 128 ページ

おすすめメニュー

ゆず大根粥

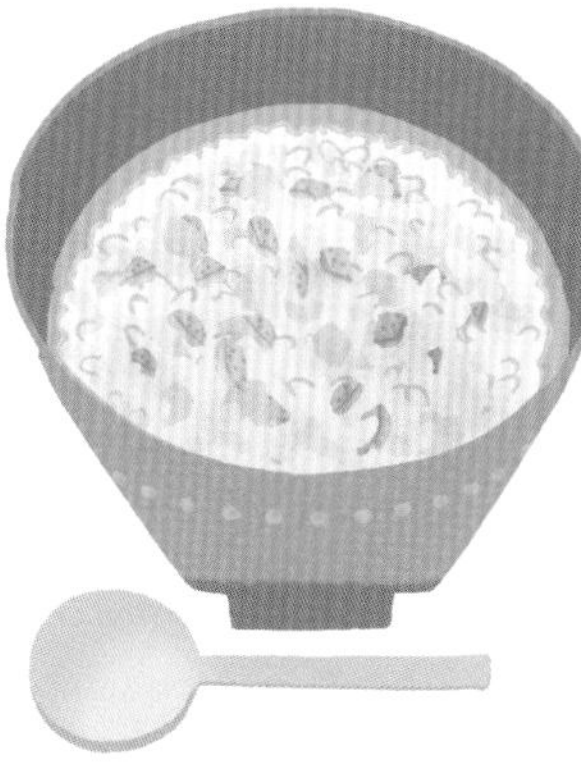

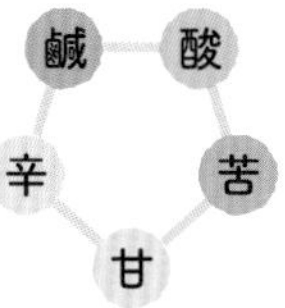

ゆずの酸味は、肝臓を保護すると同時に、アルコールの分解を促進します。消化酵素を豊富に含む大根と、やわらかく炊いた粥との組み合わせは、二日酔いで疲れた胃腸の回復に最適です。

材料（2人分）

ゆず	½個
大根	3㎝
ご飯	1カップ
Aだし汁	3カップ
酒	大さじ2
しょうゆ	大さじ1
塩	少々

作り方

ゆずは果汁をしぼり、皮は粗みじんに刻む。大根も粗みじんに刻む。鍋に大根とAを入れて煮立ったらご飯を加え、4～5分煮る。ゆずの皮と果汁を加えて混ぜ合わせる。

しじみのしょうゆ漬け

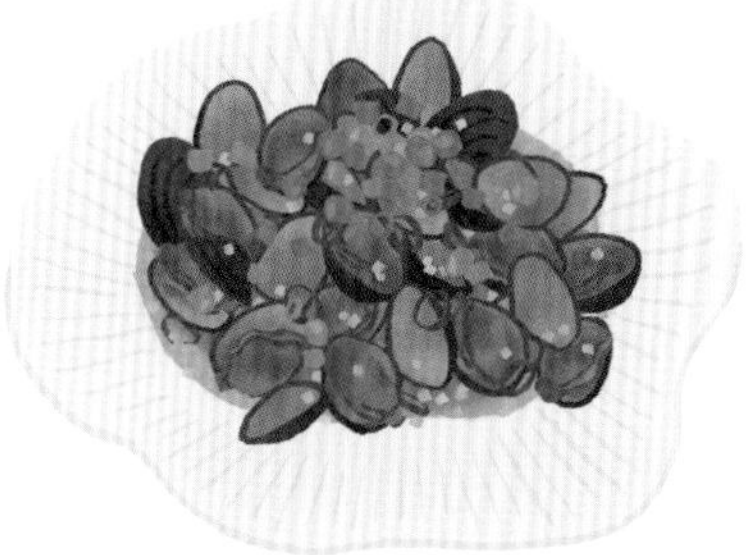

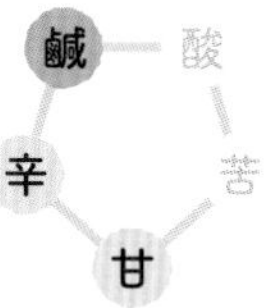

しっかりと味のしみ込んだしじみは、酒のつまみに最適。にんにくやしょうが、赤唐辛子、ねぎと辛味の薬味をたっぷり加えることで、しじみの寒性をやわらげ、貝毒を殺菌する効果も得られます。

材料（2人分）

しじみ	150g
赤唐辛子	1本
細ねぎ	1本
にんにくのみじん切り	1かけ分
しょうがのみじん切り	1かけ分
酒	大さじ1
Aしょうゆ	大さじ1
みりん	小さじ1
酒	¼カップ

作り方

しじみは砂抜きし、殻をこすり合わせてよく洗う。赤唐辛子と細ねぎは小口切りにする。鍋にしじみと酒、にんにく、しょうが、赤唐辛子を入れて、しじみの口が開くまで蒸し煮にする。別の鍋にAを入れ、ひと煮立ちしたらしじみを蒸し汁ごと加えて火を止める。30分以上漬け込んで味をふくませ、細ねぎを散らしていただく。

ゆず

【実／酸味・温性】
【皮／苦味・寒性】

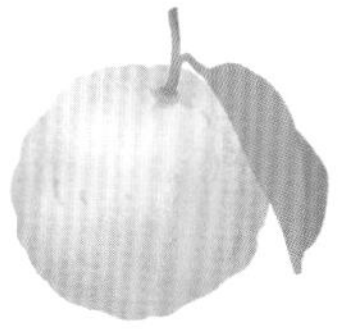

さわやかな酸味が、胃液の分泌を促して消化を促進し、肝や脾《ひ》・胃を補い、酒毒を消す薬効がある。気のめぐりもよくするため、発散作用のある辛味のアルコールと一緒にとることで、ストレス解消にも役立つ。

食材編 140ページ

しじみ

【鹹甘味・寒性】

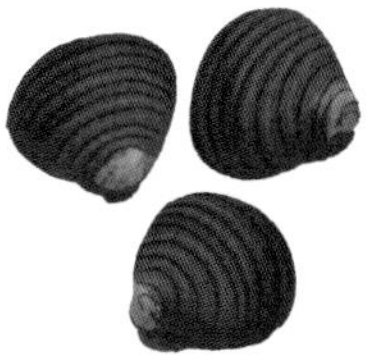

肝機能を高めるタウリンやビタミンB12が豊富で、肝臓の薬として知られる。腎機能を強化する働きもあり、余分な水分の排出も促す。口の渇きを癒し、解毒する作用もあるため、二日酔いの解消には最適。

食材編 143ページ

その他のおすすめ食材

▼しょうが　▼きんかん
▼大根　▼梨
▼ちんげん菜　▼あさり
▼白菜　▼牡蠣
▼れんこん　▼黒砂糖
▼いちじく　など
▼梅干し

精神疾患（うつ・イライラ・不安感など）

つねに不安感が拭えない、イライラする、やる気が出ない……。こうした精神的な問題は、気の不足やうっ積が一因とされ、五臓にも影響を与えるため、早めに心の安定をとり戻しましょう。

うつやイライラは「気」の流れが関与

近年、仕事や人間関係などのストレスの増加に伴い、うつ病やパニック障害などの精神疾患が増えています。精神疾患にはいろいろなケースがありますが、中医薬学では、多くは「気」が関与していると考えます。なかでも多いのは「気虚《ききょ》」によるもの。〝やる気〟や〝元気〟のもとになる気が不足することで、意欲の低下、食欲不振、不眠、疲労倦怠感などのうつ症状が見られます。

慢性的な不安やイライラ、緊張などの症状が見られる不安神経症は、気のめぐりが滞った「気滞《きたい》」がおもな原因で、のどの詰まりや胸のつかえなどが現れるのが特徴です。また、下がるべき気が上にのぼってしまった状態を「気の上衝《じょうしょう》」といい、この場合、発作性の動悸や不安感、のぼせなどの症状を起こします。

「憂」や「思《し》」の感情が脾《ひ》と肺を傷つける

中医薬学では、「百病は気より生ず」といわれ、喜、怒、憂、思、悲、驚、恐などの感情も、病気を引き起こす一因としています。とくに精神疾患には「憂」と「思」が関与していることが多く、五行説でみると「憂」は肺を弱め、「憂」よりも思い悩む要素が強くなると脾が弱まるとされます。その結果、内臓機能が低下して食欲もなくなり、ますます元気がなくなるというわけです。

不安感やうつ、イライラなどを鎮《しず》めるには、気を補うもの、気のめぐりをよくするもの、気を下げるものをとります。気を補うのはいも類や豆類、きのこ類や木の実類など。気のめぐりをよくするのは、しそ、たまねぎ、きんかん、みかんなどの辛味の食材や柑橘《かんきつ》類。気を下げる働きがあるのは、大根、かぶ、せり、セロリなどです。また「憂」や「思」の感情で傷つきやすい脾と肺を補う甘味や辛味の食材もおすすめです。

増加するうつ病

1996年には43.3万人であったうつ病患者が、2017年には127.6万人と、20年あまりで3倍近くに増加しています。うつ病は「心の風邪」と呼ばれ、誰でもかかる可能性があるものですが、安易に考えるのは危険です。ちょっと休養をとったり気晴らしをすれば治るものではなく、専門科での治療が必要です。風邪薬を飲むような感覚で、常習性のある精神安定剤や睡眠薬を手にとるのも問題です。社会生活に支障をきたす前に、一人で思い悩まず早めに治療にとり組むことが大切です。

おすすめ食材

気を補う食材、気のめぐりをよくする辛味の食材や柑橘類、また、気を下げる働きのある食材などを、症状に合わせてとります。脾と肺を補う甘味と辛味の食材も併せてとるとよいでしょう。

しそ（赤じそ・青じそ）【辛味・温性】

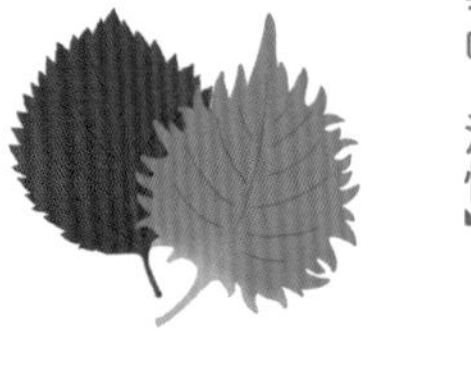

気の滞りを解消してめぐりをよくする作用に優れ、とくに胸の不快感やのどの詰まり感に有効。「憂」と「思」で傷つきやすい肺と脾に働きかけるため、精神疾患に最適。体を温めて胃腸を活性化する働きもある。

食材編 109ページ

らっきょう【辛苦味・温性】

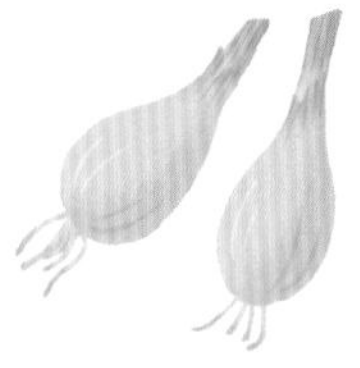

上昇した気を下ろす作用がある。エネルギーとなる陽の気を補充して冷えをとり、鬱々とした気分の解消にも役立つ。胃腸の働きを高めて消化を促進し、吐き気や胃の不快感、下痢などの胃腸のトラブルも解消する。

食材編 115ページ

おすすめメニュー

さつまいものシナモン風味

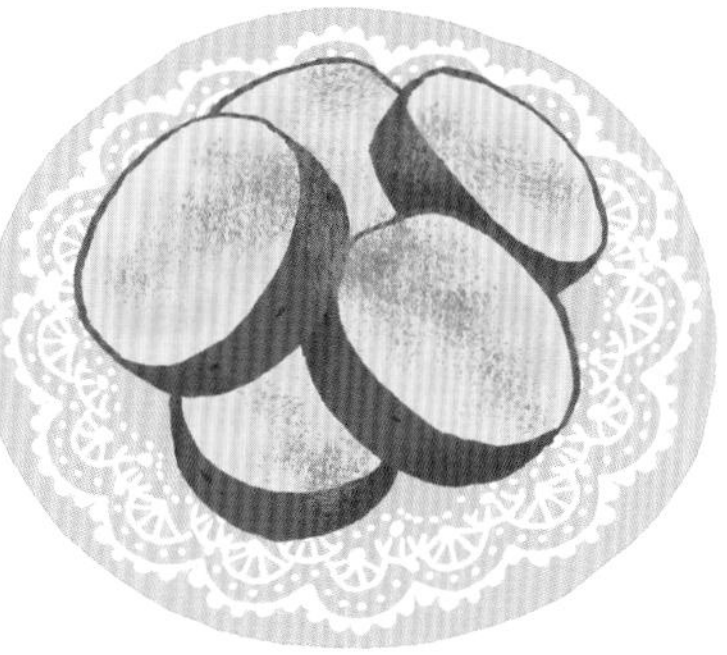

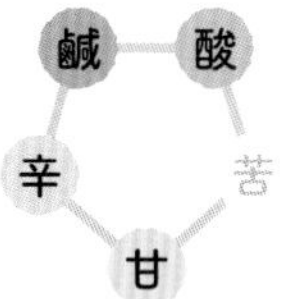

さつまいもは気を補い、「憂」や「思」の感情によって傷つきやすい脾や肺の働きを助ける食材。シナモンは芳香性の精油成分を含み、血行促進、精神安定、生理痛を止める作用があります。

材料（2人分）

- さつまいも……300g
- A しょうゆ……大さじ1
  - はちみつ……大さじ1
  - 水……½カップ
- シナモンパウダー……適量
- レモン汁……少々

作り方

さつまいもは1cm厚さの輪切りにして水にさらす。水けをきって鍋に入れ、Aを加えて弱火で煮詰める。汁けがなくなったら火を止めて、シナモンパウダーとレモン汁をふりかける。

しそと百合根《ゆりね》の梅あえ

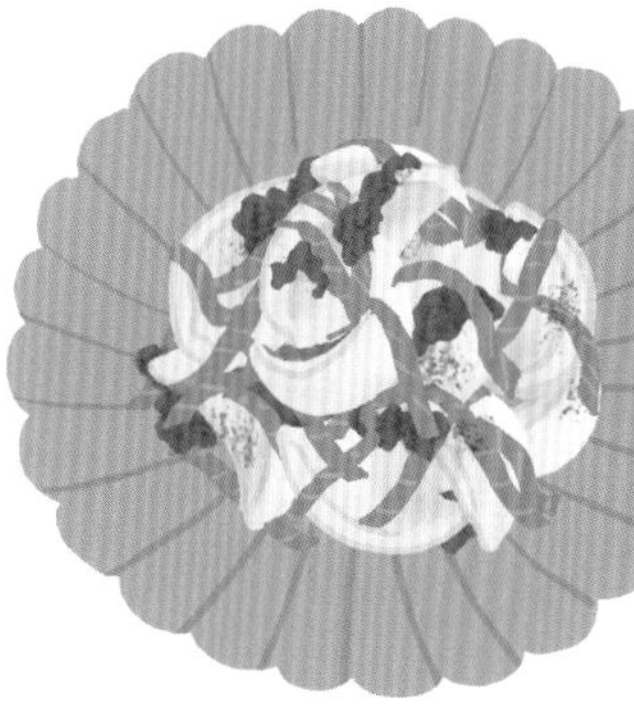

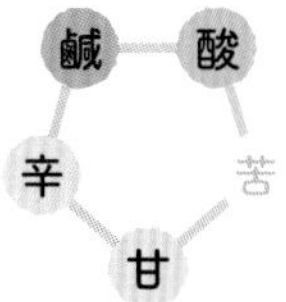

百合根は中国では古くから、不眠やヒステリーなどの精神不安を解消する特効薬として知られる食材。気のめぐりをよくするしそや梅干しと組み合わせることで、精神的なストレス解消効果が高まります。

材料（2人分）

- しそ……10枚
- 百合根……1株
- 梅干し……1個
- A 酒……大さじ½
  - しょうゆ……少々
  - みりん……少々

作り方

しそは細切りにする。百合根は根元を切り落として1枚ずつはぎ、大きいものは食べやすい大きさに切ってゆでる。梅干しは種をとってたたく。百合根にしそ、梅干し、Aを加えてあえる。

さつまいも

【甘味・平性】

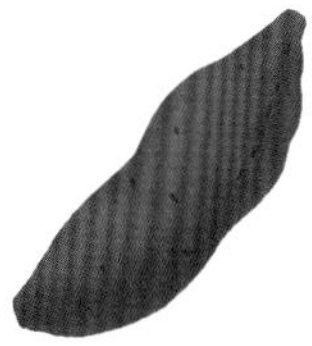

気を補って元気を養ういも類の代表。甘味に属し、「思」の感情で傷む脾・胃に働きかける。さつまいもを切ると分泌されるヤラピンという白い液体は、腸の働きを活性化し、豊富な食物繊維との相乗効果をもたらす。

食材編 123ページ

みかん

【実／酸味・温性】
【筋・袋・外皮／苦味・温性】

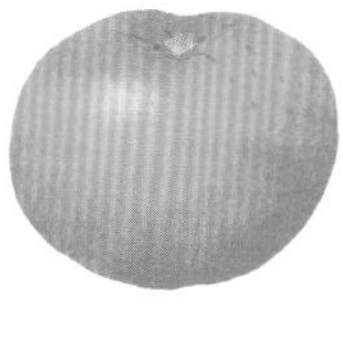

気の滞りをとり除いて、めぐりをよくする働きがある。のどの詰まり感や胸苦しさ、膨満《ぼうまん》感、また食欲不振などの解消に役立つ。夏みかんや橙《だいだい》、ネーブルなど、他の柑橘類にも同様に気のめぐりをよくする作用がある。

食材編 140ページ

その他のおすすめ食材

- 枝豆
- かぶ
- かぼちゃ
- しいたけ
- じゃがいも
- せり
- セロリ
- 大根
- たまねぎ
- とうもろこし
- トマト
- にら
- パセリ
- ピーマン
- まいたけ
- わらび
- きんかん
- ゆず
- 玄米
- もち米
- 大豆 など

疲労・倦怠感

疲労感は、働きすぎや運動のしすぎ、ストレスなどによって誰もが感じる感覚です。ただし、十分に休息しても疲れが残る場合、精力や気が不足している可能性があるようです。

疲れやすいのは腎と脾《ひ》の弱まり

疲れやすい、足腰がだるい、やる気が出ないという人は、おもに腎や脾・胃の弱まりが原因とされます。

腎は、元気や活力を生み出す精力を貯蔵する器官。腎が弱まれば、精力不足に陥り、やる気も集中力も失われます。また、腎機能が低下すると、水分代謝も悪くなるため、余分な水分がかたよって滞ることで、だるさや疲れを感じることもあります。

一方、脾・胃は食べたものを消化吸収して全身にエネルギーを送り届ける運搬器官。脾の働きが衰えると、消化吸収能力が落ちて食欲が低下したり、すぐに下痢をしたり、体が冷えたりして、疲労感を感じるようになります。

滋養強壮食材で腎と脾を補う

疲れたなと思ったとき、まずとりたいのが滋養強壮効果のある食材。黒豆や黒ごま、栗、やまいも、えびなどは、腎機能を強化して精力を補い、元気を養う薬効のある代表的な食材です。玄米、もち米、さつまいも、じゃがいも、やまいも、大豆、さやえんどう、ぎんなん、かぼちゃ、うなぎ、鶏肉などは、気を補って各器官の機能を活性化したり、体力を増強する「補気《ほき》」の作用があります。

脾・胃を補うのは、大麦や玄米、もち米などの穀類をはじめ、さつまいもや黒豆、大豆などの豆やいも類などの甘味の食材です。消化吸収を促して全身にエネルギーを分配し、気力や体力を補うことができます。

さらに、梅干しや柑橘《かんきつ》類、酢などの酸味の食材も疲労回復にうってつけです。血液中の乳酸などの疲労物質を分解し、すみやかに排出する働きがあるからです。

心身の疲れがたまった状態は、病気につながる、まさに未病の状態。重大な病気に発展する前に、日々の疲れをとり除いておきましょう。

疲労感が長引くときは…

長期にわたって疲労感が続く場合、慢性疲労症候群という病気の可能性もあります。突然、倦怠感や脱力感をはじめ、微熱や関節痛、抑うつ感などに襲われ、それが6か月以上にわたって継続する病気です。検査をしても他の病気や精神疾患は見つからず、現在のところ原因は不明、決定的な治療法も確立されていません。この場合、まずは医師に相談することが必要ですが、気の流れをよくしたり、気を補う食事を心がけることで、ストレスや疲労感を解消し、症状の軽減に役立ちます。

おすすめ食材

腎を補う食材や滋養強壮作用のある食材、消化がよく、脾・胃の働きを活性化させる甘味の食材、また気を補う補気の食材や疲労物質の排出を促す酸味の食材などをバランスよくとりましょう。

やまいも 【甘味・温性】

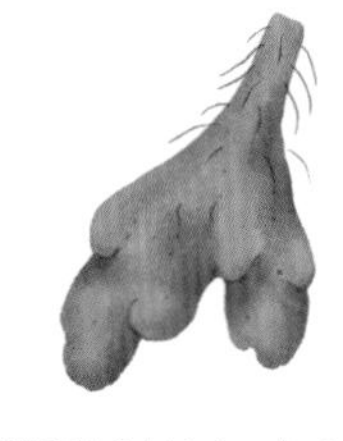

滋養強壮食材として知られ、乾燥したものは精力を増強する生薬《しょうやく》。低下した腎機能を正常に戻し、虚弱を補い、気力を増す効用がある。胃腸の働きを活性化する薬効もあり、脾・胃の弱まりによる疲労回復にも有効。

食材編 126ページ

栗 【鹹味・温性】

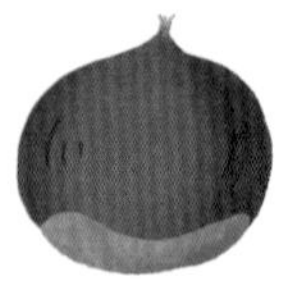

腎を補う鹹味《かんみ》に属し、腎機能を強化して気力を増し、虚弱体質を改善する。また、胃腸を丈夫にする働きもあるため、脾・胃が弱っている人ややせて体力のない人、食欲のない人、下痢気味の人の体力増強に向く。

食材編 129ページ

おすすめメニュー

えびと枝豆のコロッケ

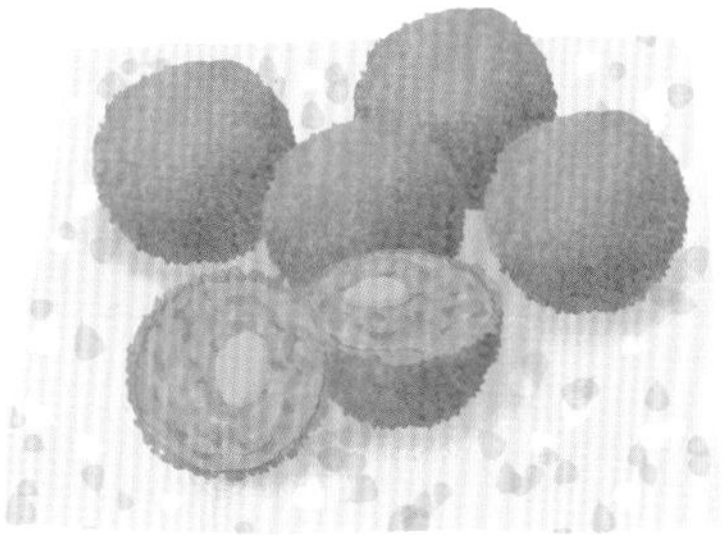

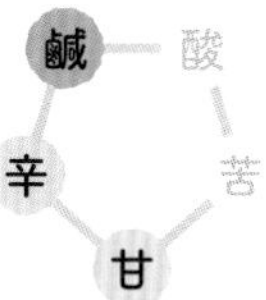

腎機能を強化するえびと、脾・胃の働きを補う甘味の枝豆とじゃがいもは、滋養強壮や体力増強効果の高い組み合わせ。辛味のこしょうをたっぷり効かせることでバランスがよくなります。

材料（2人分）

えび	100g
枝豆（さやつき）	50g
じゃがいも	2個
塩	適量
こしょう	少々
小麦粉	適量
溶き卵	適量
パン粉	適量
揚げ油	適量

作り方

えびは殻をむき、背わたをとって粗く刻み、フライパンで炒めて塩、こしょうで味をととのえる。枝豆は塩少々を入れた熱湯でゆでてさやからはずす。じゃがいもは蒸して皮をむき、熱いうちにすりこぎなどでつぶし、えび、枝豆、塩、こしょうを加えて混ぜ、4等分にして丸く形を整える。小麦粉、溶き卵、パン粉の順に衣をつけ、170℃の油できつね色に揚げる。

栗と鶏肉のうま煮

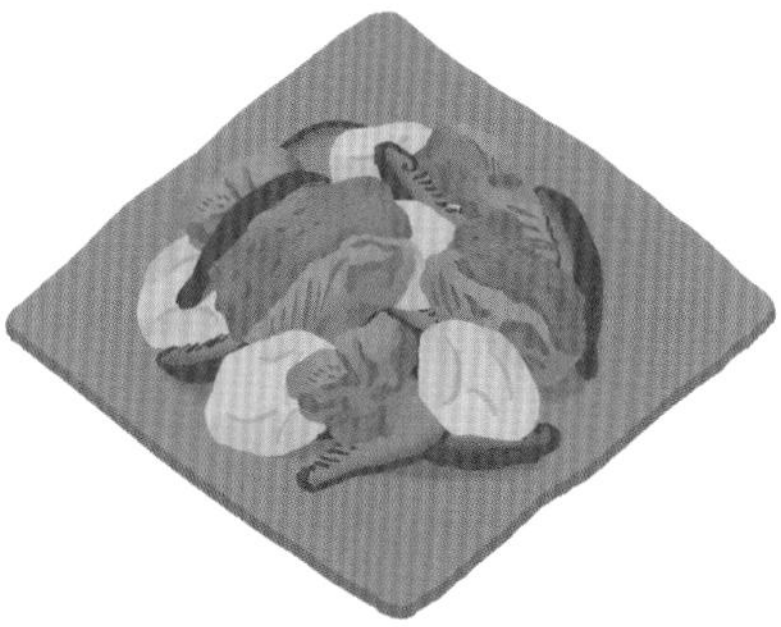

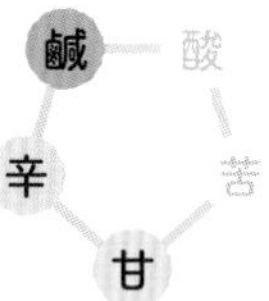

鹹味の栗は足腰の衰えや気力の低下、精力減退など、腎の低下による幅広い症状を改善します。鶏肉も気を補い、精力を増強する疲労回復に最適な食材。どちらも胃腸を温めて消化吸収も促進します。

材料（2人分）

栗	6個
鶏もも肉	1枚
干ししいたけ	2枚
ごま油	適量
A しいたけの戻し汁	⅔カップ
砂糖	大さじ1
酒	大さじ1
しょうゆ	大さじ1と½

作り方

栗はゆでて皮をむく。鶏肉は一口大に切り、干ししいたけは水で戻してそぎ切りにする。鍋にごま油を入れて火にかけ、鶏肉に焼き色がつくまで炒め、しいたけを加えてさらに炒める。Aと栗を加え、落としぶたをして煮汁がなくなるまで煮詰める。

みかん

【実／酸味・温性】
【筋・袋・外皮／苦味・温性】

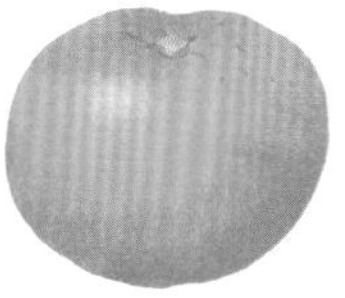

豊富に含まれる酸味の成分クエン酸が疲労物質の代謝を促し、疲労回復を早める。ビタミンCの宝庫で、免疫力を高めて体を強化するのに役立つ。夏みかんやレモン、ゆずなど、他の柑橘類にも同様の効果がある。

食材編 140 ページ

えび

【甘味・温性】

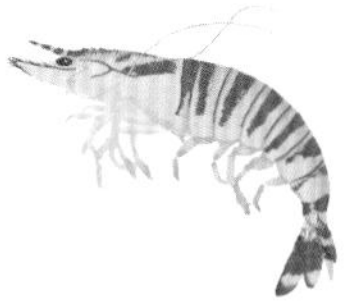

古くから強精食材として知られ、生命エネルギーを蓄える腎を補い、気力を増して精をつける薬効が高い。とくに腰から下がだるくて力が入らない、下半身が冷える、体力がない、頻尿《ひんにょう》といった症状に効果的。

食材編 148 ページ

その他のおすすめ食材

- 梅干し
- 枝豆
- かぼちゃ
- くるみ
- 黒豆
- 黒ごま
- 玄米
- たまねぎ
- トマト
- にら
- にんじん
- にんにく
- さつまいも
- しいたけ
- 大豆
- もち米
- らっきょう
- びわ
- 桃
- うなぎ
- 鶏肉 など

精力減退

だるい。やる気が出ない。疲れがとれない。性への関心が薄い。こうした精力の減退は、腎の弱まりが原因です。腎を補う食材で精力を増強し、老化を予防しましょう。

腎は「精力」を蓄える器官

私たちの生命活動を支える「精力」を蓄え、コントロールしているのは腎です。「精」とは成長や発育、生殖活動などに欠かせない、生命エネルギーを作り出す物質で、人間が先天的に持っている「先天の精」と、食べたり飲んだりすることで補充される「後天の精」があります。これらの精が不足すると、精神や肉体の活動力が弱まり、やる気や元気が失われた状態になります。

また、腎は膀胱《ぼうこう》や生殖器、骨髄や耳、髪との関係が深いため、腎が弱ると、尿の出が悪くなったり、インポテンツや不妊症を招いたり、また白髪や耳鳴りなどの老化現象が現れることになるのです。

腎の弱まりをもたらす原因は、ストレスや運動不足や冷えなど。また、深く思い悩んだり落ち込んだりすることでも、血を多く消耗して、精力が減退することになります。

鹹味《かんみ》の食材で腎を養い精力をつける

腎を養う食べ物の代表は、塩、味噌、栗、黒ごま、えび、ひじきなどの鹹味の食材です。少量でも十分効果が得られますので、ご飯の上にごま塩をふりかけたり、味噌汁にひじきをひとつまみ加えたりと、継続してとり入れることで精力増強につながります。また、腎の弱い人は「水滞《すいたい》」を生じて体が冷えやすいため、辛味の香辛料など温性の食材もプラスしてください。

現代栄養学では、ホルモンの分泌を調整して精子や卵子を作る亜鉛、ホルモンを生成する甲状腺を構成するヨウ素、若返りビタミンといわれ、ホルモンバランスを整えて生殖機能を増強するビタミンEなどが不可欠とされます。亜鉛は肉類や魚介類に、ヨウ素は海藻類に、ビタミンEはうなぎやごまなどの脂肪分に多く含まれます。

精力減退を招くインスタント食品

加齢とともに精力が減退するのは、ある程度仕方のないことですが、現在は10〜20代の若年層の精力減退が問題になっています。その原因の一つが食生活の乱れです。というのも、精力増強や疲労回復に不可欠な成分であるビタミンやミネラルは、インスタント食品や加工食品、ファーストフードなど食品添加物を多く含む食品が消化・吸収される過程で、大量に消費され、体外に排出されてしまうからです。少子化対策のカギは、若者の食生活の改善にも隠されているのかもしれません。

おすすめ食材

鹹味の食材や色の黒いものは、腎を補う働きに優れます。体を冷やすものが多いので、温性の食材を組み合わせること。亜鉛やヨウ素、ビタミンEなどの特効成分を含む食材も積極的にとりましょう。

アスパラガス

【甘苦味・温性】

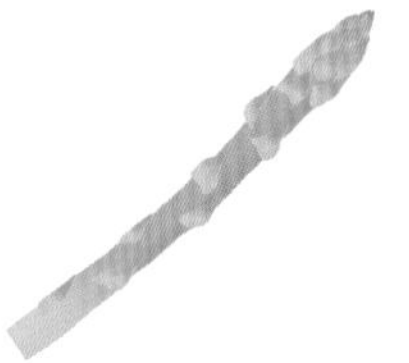

パワーを生み出すアスパラギン酸が豊富で、ミネラルの吸収やエネルギーの生産効率を高めて、スタミナ増強や疲労回復に役立つ。精力を高める亜鉛や、たんぱく質の消化を高めて新陳代謝を促進する成分も含む。

食材編 106ページ

れんこん

【甘味・平性】

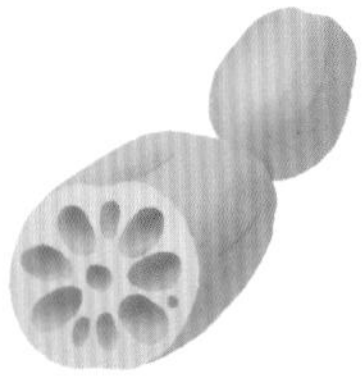

性ホルモンなどホルモン分泌量を調節し、生殖機能を高め、精子の数を増やすアルギニンやアスパラギン酸を含む。疲労回復や骨の強化、若返りの効果もあるとされる。ねばねば成分は精力回復に影響を与える。

食材編 127ページ

おすすめメニュー

アスパラガスとえびの炒め物

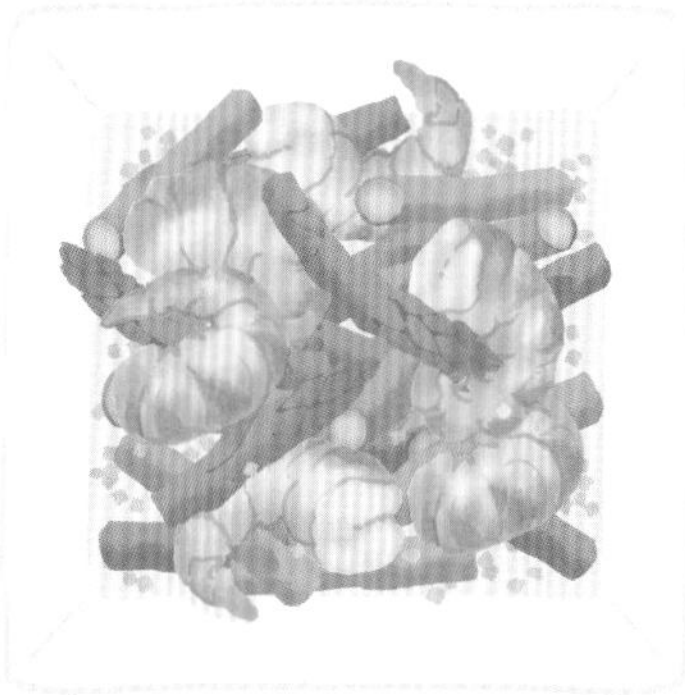

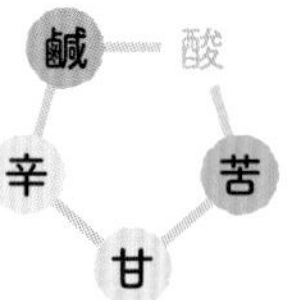

アスパラギン酸を含むアスパラガスは、精力増強の特効薬。えびは腎機能を強化する働きがあります。にんにくも滋養強壮食材としてよく知られ、三位一体となって精力の増強に働きます。

材料（2〜3人分）

アスパラガス……5本
芝えび……150g
にんにく……1かけ
しょうが……1かけ
塩……適量
こしょう……適量
ごま油……適量
水溶き片栗粉……小さじ2

作り方

アスパラガスは根元のかたい皮をむき、塩少々を加えた熱湯でゆでて3cm長さに切る。えびは頭と背わたをとり、塩、こしょうをふっておく。にんにく、しょうがはみじん切りにする。フライパンにごま油を入れ、にんにく、しょうが、えびを加えて炒める。えびの色が変わったらアスパラガスを加え、塩、こしょうで味をととのえ、水溶き片栗粉でとろみをつける。

ピリ辛くるみ味噌

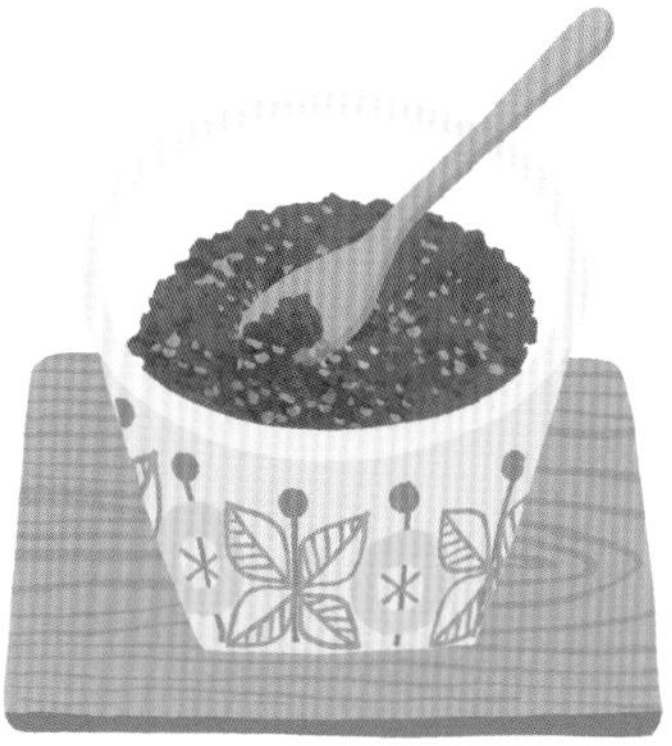

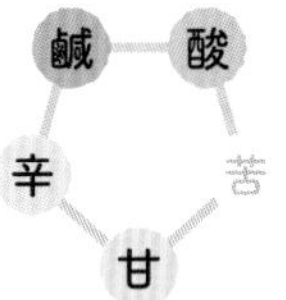

精力増強作用のあるくるみと、腎機能を補う味噌の組み合わせで効果倍増。辛味をプラスすることで、温め効果も高まります。くるみの薄皮には、咳や痰を止める効果もあるので皮ごと使いましょう。

材料（作りやすい分量）

くるみ……150g
ごま油……適量
A 砂糖……50g
　味噌……100g
　豆板醤……適量
酢……大さじ1
削り節……10g

作り方

くるみをから炒りし、すりばちですりつぶす。フライパンにごま油を入れ、くるみとAを入れ、弱火で焦がさないように混ぜ合わせる。仕上げに酢と削り節を入れて混ぜ合わせる。

くるみ【甘味・平性】

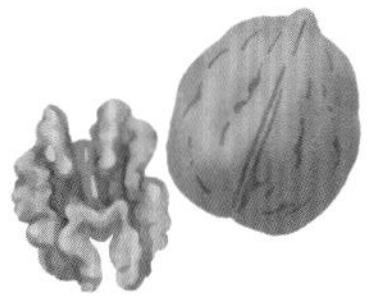

腎に働きかける作用が強く、精力を増強したり、足腰を強化する効果があるパワーアップ食材。インポテンツや遺精《いせい》、頻尿《ひんにょう》など、生殖器や膀胱に関するトラブルには、幅広い薬効を示す。健脳食としても知られる。

食材編 154ページ

ごま（黒）【甘味・平性】

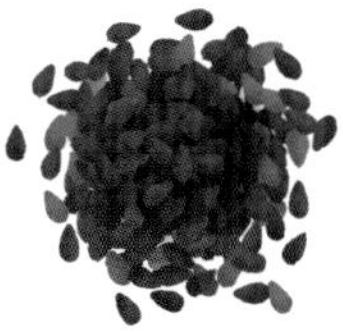

古代エジプト時代から精力がつく食材といわれ、中国では、肝と腎を補い、五臓を潤し、滋養強壮・強精効果のある食材とされる。若返りビタミンといわれるビタミンEや血流を改善する不飽和脂肪酸を豊富に含む。

食材編 154ページ

その他のおすすめ食材

▼おくら ▼にんにく ▼かつお
▼ぎんなん ▼にら ▼昆布
▼ごぼう ▼やまいも ▼鮭
▼さつまいも ▼わらび ▼さば
▼さといも ▼いちご ▼ひじき
▼せり ▼栗 ▼納豆
▼セロリ ▼うなぎ
など

白髪・抜け毛

同じように年を重ねても、白髪や抜け毛が目立つ人と、まったく気にならない人がいます。これは腎に蓄えられている精力の強さの違いのようです。

艶やかな黒髪は生命力の強さを表す

年を重ねるとともに、誰でも白髪や抜け毛が気になるようになります。加齢による抜け毛や白髪は、腎機能の衰えが原因です。髪と腎は同じ「水」の五行に属し、髪は腎の精気（生命の源泉となる力）が現れる場所とされます。黒々として艶やかな髪は、腎の働きも生き生きとして、生命力あふれる状態ですが、反対に白髪や抜け毛が目立つのは、腎の働きが衰えて、精気が徐々に失われている状態を示します。

一方で、若いときから髪が薄くなったり、白髪が目立つ人がいます。これは、血と気のめぐりの悪さが原因とされます。髪と血は密接な関係があり、髪は「血余《けつよ》」、言い換えると血＝栄養分の余りと呼ばれます。血液が豊富で滞りなく流れていれば、頭皮や髪にも十分な栄養が行き渡りますが、瘀血《おけつ》によって血流が滞ったり、貧血で血液が不足したりすると、頭皮や髪の栄養分が不足し、抜け毛や白髪を起こしやすくなるわけです。

また、強いストレスを感じている人や神経を使い過ぎる人は、気が正常にまわらなくなり、それに伴って頭部の血流が滞って白髪や抜け毛を起こす場合もあります。この場合は、しそやたまねぎ、柑橘《かんきつ》類などの気のめぐりをよくする食材で、頭部の血流を改善させます。

食事で髪や頭皮に栄養を補給する

加齢に伴い白髪や抜け毛が増えた場合は、黒ごまやくるみ、栗、やまいもなどの腎機能を補う食材で精気を養い、老化を防ぎましょう。

年齢がそれほど高くないのに、白髪や抜け毛で悩んでいる人は、腎を補う食材をとると同時に、瘀血を解消して血のめぐりをよくする食材や血を補う食材で、髪や頭皮に十分な栄養を補給しましょう。

ツルドクダミは髪の特効薬

漢方薬で髪の特効薬とされるのが、ツルドクダミの根を乾燥させた何首烏《かしゅう》です。昔、中国の何《か》さんという人がこれを食べていたら、烏《う》のように髪が黒くなり、100歳まで黒々とした髪を保ったというエピソードから、「何さんの首（頭）が烏のように黒い」という意味でこの名がついたそうです。ツルドクダミは、中国原産のツル科の多年草。心臓の形の葉はドクダミに似ていますが、花を咲かせるのは秋です。都会でも見かけるので、とって根を乾燥させ、お茶にして飲むとよいでしょう。

おすすめ食材

腎機能を強化する鹹味《かんみ》や色の黒い食材を、毎日継続してとるようにしましょう。加えて、血流をよくしたり血を補う食材や、ストレスの発散に役立つ気のめぐりをよくする食材もおすすめです。

昆布 【鹹味・寒性】

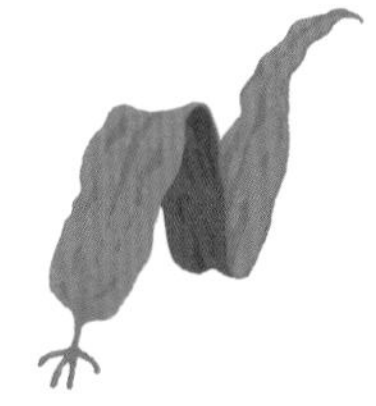

腎機能を高める働きがあると同時に、黒髪を作るのに必要なヨウ素やカルシウム、鉄分などを豊富に含む。コレステロールの排出を促し、血圧を下げて血行をよくする作用もあるので、瘀血による白髪予防にも有効。

食材編 101ページ

モロヘイヤ 【甘味・寒性】

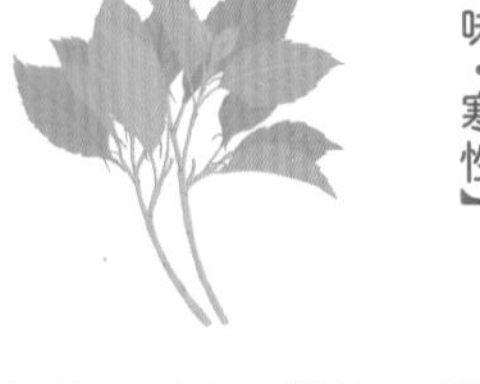

野菜のなかでもトップクラスの栄養価で、髪を黒々とさせるメラニン色素の合成に不可欠な銅や、髪を美しくするパントテン酸、毛髪を作る亜鉛を豊富に含む。中枢神経を鎮《しず》めるため、ストレス性の脱毛にも有効。

食材編 114ページ

おすすめメニュー

モロヘイヤのくるみごまあえ

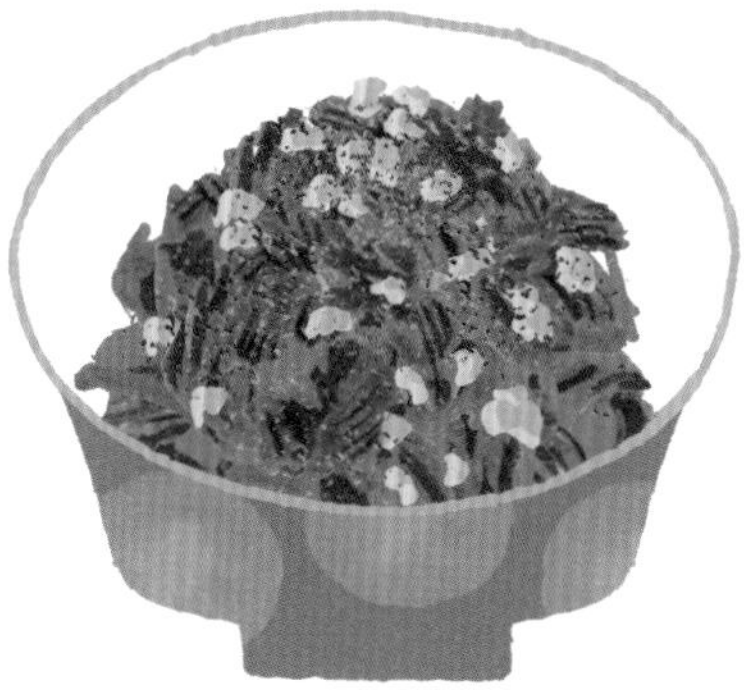

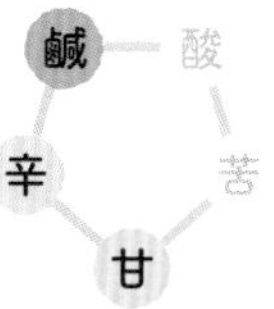

黒々とした髪を作るのに必要な銅やミネラル、亜鉛などを含むモロヘイヤに、腎機能を強化して、精力を補うくるみと黒ごまの強力コンビで、さまざまな老化現象に抜群の効果を発揮します。

材料（2人分）

モロヘイヤ	1袋
くるみ	大さじ1
ごま（黒）	大さじ2
A しょうゆ	小さじ1
└ みりん	大さじ1

作り方

モロヘイヤは、葉をとってさっとゆがいて細かく刻む。ごまはすりつぶす。くるみは炒って粗く刻んでからごまと一緒に混ぜる。モロヘイヤ、ごま、くるみを合わせ、Aを加えてあえる。

昆布煮豆

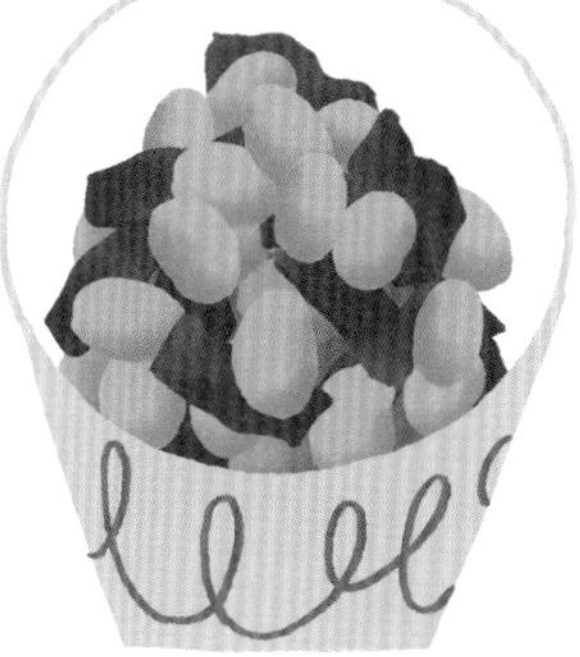

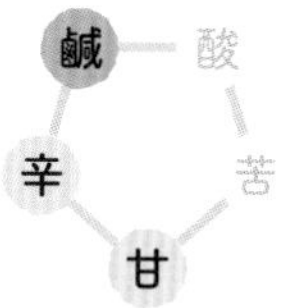

腎機能を強化する昆布は、古くから白髪予防によいとされる食材。髪の毛の形成に必須の良質たんぱくや、髪を黒くするカルシウムを豊富に含む大豆と組み合わせることで、さらに効果が高まります。

材料（作りやすい分量）

大豆	1カップ
昆布（3㎝角）	5g
水	3.5カップ
みりん	大さじ2
しょうゆ	大さじ1と½

作り方

大豆は一晩水につけておく。大豆を水ごと鍋に入れ、昆布を加えてアクをとりながら中火で30分ほど煮る。豆がやわらかくなったら、みりんとしょうゆを加えてふたをし、中弱火で1時間ほど煮込み、煮汁が半分くらいになったら火を止めて味をふくませる。

その他のおすすめ食材

▼枝豆 ▼菜の花 ▼桃
▼栗 ▼にら ▼あさり
▼くるみ ▼にんじん ▼うなぎ
▼黒豆 ▼パセリ ▼えび
▼黒きくらげ ▼ほうれん草 ▼牡蠣《かき》
▼ごぼう ▼よもぎ ▼しじみ
▼たまねぎ ▼やまいも ▼わかめなど

ごま（黒）

【甘味・平性】

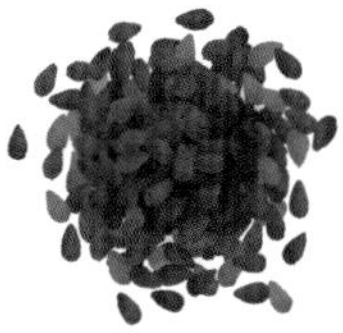

精力を司《つかさど》る腎と、血の貯蔵器官である肝、両方の働きを補い、五臓の衰えを改善し、白髪や脱毛をはじめ、老化防止に役立つとされる代表的な食材。血を補う働きもあるため、髪だけでなく美肌作りにも役立つ。

食材編 154ページ

ブロッコリー

【甘味・平性】

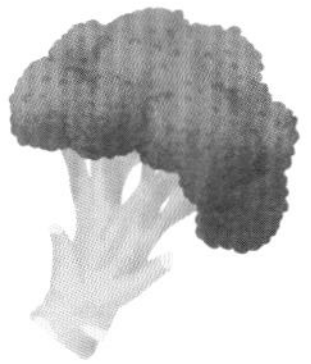

低下した腎機能を強化する働きに優れ、五臓すべてを補い、滋養強壮、虚弱体質の改善に効果をもたらすとされる。体のサビをとる抗酸化物質が数多く含まれ、髪だけでなく、全身の老化防止に効果がある。

食材編 138ページ

老化防止・アンチエイジング

老化は腎機能の衰えにより、腎に蓄えられている「精」が不足することで起こります。腎機能を高め、精を補う食材で老化のスピードを遅らせ、変わらぬ若さを保ちましょう。

老化は腎精《じんせい》の不足が原因

中医薬学では、老化は腎機能の衰えととらえます。腎は、西洋医学でいう腎臓のみならず、成長、発育、生殖、泌尿器系、ホルモン系も含む、生命活動の基盤となる臓です。

また腎は、生まれながらに持っている「先天の精」と、飲食物で得られる「後天の精」を蓄える場所でもあり、私たちの生命活動は、この2つの「腎精」によって営まれています。精とは、私たちの体を構成する基本物質で、生命活動の根源をなすものです。加齢とともに、腎に蓄えられているこの精が不足してくるのが老化です。

先天の精をどのくらい親から受け継いでいるか、また、普段の生活習慣によって、後天の精をきちんと増やすことができているか、無駄使いしていないかで、老化の速度は異なります。精と血は同源といい、精は血に、血は精に変化し、互いに補い合うため、女性は月経の度に、さらには妊娠や出産でも精を失います。加えて、食生活の乱れや睡眠不足、過労、ストレスなどでも精を消費してしまいます。

腎は膀胱《ぼうこう》と表裏一体の関係にあり、骨髄や耳、髪とも密接な関係があるため、腎の精力が弱ると、頻尿《ひんにょう》、足腰の衰え、精力の減退、脱毛、耳鳴りなど、さまざまな老化現象が現れることになるのです。

腎を補う食材で若さを保つ

老化を止めることはできませんが、腎の働きを強化し、腎精を補うことで、老化のスピードを遅らせることは可能です。腎や精を補う働きを持つのは、くるみ、黒ごま、黒豆、黒きくらげ、やまいもなどです。ただし、老化防止は一日で達成できるものではありません。毎日少しずつでも習慣的に精を補って、年齢とともに加速する老化と闘いましょう。

老化を促進する有害物質

さまざまな化学物質が蔓延《まんえん》するなか、私たちの体の中には水銀やヒ素、鉛、アルミニウムなどの重金属をはじめ、農薬や食品添加物、そして放射性物質などの有害物質が溜まりやすくなっています。有害物質が蓄積すると、だるい、疲れやすいなどの肉体的症状の他、イライラ、キレやすいといった精神的症状も起こります。また、新陳代謝が低下して老化も促進することに。玄米、にんにく、ごぼうなど毒素排出作用のある食材で、有害物質をとり除くことも老化防止に不可欠です。

おすすめ食材

くるみや黒ごま、黒きくらげ、やまいもなどは、腎を強化して精を補う老化防止の代表的な食材。その他、体のサビをとる抗酸化作用の高いビタミンA、C、Eやポリフェノールを含む食材も効果的。

トマト 【甘味・涼性】

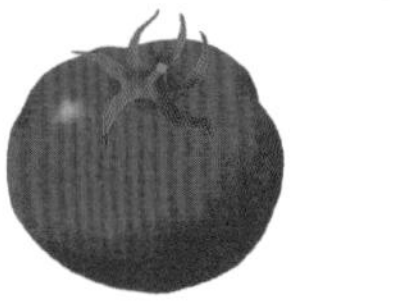

赤い色に含まれるリコピンは抗酸化作用が高く（β-カロテンの約2倍）、細胞の酸化や老化防止に有効。同じく抗酸化作用のあるカロテンやビタミンC、E、ケルセチンも含む。肌や粘膜を健康に保つ効果もある。

食材編 112ページ

ごぼう 【苦味・寒性】

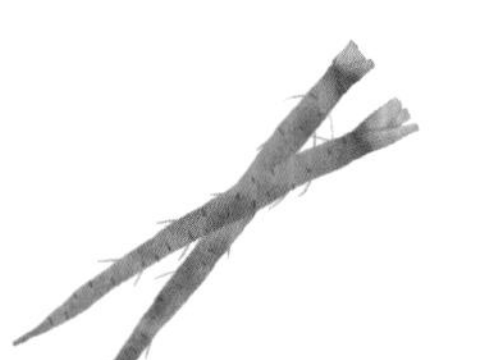

古くから腎機能を高め、精力をつける野菜として知られる。現代栄養学でも、食物繊維のイヌリンに、腎機能を高めて利尿《りにょう》作用のあることが確認されている。血糖値の上昇やがんの発生を抑制するリグニンも含む。

食材編 135ページ

おすすめメニュー

ごぼうと牛肉の炒め煮

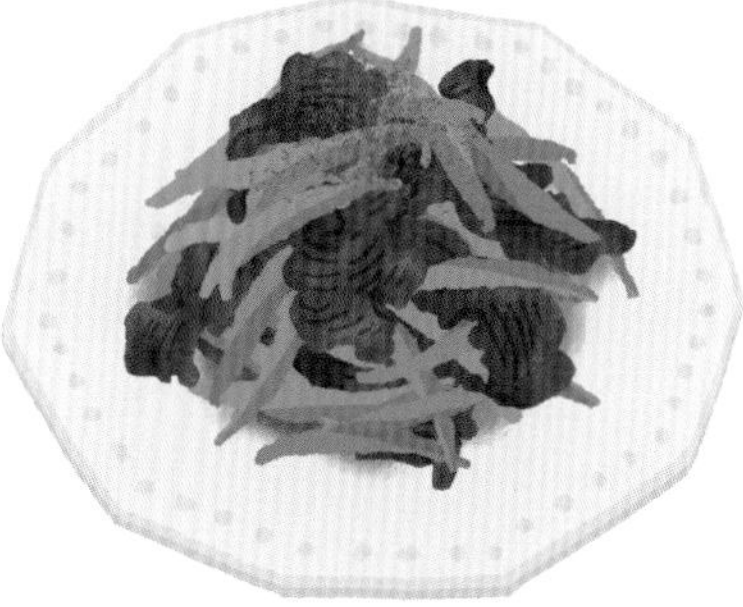

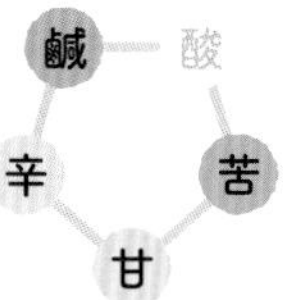

ごぼうの食物繊維は切り口が多いほど量が増えるので、ささがきにすると効果的。また肉と一緒に食べると効力が高まります。ごぼうの寒性をやわらげるために、仕上げに七味唐辛子をふって。

材料（2人分）

ごぼう……1本
牛切り落とし肉……100g
ごま油……大さじ1
A 酒……大さじ1
　しょうゆ……大さじ2
　みりん……大さじ2
七味唐辛子……適量

作り方

ごぼうは皮をたわしでこすって泥を落とし、ささがきにして水にさらす。フライパンにごま油を熱し、水けをきったごぼうをよく炒める。牛肉を加えて炒め合わせたら、Aを加えて煮汁が少なくなるまで煮る。火を止めて味をふくませ、七味唐辛子をふっていただく。

トマトとたまねぎのスープ

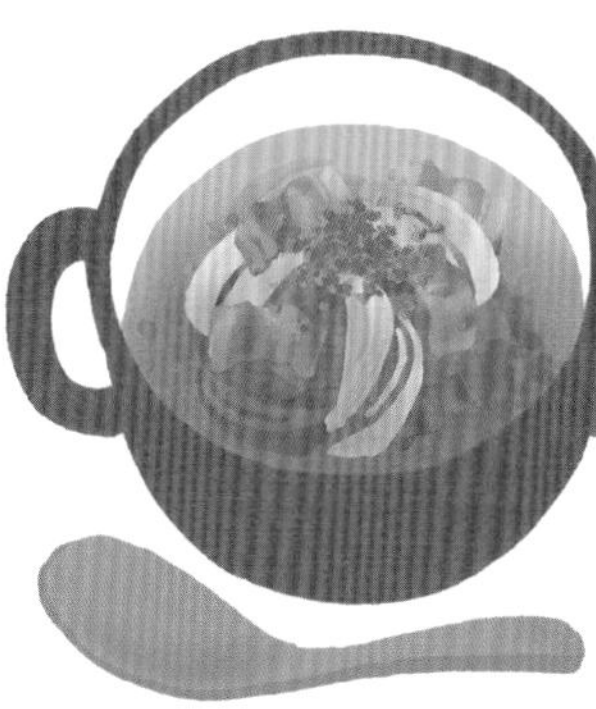

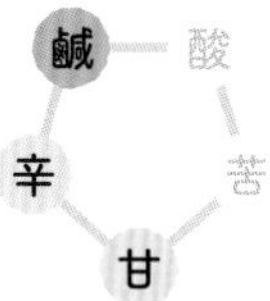

トマトに含まれる抗酸化物質リコピンは完熟するほど増え、また生で食べるより、加熱した方が吸収率が高まります。血液サラサラ効果のあるたまねぎは、血行を促進して新陳代謝を活発にします。

材料（2人分）

トマト……1個
たまねぎ……¼個
ベーコン……1枚
水……1と½カップ
塩、こしょう……各適量
パセリのみじん切り……適量

作り方

トマトは1.5㎝角に切る。たまねぎは薄切りにする。ベーコンは1㎝幅に切る。鍋にベーコンを入れて弱火で炒め、脂《あぶら》が出たらトマト、たまねぎを加えてトマトがくずれるまで炒める。水を加えて煮立て、アクをとりながら7～8分煮て、塩、こしょうで味をととのえ、パセリを散らす。

ぶり【甘味・温性】

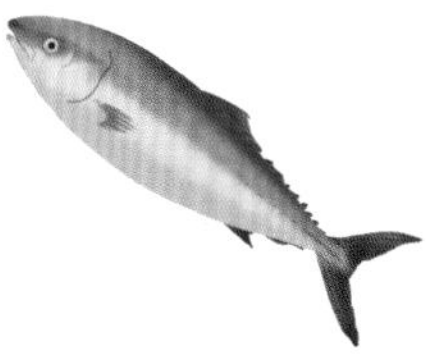

腎に働きかけて、気力を増す作用がある。血を補い、めぐりをよくして全身に栄養を運ぶことで老化を防ぐ。DHAやEPAなどの不飽和脂肪酸も豊富で、血液をサラサラにして血行をよくし、新陳代謝を促進する。

食材編 143ページ

納豆【甘味・温性】

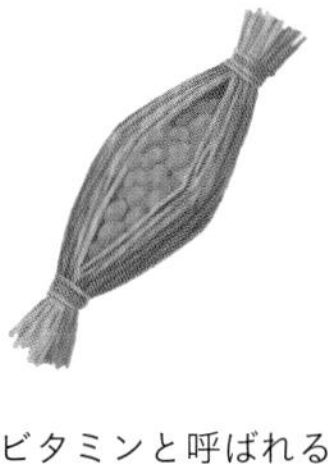

美容ビタミンと呼ばれるビタミンB_2が豊富で、皮膚や髪、爪の健康維持に役立つ。アンチエイジングに効果があるとされるポリアミンという成分や、細胞膜を作るレシチンも豊富に含み、新しい細胞の形成に有効。

その他のおすすめ食材

- 小麦
- 黒きくらげ
- やまいも
- 枝豆
- さといも
- 落花生
- カリフラワー
- たまねぎ
- うなぎ
- キャベツ
- にら
- えび
- くるみ
- にんにく
- 牡蠣《かき》
- 黒豆
- ねぎ
- 真鯛
- 黒ごま
- ブロッコリー
- 豚肉　など

ニキビ・吹き出物・湿疹《しっしん》・じんましん

赤みが強く、腫れたり熱を持っていたり、膿《うみ》が出たりするニキビや湿疹、じんましんなどは、体内にこもった熱が原因。熱を冷ますことで炎症を鎮《しず》めて肌トラブルを改善しましょう。

皮膚の炎症は血の熱が原因

中医薬学では、赤みの強いニキビや吹き出物、湿疹、じんましんなどは、体内にこもった熱が血液にまで侵入した「血熱《けつねつ》」が原因と考えます。

かつての日本人には少なかったのですが、現在は「血熱」傾向の人が増えているといわれます。その理由の一つは過剰なストレスです。ストレスが溜まると、体内の気のめぐりが悪くなってうまく発散されなくなります。気は活発に活動するエネルギーですから、これが滞るとそこに熱が生じ、体内に過剰な熱がこもりやすくなるのです。この状態が続くと、体内の熱が出口を求めて体の表面に向かい、皮膚に発疹や炎症を起こすわけです。

また、高タンパク高脂肪の食事も「血熱」を招く要因です。肉類や脂《あぶら》っこいもの、インスタント食品や辛いもの、お酒などの刺激物を好む人も、体内に熱を発生させやすく「血熱」傾向になります。

「涼血《りょうけつ》」食材で血の熱を冷ます

肌トラブルにもいろいろありますが、「血熱」で起こるのは赤みが強く、腫れて触ると熱を帯びているニキビや吹き出物です。白ニキビは気の不足、ジュクジュクしたものは湿熱《しつねつ》が原因とされます。熱によるじんましんは、皮膚の盛り上がりがひどく、赤みとかゆみが強いのが特徴です。アトピー性皮膚炎も、ひっかくと黄色い膿が出るタイプ、肌の乾燥のひどいかさかさタイプ、その混合型は「血熱」が原因とされます。

こうした「血熱」による肌トラブルには、黒きくらげ、せり、トマト、ふきのとう、れんこん、わさびなどの血の熱を冷ます「涼血」作用のある食材や、ごぼう、かぶ、ゴーヤー、菜の花、セロリ、海藻類、どくだみなど炎症を鎮める消炎作用のある食材で対処します。

便秘と肌荒れの深い関係

便秘になると、ニキビや吹き出物などの肌荒れを起こしやすいといわれます。便はいわば体にとっては不要な老廃物や毒素のかたまり。腸の中に何日も便が滞留すると、これをエサにして悪玉菌が増殖し、有害物質が発生します。有害物質は腸管から吸収されると、血液中に溶け込んで全身をめぐり、これが肌荒れの一因となるのです。皮膚細胞はそもそも汚れや皮脂、水分などを排泄する機能があるため、ニキビや吹き出物などは、この有害物質が排出されて表面化したものなのです。

おすすめ食材

血の熱をとる涼血作用のある食材をはじめ、炎症を抑える消炎作用のあるもの、また解《げ》毒《どく》作用や殺菌作用のあるものなどを組み合わせてとるとよいでしょう。胃腸を冷やし過ぎない配慮も忘れずに。

せり 【甘味・平性】

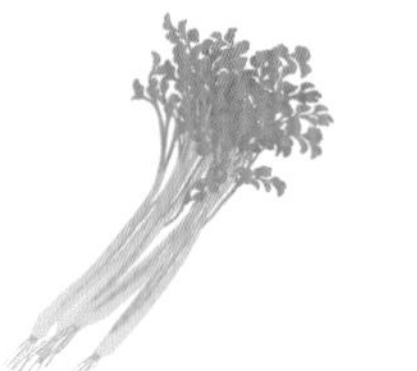

体の熱を冷ます清熱《せいねつ》作用や血の熱をとり除く涼血作用がある。炎症を鎮めたり、出血を治める働きもある。血液を浄化して血行を促し、血が熱を帯びることで生じる眼の充血やめまい、頭痛、肩こりなどにも有効。

食材編 94 ページ

セロリ 【甘味・涼性】

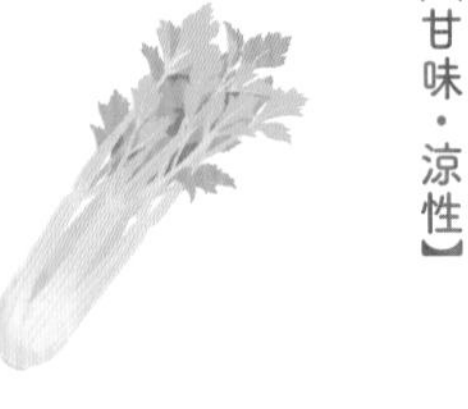

体内にこもった熱を冷まし、瘀血《おけつ》をとり除く効果がある。また、血管をきれいに掃除する働きがあるとされ、体の中から浄化される。外用として患部に塗ると、傷をはじめ、あらゆる皮膚病に効くといわれる。

食材編 94 ページ

おすすめメニュー

ゴーヤーの炒り豆腐

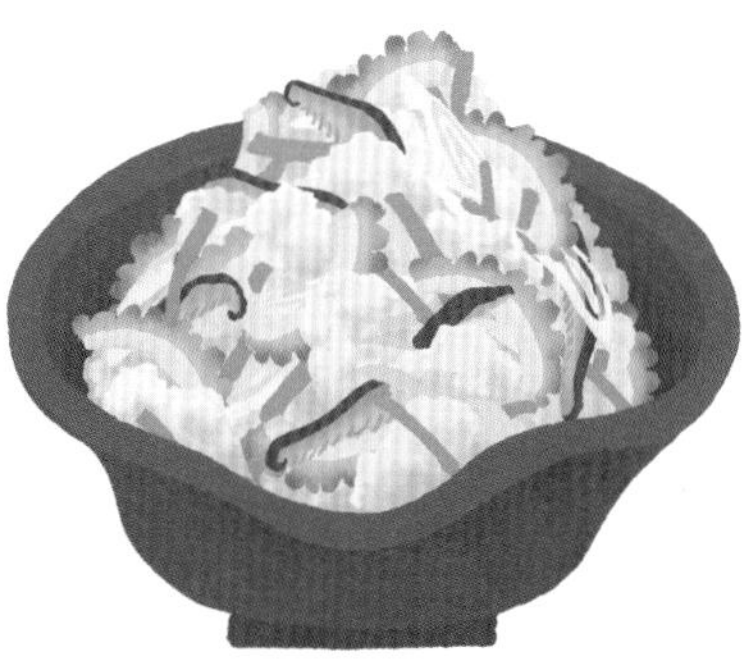

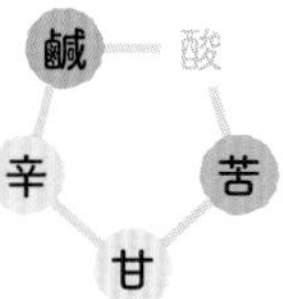

ゴーヤーは清熱作用や消炎作用のある苦味の代表。豆腐にも清熱作用があり、とくに湿疹後の熱を冷ますのに有効とされます。同時に皮膚を潤す効果もあるので、みずみずしい素肌作りにも役立ちます。

材料（2人分）

ゴーヤー……½本
木綿豆腐……½丁
にんじん……4㎝程度
干ししいたけ……2枚
ねぎ……4㎝程度
だし汁……50㎖
A みりん……大さじ1
　しょうゆ……大さじ½
　塩……少々
ごま油……適量

作り方

ゴーヤーは種とわたをとって薄切りにし、塩(分量外)をふってもみ、さっと洗って絞る。豆腐は重しをして水きりする。にんじんはせん切り、干ししいたけは水で戻して薄切り、ねぎは斜め薄切りにする。フライパンにごま油を入れて野菜を炒めたら、豆腐をくずし入れる。だし汁を加えて煮立ったらAで調味し、煮汁が少なくなるまで煮る。

せりのわさびじょうゆあえ

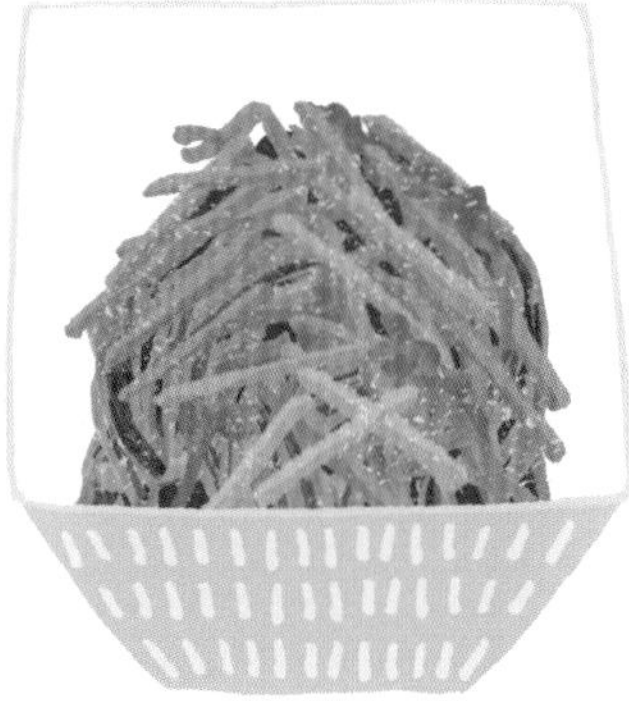

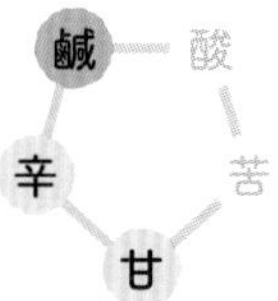

せりとわさびは、ともに血の熱を冷ます「涼血」作用があるため、ニキビや吹き出物などに相乗効果をもたらします。血の熱はとり除くものの、性質は平性と温性で、体を冷やすことがないのも利点。

材料（2人分）

せり……½束
A わさびのすりおろし……小さじ1程度
　しょうゆ……大さじ1
　だし汁……大さじ1

作り方

せりは塩少々（分量外）を加えた湯でさっとゆがく。冷水にとって水けをきり、4㎝長さに切ってAであえる。

ゴーヤー【苦味・寒性】

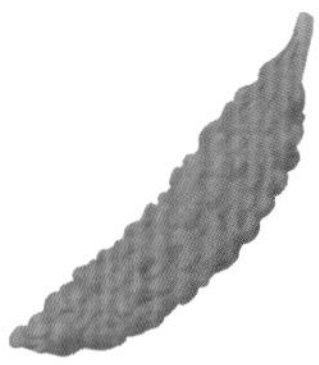

体の熱を冷まし、炎症を抑える作用があり、熱性の肌トラブルに有効。血液を浄化したり、血行を促進する作用もある。解毒作用もあり、細菌やウイルス性の湿疹などにも有効。美肌効果の高いビタミンCも豊富。

食材編 109ページ

わさび【辛味・温性】

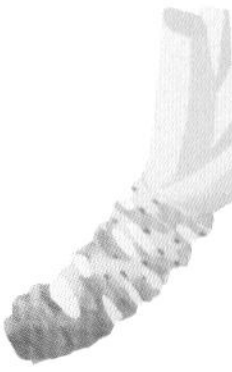

体を温める温性だが、血の熱をとり除く涼血作用がある。解毒作用や殺菌作用も高いため、細菌やウイルス感染による湿疹などにも効果的。チューブのわさびには効果がないため、本わさびを用いるように。

食材編 146ページ

その他のおすすめ食材

▼アスパラガス ▼小松菜 ▼白菜
▼かぶ ▼たけのこ ▼ふきのとう
▼菊花 ▼ちんげん菜 ▼れんこん
▼キャベツ ▼冬瓜《とうがん》 ▼小豆
▼きゅうり ▼どくだみ ▼小麦
▼黒きくらげ ▼トマト ▼豆腐
▼ごぼう ▼なす ▼はと麦など

しこり・ポリープ・腫瘍《しゅよう》

体にできるしこりや腫れ物には、子宮筋腫や卵巣嚢腫《のうしゅ》をはじめ内臓にできるポリープや腫瘍など、さまざまなものがあります。これらはおもに体内を流れる気や血、水の停滞が原因とされます。

気血水の停滞がしこりの原因

精神的なストレスや過労などによって気の流れが停滞すると、気と連動して動いている血の流れも悪くなって瘀血《おけつ》を生じます。瘀血はどろどろとした古い血液が滞った状態で、瘀血が続くとそこに熱を生じ、しこりやポリープなどが形成されやすくなるのです。

また、余分な水分が体内に停滞することで生じるしこりもあります。冷たいものや甘いもの、脂《あぶら》っこいもののとり過ぎが原因で、水分を全身に運搬する脾《ひ》の働きが低下することで生じるとされます。

気滞《きたい》によるしこりは、張った感じはあるけれども触れるとやわらかく、しこりを押すと移動するのが特徴です。瘀血によるしこりはかたく、痛みが強く、触れられるのを嫌がります。水滞《すいたい》によるしこりはかたい場合が多いようです。

気血水の流れをよくししこりを散らす食材をとる

気滞によるしこりには、気の流れをスムーズにする食材がおすすめです。春菊、三つ葉、みょうが、しそ、パセリ、セロリ、みかん、レモン、きんかん、ゆずなど香りの高い食べ物は、鬱々とした気持ちを発散する効果があります。

瘀血によるしこりには、血行をよくして瘀血をとり除く菜の花、にんにく、にら、ねぎ、しょうがなどが向いています。

水滞によるしこりには、はと麦、とうもろこし、小豆、黒豆、冬瓜《とうがん》、白菜、やまいも、トマト、ちんげん菜、すいか、メロンなど水分代謝を高める食材をとります。

また、昆布やわかめ、のり、ひじきなどの鹹味《かんみ》の食材には、腫れ物やしこり、腫瘍、結石などの塊や体内の集積物をやわらかくしたり、散らす作用があるため、これらも併せてとるとよいでしょう。

女性のしこり

子宮筋腫や乳房のしこりなど女性特有のしこりがあります。筋腫は良性の腫瘍で、瘀血がおもな原因とされます。乳房には良性の腫瘍と悪性のがんによるしこりがあります。良性のしこりは10〜20代の女性に多い乳腺繊維腺腫と乳腺症があり、どちらも痛みはありません。乳がんは乳房中の気血が滞ることで起こるとされ、こちらも痛みや熱などは感じません。出産後に乳房が腫れる乳腺炎によるしこりもあります。いずれにしろしこりを発見したら、早めに病院で検査を受けましょう。

おすすめ食材

しこりのタイプによって、瘀血をとる食材や気のめぐりをよくする食材、水分代謝を促す食材をとります。併せてしこりをやわらかくする食材や腫れを消す食材、炎症を抑える食材なども有効です。

かぶ

【苦味・温性】

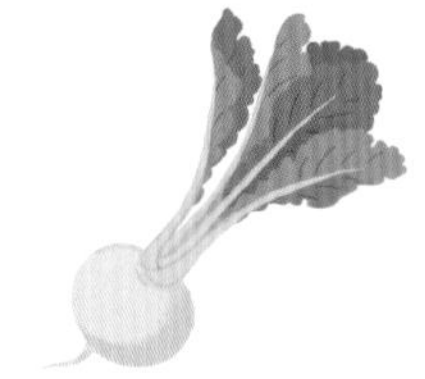

炎症を鎮《しず》め、熱を冷ます作用があり、熱を持った腫れ物やできもの、しこりをはじめ、乳腺炎やのぼせ、口の渇きなどの熱性の症状に幅広く効果がある。β-カロテンやカルシウム、鉄などの栄養成分はかぶの葉に多い。

食材編 93ページ

菜の花

【苦辛味・温性】

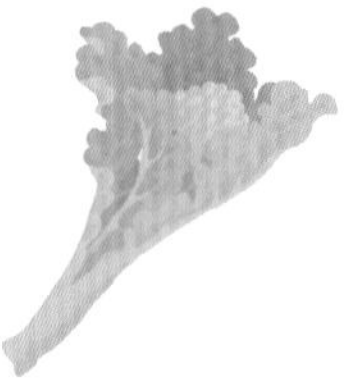

血の滞りを除く作用に優れ、腫れ物を散らす効果がある。昔から乳腺炎や急性熱毒病症、悪性のできものなどに用いられてきた。子宮筋腫や卵巣嚢腫のような瘀血による婦人科系の腫れ物、できものにも効果的。

食材編 96ページ

おすすめメニュー

かぶとみょうがの甘酢漬け

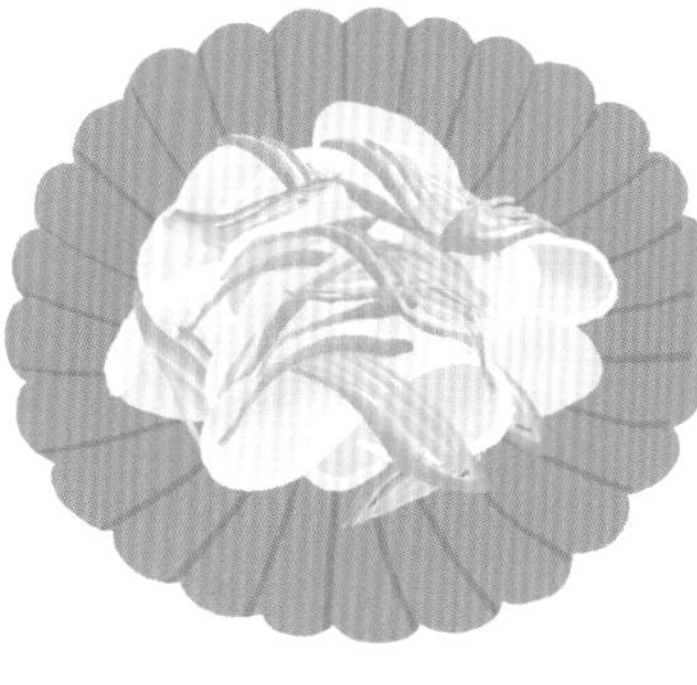

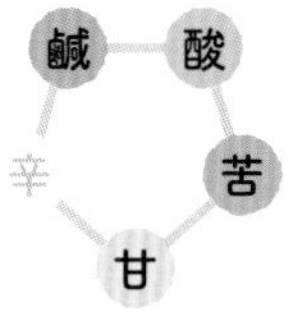

みょうがは腫れをとる効果があるうえ、さわやかな香りが気を発散させるのにも効果的。解毒《げどく》作用で腫れ物やできものに有効なかぶと併せて相乗効果アップ。かぶの葉は菜飯などに利用しましょう。

材料（2人分）

かぶ……1個
みょうが……1本
はちみつ……小さじ1
塩……少々
酢……大さじ1

作り方

かぶは葉を落として皮をむき、薄くスライスする。みょうがは斜め薄切りにする。保存容器にかぶとみょうがを入れ、はちみつと塩を加えて混ぜ合わせる。温めた酢を熱いうちに加えてよく混ぜ、粗熱がとれたら冷蔵庫で1時間以上寝かせて味をなじませる。

菜の花の辛子酢味噌あえ

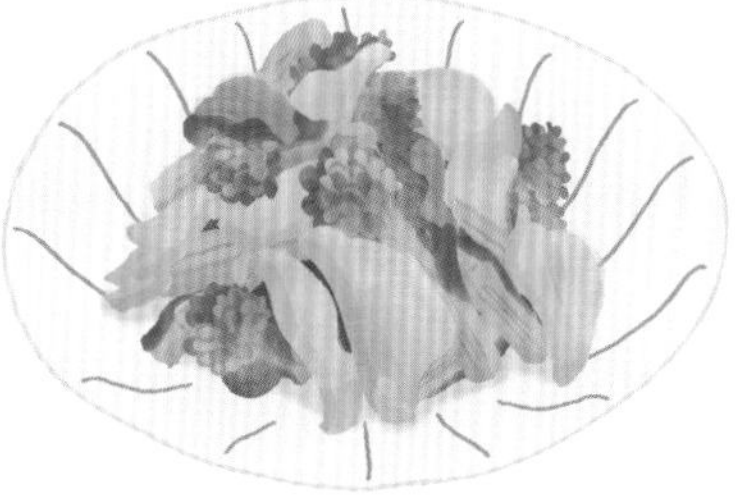

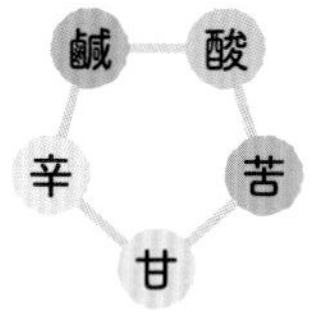

苦辛味の菜の花には、相剋《そうこく》の関係にあたる辛味の辛子を合わせるのが昔ながらの和食の知恵。血のめぐりをよくして瘀血をとり除く作用に優れ、瘀血による腫れ物やしこり、炎症などに有効。

材料（2人分）

菜の花……1束
赤貝（生食用）……6個
A 練り辛子……小さじ½
　白味噌……大さじ1と½
　酢……小さじ½
　砂糖……大さじ½
　塩……少々

作り方

菜の花は熱湯でさっとゆで、3㎝長さに切る。赤貝は酒少々（分量外）をふっておく。菜の花と赤貝をAであえる。

その他のおすすめ食材

▼ごぼう ▼せり ▼ゆず
▼菊花 ▼冬瓜 ▼昆布
▼ゴーヤー ▼にら ▼のり
▼さといも ▼にんにく ▼わかめ
▼しそ ▼ねぎ ▼小豆
▼春菊 ▼パセリ ▼はと麦
▼セロリ ▼いちじく ▼真鯛 など

みょうが【苦味・寒性】

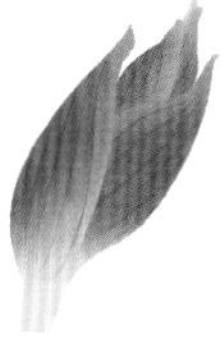

熱を冷まし、腫れを改善する作用がある。α-ピネンという香り成分に血行をよくする効能があり、入浴剤にしても、血管が拡張して腫れ物やこり、痛みがやわらぐ。冷えによる腰痛や腹痛、月経痛などにも有効。

食材編 126ページ

ひじき【鹹味・寒性】

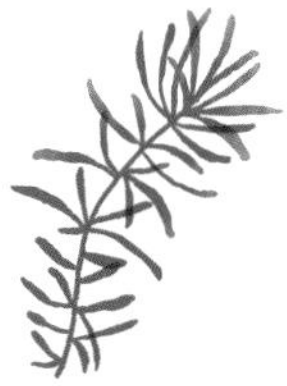

他の海藻類同様、腫れ物やしこり、腫瘍、結石などの体内の塊をやわらかくする「軟堅《なんけん》作用」や固まったものを散らす「散結《さんけつ》作用」がある。熱を冷まし、炎症を抑えるほか、血行を促進して瘀血を予防する。

食材編 103ページ

イボ

イボは、余分な水が滞った「水滞《すいたい》」が原因とされます。利尿《りにょう》を司《つかさど》る腎・膀胱《ぼうこう》の機能を高めて、水分代謝を促す食材を継続してとることで、いつの間にかイボが消えていきます。

イボは余分な水分が表面化したもの

イボは、紫外線の影響やウイルス感染、また腫瘍を原因とする場合もありますが、多くは「水滞」によるものです。高齢者の顔や首に多く見られるのも、老化に伴って腎機能が低下するために水分代謝が悪くなり、余分な水分が排出されずに皮膚表面に現れると考えます。

「水滞」によるイボには、腎機能を強化して水分代謝を促す食材が最適です。なかでもおすすめは、はと麦。水分代謝では右に出るものなしという優れた食品で、古くからイボとりの特効薬として利用されてきました。新生細胞を作る働きも促進するため、イボはもちろん、シミやニキビを改善したり、美白効果も期待できます。

おすすめメニュー

はと麦と昆布のスープ

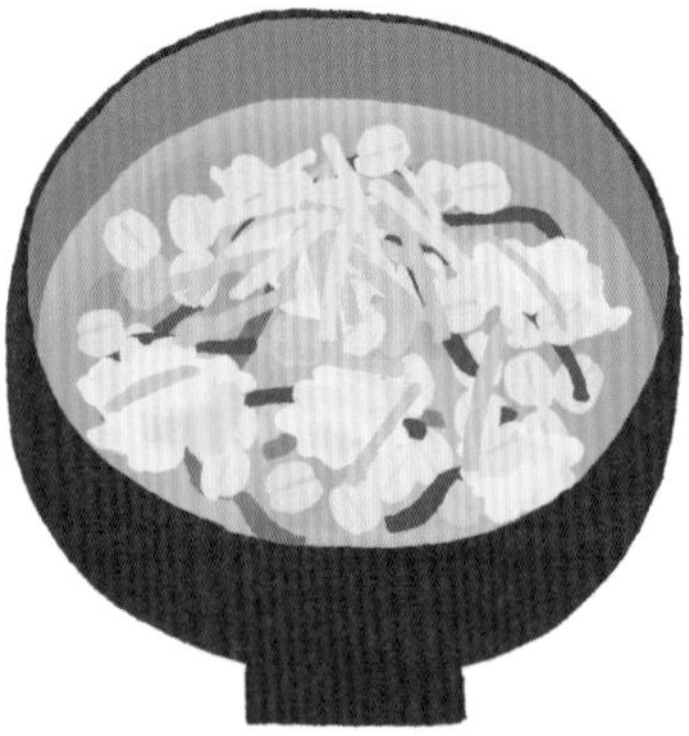

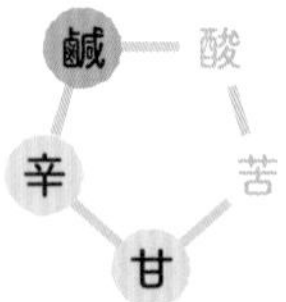

はと麦も昆布も腎機能を高めて水分代謝を促進します。どちらも体を冷やすので、仕上げにしょうがをプラス。はと麦は有効成分が溶け出しにくいので、お茶などより丸ごと食べるほうが効果的。

材料（2人分）

はと麦	20g
昆布	5g
しょうが	1かけ
水	1と½カップ
卵	2個
塩、こしょう	各少々
ごま油	少々

作り方

はと麦は洗い、昆布は水で戻して細切りにする。しょうがはせん切りにする。鍋に水、はと麦、昆布を入れて火にかけ、ふたをして約2時間煮込む。別の鍋にごま油を入れて火にかけ、溶きほぐした卵を炒める。煮込んだはと麦と昆布を汁ごと鍋に移し、塩、こしょうで味をととのえ、しょうがを散らす。

おすすめ食材

水滞によるイボには、腎機能を高めて水分代謝を促進する食材がおすすめです。紫外線によるイボや感染性のイボ、また腫瘍《しゅよう》によるイボには、殺菌作用や解毒《げどく》作用、清熱《せいねつ》作用のある食品も有効。

なす

【甘味・寒性】

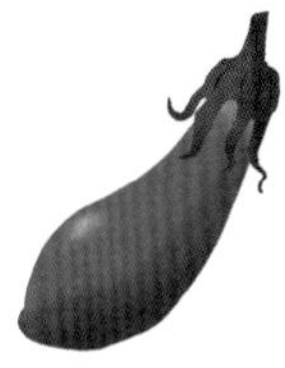

利尿作用があり、水滞を改善する。炎症を鎮《しず》め、殺菌作用があるプロテアーゼインヒビターという成分を含む。とくにヘタはイボや歯槽膿漏《しそうのうろう》に有効。小さなイボなら、ヘタの切り口を当ててこすっても効果がある。

食材編 113ページ

はと麦

【甘味・涼性】

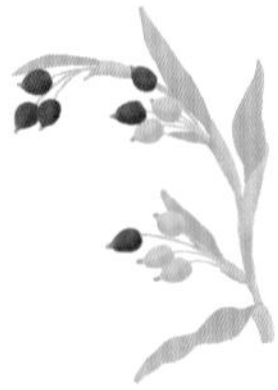

水分代謝を促進する働きがあり、イボをはじめ、ポリープや腫瘍などの異物を排出する作用に優れる。新しい細胞を作り出すのに必要な栄養素を含み、新陳代謝を活性化。イボやシミをとり美白する、美肌の特効薬。

食材編 152ページ

第三部

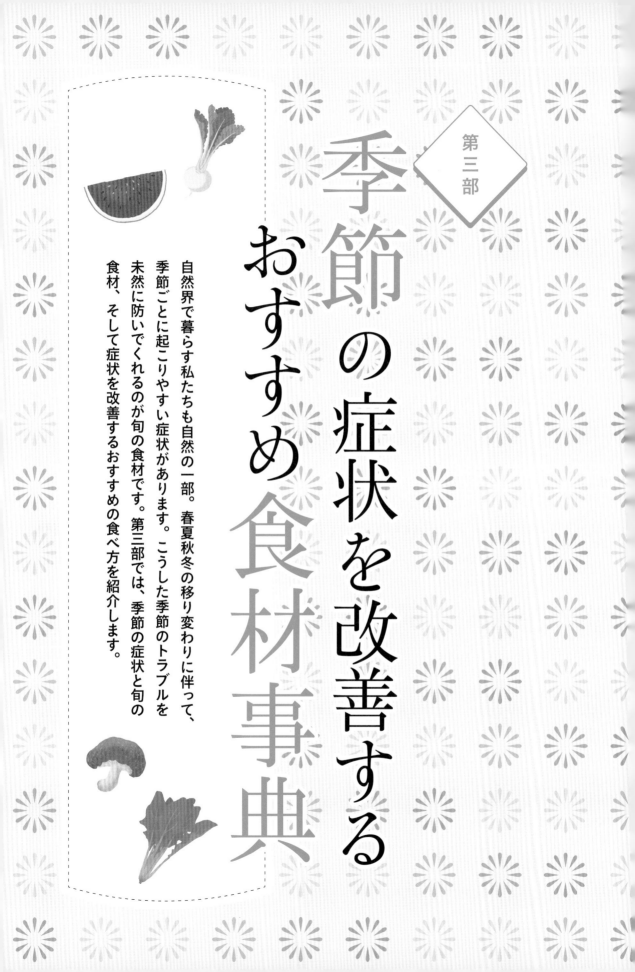

季節の症状を改善するおすすめ食材事典

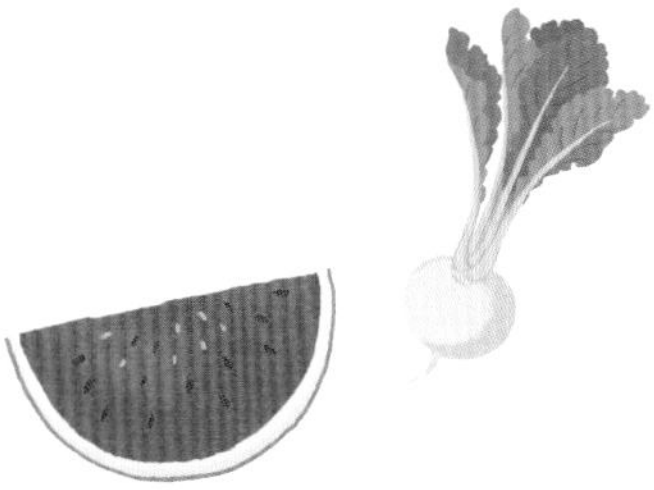

自然界で暮らす私たちも自然の一部。春夏秋冬の移り変わりに伴って、季節ごとに起こりやすい症状があります。こうした季節のトラブルを未然に防いでくれるのが旬の食材です。第三部では、季節の症状と旬の食材、そして症状を改善するおすすめの食べ方を紹介します。

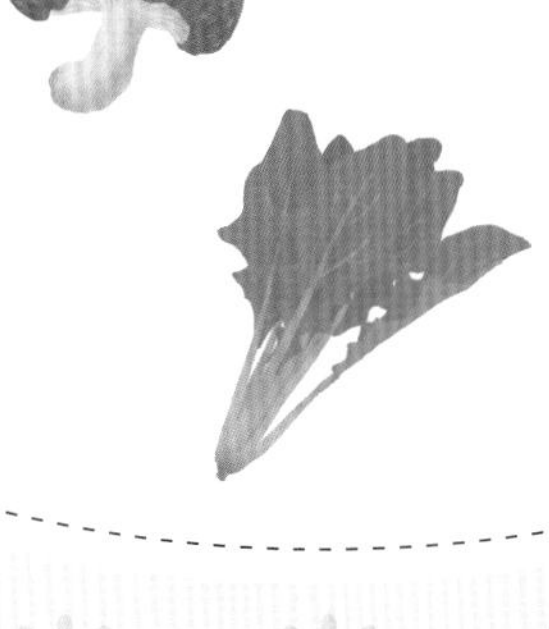

春に起こりやすい症状と春が旬の食材

肝がダメージを受けやすい春

冬の間、体は体温やエネルギーを逃がさないようにできるだけ活動を抑え、栄養をため込もうとします。そのため、余分な脂肪や老廃物、有害物質などもどんどん蓄積されやすくなります。

春になって暖かくなると一転。新陳代謝が活発になり、体内にため込んだ脂肪や老廃物をどんどん排出しようとします。このとき働くのが肝《かん》です。肝はさまざまな解毒《げどく》酵素を作り出す人体の化学工場であるため、春の解毒のために働きすぎて、ダメージを受けやすくなるのです。

肝は解毒器官というだけでなく、血液を貯蔵する器官でもあります。肝が働き過ぎて疲弊すると、本来は肝に貯蔵されるはずの血液がおさまらず、陽の気にともなって血も高ぶるようになります。そのため、頭痛、鼻づま

春に起こりやすいおもな症状

- ▼肩こり
- ▼花粉症
- ▼頭痛
- ▼のどの痛み
- ▼のぼせ
- ▼鼻づまり
- ▼不眠
- ▼ふらつき
- ▼まぶたのむくみ
- ▼めまい

など

り、のどの痛み、まぶたのむくみ、めまい、ふらつきなど、おもに体の上部、顔や頭などに症状が現れやすくなります。「春は血が騒ぐ季節」といわれるのも、血液を調整する肝が高ぶって、血の流れが乱れやすいからです。

春には苦味を盛れ

こうした春のトラブルを未然に防ぐのが、苦味の食材です。ふき、ふきのとう、せり、うど、たけのこ、たらの芽など、春が旬の苦味の食材は、解毒作用に優れ、肝の働きを助けてくれます。また、陽の気の高ぶりを鎮《しず》めて、上昇した血を肝に戻す作用があります。

昔から「春には苦みを盛れ」といわれています。冬眠から目覚めた熊が一番初めに口にするのも、春先に出てくる苦味の強い山菜の新芽です。この苦味こそ、冬の体から春の体へと切り替えるのに欠かせない食材なのです。

同時に、肝を補う酸味の食材も積極的にとるようにしましょう。甘夏、夏みかん、はっさく、ネーブル、レモンなどの酸味の食材は、肝の働きを補います。旬の食材を見ても、他の季節に比べて、酸味や苦味が多いことに気づくはずです。自然界は、その季節に体に必要なものをあらかじめ用意し、季節のトラブルを未然に防いでくれるのです。

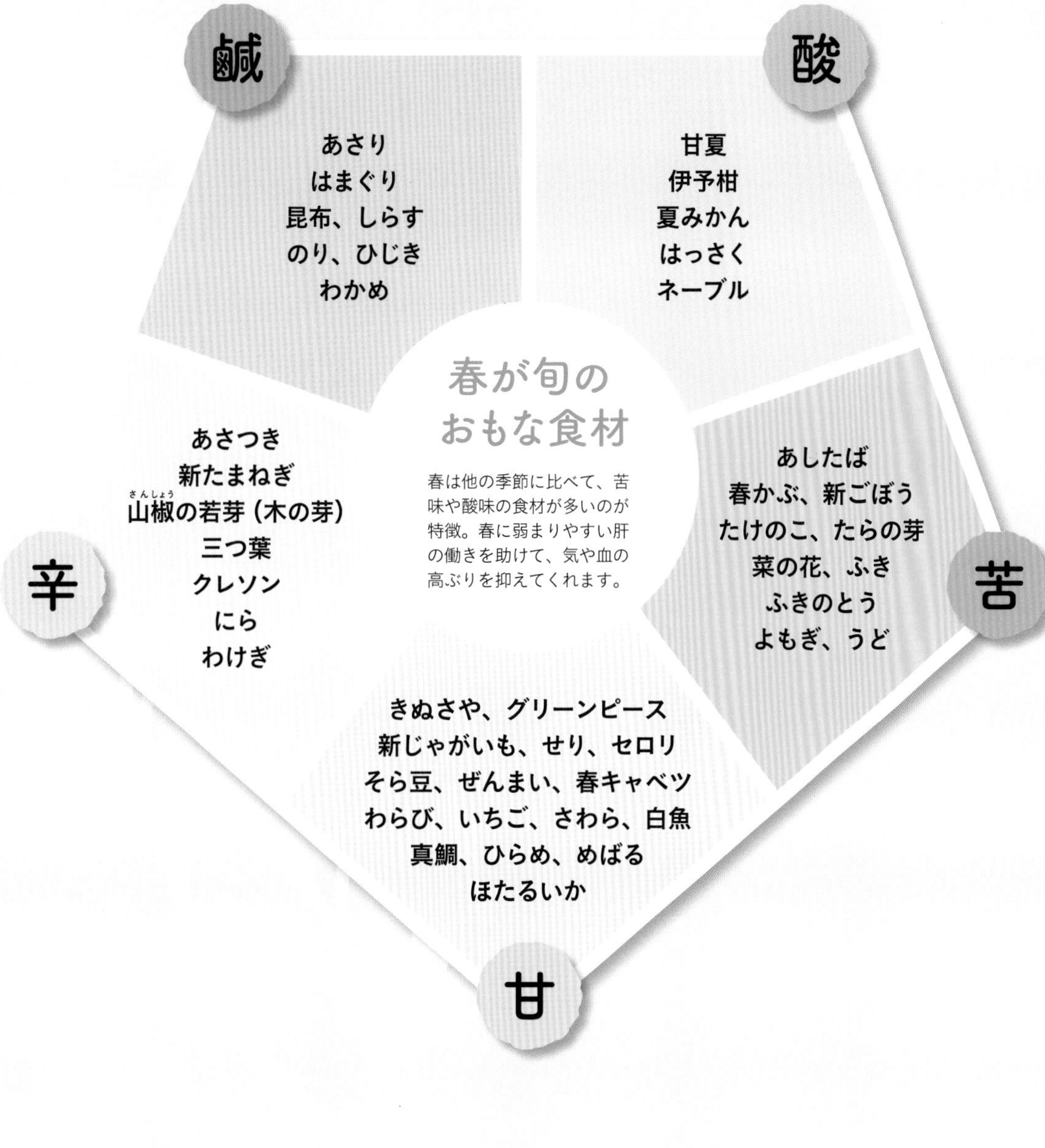

あさつき

【辛味・温性】
原産地／日本
旬／3～4月

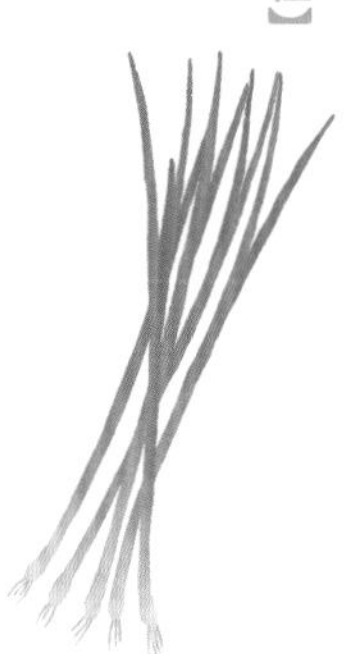

おもな効能

- 気を鎮める
- 消化を促進し食欲を増進する
- 嘔吐を止める
- 血糖値の上昇を抑制する
- 高血圧を予防する

ピリリとした辛味成分が消化を助け食欲を増進する

ねぎの一種で、細ねぎやわけぎによく似た山菜。日本各地に自生し、晩春にねぎの味が落ちた頃、ねぎの代用として愛用されてきました。葉の緑色がねぎより浅いことから「浅《あさ》つ葱《ねぎ》」と呼ばれ、わけぎより葉が細く、くせのない香りが特徴です。

江戸時代の食物書『本朝食鑑《ほんちょうしょっかん》』には、あさつきは「気を下し、食を消し、また能《よ》く食を進める」とあり、古くから高ぶった気を鎮《しず》めて、消化を促進し、食欲増進に役立つことが知られていました。実際に、ねぎ類と同様の刺激成分である硫化《りゅうか》アリルが含まれ、消化液の分泌を促して食欲を増進したり、ビタミンB_1の吸収を高めて疲労回復や食欲不振、イライラの解消に役立つとされます。また、硫化アリルには血糖値や血圧の上昇を抑制したり、抗がん作用のあることもわかっています。

おすすめの食べ方

シャキシャキとした歯ごたえやピリリとした辛味が特徴で、葉だけでなく白い鱗茎《りんけい》（球根）も食べられます。有効成分の硫化アリルは、刻んだりおろしたりすることで分泌が促され、生で食べるほうがより高い薬効が得られるため、薬味やサラダでいただくのがおすすめ。汁物には火を止めてから最後に加えるようにするとよいでしょう。

あさつきと貝の酢味噌あえ

さっとゆがいて、貝類などとともに酢味噌であえた定番料理。血液の流れをよくする酢と、解毒《げどく》・利《り》尿《にょう》作用のある味噌との組み合わせは、健康維持のため、ぜひ日々のお惣菜にとり入れてほしい一品。

生あさつきの味噌添え

あさつきをよく洗い、白い鱗茎部分を切って、好みの味噌をつけていただきます。切り落とした緑色の葉の部分は、細かく刻んで納豆とあえたり、汁物の薬味などに利用するとよいでしょう。

うど

【苦味・温性】
原産地／日本
旬／3～5月

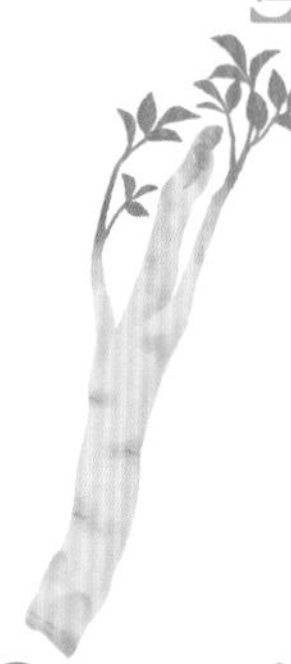

おもな効能

- 体内の湿気を除く
- 冷えを改善する
- 咳《せき》・鼻水、のどの痛みなど風邪の諸症状をやわらげる
- 痛みを止める

症状編 46ページ

「風《ふう》・湿《しつ》・寒《かん》」の3つの邪気をとり除く

野趣あふれる香りとほのかな苦味、シャキシャキとした歯ざわりが身上の山菜です。山野に自生する山うどに対して、盛り土をしたり閉所で遮光したりして、白くやわらかくした軟白《なんぱく》栽培ものが周年出回っていますが、本来は春が旬。体を温めて寒気をとり除き、体内の余分な水分を排出する働きがあり、冷たく湿気を帯びた風に当たり過ぎることが一因とされる関節痛や痙攣《けいれん》、皮膚のかゆみ、のどの炎症などを改善するとされます。まさに、まだ肌寒く、風の強い春先にとるのにふさわしい薬効を秘めています。食べられるのは若芽のうちだけで、大きくなると役に立たないという意味で「独活《うど》の大《たい》木《ぼく》」の語源になったとされますが、強い風、湿気、寒さという3つの邪気（病気をもたらす原因）をとり除く実力の持ち主なのです。

おすすめの食べ方

うどの若芽は、天ぷらにしたり、ゆでてぬたや酢の物、あえ物、煮物にしたりと応用範囲は幅広いのですが、持ち味は、なんといっても香りと歯触りですから、新鮮なものを生食するか、さっとゆがいていただくのが一番。アクが強く、空気に触れると切り口がすぐに黒ずむので、切ったそばから酢水にさらしましょう。

うどの辛子酢味噌あえ

皮を厚めにむき、さっとゆがいて酢味噌であえたものは、香りや歯ごたえが存分に味わえる一品。同じく春が旬のあさりやわかめなどを合わせるのもおすすめ。体を冷やす海藻や貝類には、温性の辛子を加えて辛子酢味噌あえにします。

うどの皮のきんぴら

むいた皮はきんぴらにすると、捨てる部分なく一物全体を無駄なく食べられます。細く切って炒め時間を短くするのが、持ち前のシャキシャキ感を残す秘訣です。

かぶ

【苦味・温性】
原産地／アフガニスタン〜地中海沿岸
旬／4〜5月・10〜11月

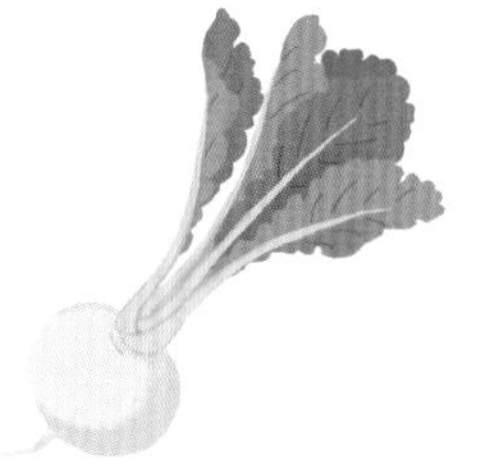

おもな効能

▼消化を助ける
▼精神を安定させる
▼咳や痰を止める
▼口の渇きを癒す
▼水分代謝を促す
▼解毒《げどく》する

症状編 38・86ページ

幅広い効能で五臓に活力を与える

かぶは五臓を補い、消化を助け、気持ちを落ち着け、咳《せき》や痰《たん》を止め、口の渇きを癒す効能があるとされます。昔からお腹が痛いとき、咳が出るときなどにかぶのおろし汁を飲む民間療法がありますが、実に理にかなっています。別名「すずな」といい、春を代表する七草の一つに挙げられるのも、効能が幅広く、五臓全体に活力を与えるからです。

中国三国時代の軍師、諸葛孔明《しょかつこうめい》は、戦地での行軍中、わずかな期間でも駐留する場合、必ずかぶを植えさせたとされます。かぶには春と秋の2回旬があるように、栽培が容易で短期間で収穫できるからです。そのうえ若葉から根茎にいたるまで、余すところなく食べられるため、戦地や飢饉では大変重宝されたのです。効能から見ても、五臓を滋養する救荒《きゅうこう》食《しょく》として最適です。

おすすめの食べ方

みずみずしく皮までやわらかい春のかぶは、生のままサラダや酢の物などに。一方、秋から冬のかぶは甘味が強く皮も実も締まっているので、コトコト煮込む料理に向いています。苦味の食材のなかでは珍しく体を温める性質なので、冷えやすい方も安心して常食できます。葉は実よりも栄養価が高いので、葉つきのものが手に入ったら、ぜひ丸ごといただきましょう。

かぶのすり流し汁

かぶを皮ごとすりおろして、おすましや味噌汁に最後に加えます。胃腸がじんわり温まる一品です。吸い口には、香味豊かなゆずの皮を散らすと美しい。

かぶの葉のじゃこ炒め

茎や葉も煮物や炒め物、漬け物に、実と同じように利用できます。細かく刻んで、じゃこやごまと炒りつけてふりかけにしたものは、バランスがよく、ご飯のお供に最適。日持ちがするのも利点です。

グリーンピース（えんどう豆）

【甘味・平性】
原産地／古代ギリシャ
旬／4〜6月

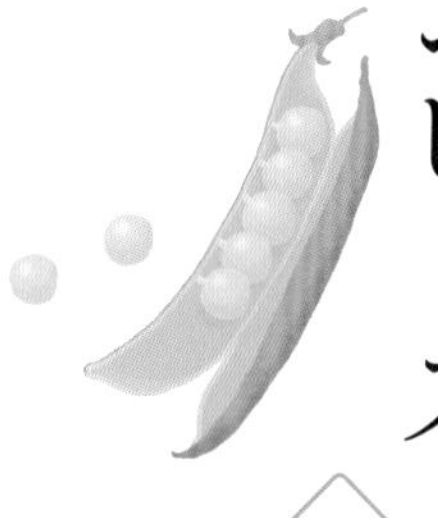

おもな効能

▼血行をよくする
▼気を補う
▼消化を促進する
▼尿の出を促す
▼咳・痰を止める
▼解毒《げどく》する

豆類と緑黄色野菜の両方の働きを兼ね備える

えんどうは、若いさやごと食べる「さやえんどう」や「絹さや」と、結実した豆を食べる「実えんどう」があり、実えんどうの未成熟の実がグリーンピースです。完熟した実は乾燥豆として、うぐいす餡《あん》の原料になったり、みつ豆に加えられたりします。最近は、両者の中間品種で、さやも実も食べられる「スナップえんどう」もあります。

乾燥豆は豆類に分類され、消化を助け気持ちを落ち着ける作用、また血液循環を高め、咳《せき》や痰《たん》を止め尿の出を促す効能があるとされます。一方さやえんどうやグリーンピースは、ビタミンやミネラル、食物繊維が豊富な緑黄色野菜の仲間。良質なたんぱく質の持ち主で、こちらも胃腸の働きを整えて気（生命エネルギー）を補い、尿の出を促す作用があり、豆と野菜の両方の働きがあります。

おすすめの食べ方

さやえんどうもグリーンピースも、生のものが手に入るのは、晩春から初夏にかけてのわずかな期間だけ。ぜひこの時季はフレッシュな風味を楽しんでほしいものです。グリーンピースは、さやから出すとすぐにかたくなるため、できるだけさやつきを購入し、調理の直前にとり出すとよいでしょう。

さやえんどうの卵とじ

さっと炒めたさやえんどうを、甘辛いたれで煮て、卵でとじた定番料理。さやえんどうも卵も脾《ひ》・胃を補う働きがあるので、相乗効果が得られます。仕上げに七味唐辛子をふって、豊富なたんぱく質の消化を手助けしましょう。

グリーンピースご飯

グリーンピースのゆで汁で米を炊き、ほんのり塩味で味つけしたグリーンピースご飯は、豆の甘味が口いっぱいに広がる初夏の味。豆は炊きあがってから蒸らしの段階で加えることで、より色鮮やかに。

せり

【甘味・平性】
原産地／日本
旬／1～4月

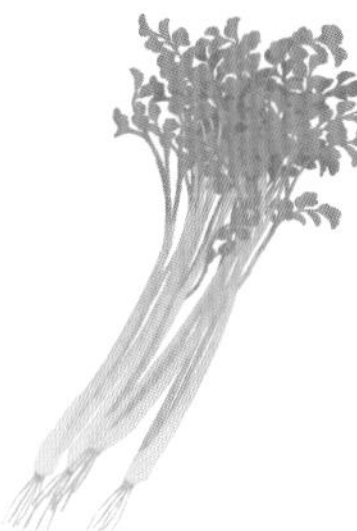

一年の邪気を払い健康を招き寄せる

日本原産の春の七草の一つです。古くから、血管を丈夫にして血液の流れをよくする作用、胃の働きを活性化して食欲を増進する作用、さらには大小便を促す作用、精力を養い、気力を増す作用があるとされます。食用としてだけでなく、耳鳴りやリウマチ、神経痛など神経系疾患の治療薬としても利用されてきました。

とくにせりのしぼり汁は、子供の嘔吐や膀胱《ぼうこう》炎によいとされます。

現代栄養学でも、粘膜を強化するカロテンや利尿《りにょう》作用のあるカリウムを含む他、特有のさわやかな香気成分に、血行を促進したり、胃を丈夫にする働きのあることが明らかになっています。正月7日に七草粥にしてせりを味わい、一年の邪気を払う習慣がありますが、こうしたさまざまな薬効を考えると、病気を追い払い、健康を願うのに最適です。

おもな効能

- 血管を丈夫にして血行を促す
- 胃を活性化して食欲を増進する
- 大小便の出を促す
- 精力を増強し気力を増す

症状編 84ページ

おすすめの食べ方

大変都合がよいことを指して「鴨葱《かもねぎ》」といいますが、江戸時代にはむしろ、"鴨と芹《せり》"の組み合わせが一般的で、炊き合わせは「鴨芹」と呼ばれ、好まれてきました。江戸の川柳にも、"鍋焼きの鴨と芹とは二世の縁"などと、切っても切り離せない相性であることが詠まれています。現在では、ゆでておひたしやあえ物にするほか、生のまま鍋物、汁物の実に利用されています。

せり粥

七草が揃わなくても、せりだけでも十分香り高く滋養効果の高い粥に。シャキッとした歯ごたえや香りを生かすため、生のまま細かく刻んで炊きあがったお粥に混ぜ、蒸らしてからいただきます。

せりの梅はちみつあえ

たたいた梅干しにはちみつを混ぜ、さっとゆがいたせりをあえたもの。せりの香りと甘味は梅干しの酸味と相性がよく、グリーンと赤の組み合わせは見た目にも美しい。

セロリ

【甘味・涼性】
原産地／地中海沿岸
旬／11～5月

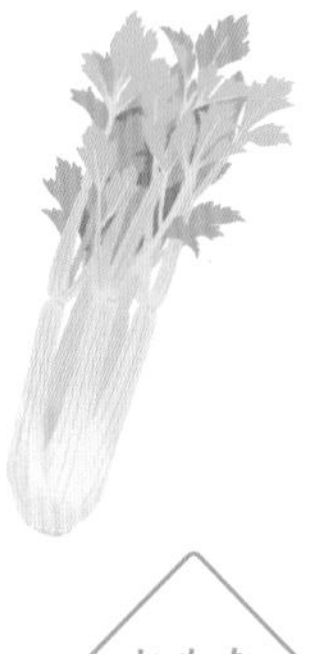

かつて勝者が冠した野菜は幅広い薬効の持ち主

古くから精力増強作用があるとされ、古代ギリシャでは月桂樹のように、勝者に贈る冠として用いられてきました。中世になると、関節炎の痛みを抑える薬として用いられ、現在でもセロリのしぼり汁を炎症や傷に当てて湿布する民間療法があります。セロリには熱をとり除き、炎症を抑えたり、腫れ物を改善する働きがあるからです。また、春は肝《かん》が働き過ぎてオーバーヒートし、熱を帯びることがありますが、セロリはとくに肝の熱を冷ます作用があるとされます。その他、消化を促進する作用、血液を浄化する作用、尿の出を促す作用などがあります。

近年では、独特の香り成分に精神を安定させたり血圧を下げる働きがあることが発見され、まさに勇者が手にするのにふさわしい、幅広い薬効を持つ優れた野菜といえます。

おもな効能

- 精力を増強する
- 炎症を抑える
- 消化を促進する
- 肝の熱を冷ます
- 水分代謝を促す
- 腫れ物を改善する
- 血液を浄化する

症状編 18・20・64・72・84ページ

おすすめの食べ方

生でも加熱しても食べられるセロリ。香り高く、独特のうま味があるので、サラダやサンドイッチ、スープ、シチュー、パスタなど西洋料理の風味づけに幅広く利用されます。体をやや冷やす涼性なので、にんにくやねぎ、しょうがなど、体を温める薬味と一緒に用いるようにしましょう。茎だけでなく葉も無駄なく利用できます。

いかとセロリの炒め物

いかとセロリをさっと炒めて、塩で味つけした炒め物は、中華料理の定番。しょうがやねぎなどの薬味をたっぷり効かせ、セロリのシャキシャキ感が残る程度に炒めるのがポイントです。

セロリのスープ

鶏ささ身をゆでたゆで汁に、刻んだセロリを加えて塩で味つけしたスープ。仕上げに青ねぎを散らして。セロリは香りや風味が強いので、シンプルな味つけで十分おいしくいただけます。

そら豆

【甘味・平性】
原産地／地中海沿岸
旬／4〜6月

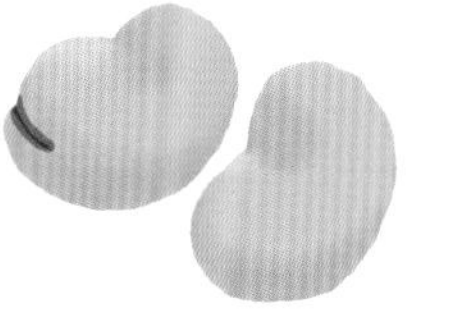

おもな効能
- 胃腸の働きを促進
- 尿の出を促し むくみをとり去る
- 止血する
- 血圧を下げる
- 気力を充実させる

症状編 58ページ

水分代謝を整え むくみ対策に最適

そら豆が旬を迎える梅雨時季の湿気は、体内にも侵入して消化不良や関節痛、頭痛、肩こり、むくみなどのトラブルの一因となります。こうした余分な水分の排出を促す手助けをしてくれるのがそら豆です。

腎臓のことを別名「マメ」と呼びますが、そら豆は腎の形とよく似ています。中国には似類《いるい》補類《ほるい》という考え方があり、形の似ているものは、その臓器を補うとされます。腎によく似たそら豆は、腎の働きを活性化し、水分代謝を高めて尿の出をよくしたり、むくみをとり去る効果があるのです。腎はまた生命力の源とされます。腎の低下は老化の一因となりますが、そら豆を食べていれば老化防止にも役立ちます。その他、胃腸を丈夫にしたり、血圧を下げたり、気力を充実させるなどの薬効も持っています。

おすすめの食べ方

「おいしいのは三日だけ」といわれるほど、鮮度の低下が早いそら豆。とくに乾燥に弱く、さやから出すと急激に鮮度が落ちるので、調理の直前にむくように。豆類はたんぱく質が多いため、腸内で異常発酵してお腹が張りやすいのが難点。これを抑えるために、殺菌・防腐作用のある香辛料を組み合わせるのが薬膳の知恵です。

そら豆とえびの炒め物

腎を補うえびと合わせると相乗効果が得られます。むくみやすい、足腰が冷える、尿が近いという人にはとくにおすすめ。ねぎやしょうがなどの香辛料をたっぷり使って、炒め物にするとよいでしょう。

焼きそら豆

さやごとグリルに入れて、皮が黒く焦げるぐらいまで焼きます。薄皮には食物繊維が豊富。旬の走りのものならやわらかいので、むかずにいただきましょう。山椒《さんしょう》や梅を加えた塩でいただくと効果的。

たけのこ

【苦味・寒性】
原産地／中国
旬／4〜5月

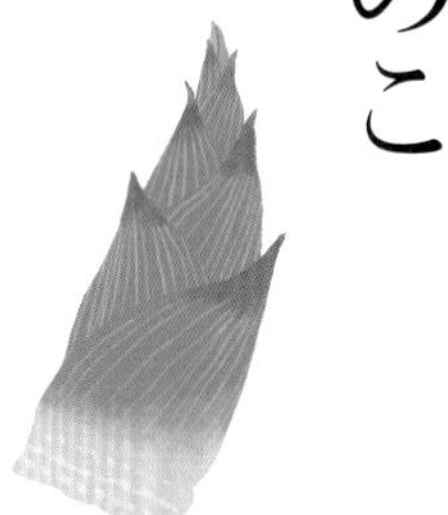

おもな効能
- 体内の熱を冷ます
- 痰をとり除く
- 便通をよくする
- 老廃物や毒素をとり除く

症状編 18ページ

老廃物や毒素をとり除く デトックス効果はピカイチ

春の味覚を代表するたけのこは、独特の強い苦味が特徴ですが、これこそ薬効のもと。体内の余分な熱を冷まし、血液を浄化する作用があります。また、尿の出を促したり、便通をよくする作用もあるため、体内にたまった毒素や老廃物の排出にも役立ちます。まさに体を内側からきれいにする、デトックス効果の高い食材といえます。近年、増加している便秘や大腸がんなどの予防にも効果的です。そのほか、胃の働きを活発にして消化を促進したり、咳《せき》を鎮《しず》め、痰《たん》をきる効果もあります。

気をつけたいのは、体を強く冷やす性質であること。木の芽やしょうがなど、体を温める「温性」の香辛料などと必ず組み合わせるようにしましょう。同時に、冷え性の人や下痢をしやすい人は食べ過ぎないように注意してください。

おすすめの食べ方

たけのこ料理に欠かせないのが山椒《さんしょう》の若芽である木の芽。辛味・温性で、体を温める作用が強いため、寒性のたけのこと合わせることで寒・熱のバランスをとってくれます。また清涼感のある香りは、たけのこのうま味を引き立てる効果もあります。木の芽なしのたけのこは、画竜《がりょう》点睛《てんせい》を欠くようなもの。必ずセットでいただきましょう。

若竹汁

たけのこと同じ、春が旬のわかめを合わせた伝統料理。苦味のたけのこと鹹味《かんみ》のわかめは、相剋《そうこく》のバランスをとり合う理想的な組み合わせ。体を冷やさないように、仕上げには必ず木の芽を添えて。

たけのこの木の芽あえ

角切りにして下ゆでしたたけのこを、甘めの練り味噌に木の芽を加えた衣であえたもの。味噌と木の芽の組み合わせで温め効果がアップ。若芽の清冽《せいれつ》な香りと鮮やかな緑色がアクセントになります。

たまねぎ

【辛味・温性】
原産地／中央アジア
旬／周年
※新たまねぎは5～6月

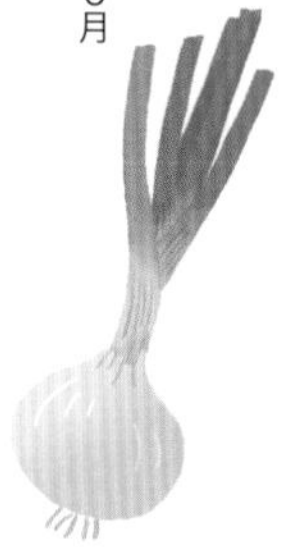

涙を誘う強い刺激臭が多彩な薬効をもたらす

たまねぎといえば、血液サラサラ効果でよく知られていますが、薬膳の視点で見ても納得です。体を温める温性の性質で、血液の流れをよくする効果があるからです。また、胃の消化液の分泌を促して食欲を増進させたり、エネルギーを効率よく作り出して、疲労回復に役立つとされます。明治の終わり頃、日本でコレラが流行したとき、たまねぎが薬になるといわれ、売れ行きがグンと伸びたとされますが、これも単なる迷信にあらず。たまねぎには高い殺菌力や便通を促して大腸の働きを助ける作用があることを、当時の人々は熟知していたのです。こうした薬効をもたらすのは、おもに特有の強い臭気である揮発性の辛味成分。包丁で刻むと、刺激臭で涙がボロボロ出る厄介な存在ですが、これこそ薬効のかたまりなのです。

おもな効能

▼消化を助け食欲を増進する
▼便をやわらかくする
▼殺菌する
▼血栓を予防する
▼精神を安定させる
▼血糖値を下げる

症状編 22・58ページ

おすすめの食べ方

新たまねぎは、若いうちに葉をつけたまま出荷される早どりのもの。みずみずしくてやわらかく、辛味が少ないため生食に最適です。一般的なたまねぎは、そのままでは辛味が強過ぎますが、水にさらすと大事な揮発性成分が溶け出してしまいます。スライスした後に15～20分ほど放置するか、酢などの酸味を効かせると辛味がやわらぎます。

酢たまねぎ

薄くスライスしたたまねぎを甘酢に漬けた酢たまねぎは、毎日食べたい常備薬。酢との相乗効果で血液サラサラ効果も高まります。そのまま食べても、ゆでた青菜とあえたり、サラダに加えても。

たまねぎの皮の煎じ汁

黄褐色の薄皮は、毛細血管を強くしたり、活性酸素を除去する抗酸化作用や脂肪の吸収を抑制するダイエット効果があります。薄皮の3倍量の水で煎じたものを毎日コップ1杯ほど飲むとよいでしょう。

菜の花

【苦辛味・温性】
原産地／地中海沿岸
旬／3～4月

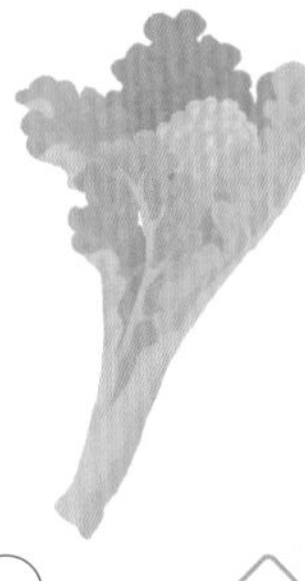

春先に多い血のトラブルを改善する

春は「血の騒ぐ季節」といわれ、気温の上昇にともなって、血の流れもうわずって上半身に滞りやすくなります。菜の花は、この春先の血のトラブルを防ぐ働きがあります。中国の薬物書『本草綱目《ほんぞうこうもく》』には「熱を伴う炎症や腫れ物を治し、鬱血《うっけつ》、瘀《お》血《けつ》を除き、血の滞りをなくす」と記載されています。まさに春の血液の滞りを除くのに最適です。とくに、女性にはありがたい存在。子宮内の血のめぐりをよくして、瘀血をとり除いてきれいにしてくれる作用があるからです。産後の肥立《ひだ》ちが悪いときや生理不順の人、子宮筋腫がある人などにはおすすめです。現代栄養学でも、ビタミンCやカロテンなどの抗酸化物質やカリウムが豊富で、高血圧や動脈硬化を予防し、血液循環を改善する効果が認められ、その薬効はお墨つきを得ています。

おもな効能

▼血行をよくする
▼腫れをひかせる
▼炎症を鎮《しず》める

症状編 48・86ページ

おすすめの食べ方

もともとは食用ではなく、菜種油をとるために栽培されていました。よい種をとるために葉を摘みとるのですが、摘みとった菜花や葉茎を捨てるのはもったいないということで、明治以降、食べるようになったといわれます。塩漬けにした「菜の花漬け」は京都の名物。ただし、つぼみは精分が強く、のぼせや腫れ物を起こすので、過食は禁物です。

菜の花の辛子あえ

代表的な伝統料理は、さっとゆでた菜の花をだし、しょうゆ、辛子であえた辛子あえ。辛味に属す辛子も、血のめぐりをよくするため、相乗効果が得られます。

菜の花のちらし寿司

春のちらし寿司には、さっとゆがいた菜の花のつぼみを飾ると、彩りも美しく華やかに。女性にとってありがたい薬効を秘めた、桃の節句にふさわしい祝い膳です。紅しょうがや梅干し、のりなどを加えれば五味が揃う一品になります。

にら

【辛味・温性】
原産地／東アジア
旬／3～5月

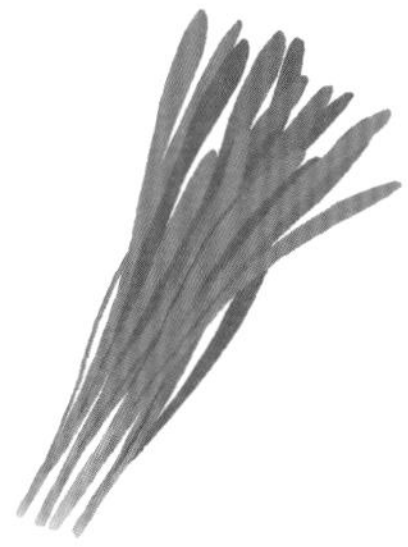

生命力あふれるにらは常食したい百菜《ひゃくさい》の長

根元から刈りとっても、たちまち新葉が伸びるにら。その生命力の強さにあやかって、古来より精をつける食べ物として重宝されてきました。中医薬学の聖典『黄帝内経《こうていだいけい》素問《そもん》』によると、「菜類中、このものが最も温なるもので人体を益する。常にこれを食うがよい」とあります。野菜のなかでもとくに体を温める作用が強く、ぜひ常食したい薬効の高い食材というわけです。また、血行をよくして余分な水分を発散したり、胃腸に働きかけて消化を高め、便通を促す〝食べる下剤〟にもなります。昔から、「子供が誤って金目《かねめ》のものを飲み込んだら、にらを食べさせなさい」といわれました。にらが巻きついて、そのまま大便として排出されるからです。にらの食物繊維はそれほど強靭なのです。これぞ「百菜の長」といわれる実力です。

おもな効能

- 血行を促進する
- 余分な水分を発散する
- 消化を促す
- 大腸の働きを活性化する

症状編 56・70ページ

おすすめの食べ方

体を温め胃腸の働きを活性化するにらは、食欲を増進させて衰弱を補い、疲労回復に役立つため、食欲がないときや体力が落ちているとき、また風邪ぎみのときなどには、とくにおすすめ。臭いは独特ですが、生のまま納豆に加えたり、さっとゆがいておひたしにしたり、煮たり炒めたりとアレンジは自在です。

にら卵粥

にらと同じく胃腸を保護し、精をつける卵と組み合わせた定番の「にら玉」は、最高の滋養食。にらと卵の組み合わせに、ご飯を加えてお粥にすれば、風邪や食欲のないときにもぴったりです。卵焼きやオムレツにも、たっぷりのにらを加えるとよいでしょう。

にらレバ炒め

にらは「肝《かん》の菜」であるとされ、肝機能を補う働きもあります。肝臓そのものであるレバーと組み合わせた「にらレバ炒め」は、まさに肝の薬といえます。

ふき（ふきのとう）

【苦味・温性】
原産地／日本
旬／3月

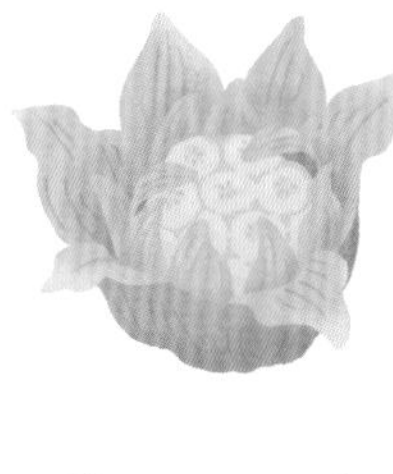

冬の間にたまった老廃物や脂肪を解毒《げどく》する

早春に土の中から顔をのぞかせるふきのとうは、春の訪れを真っ先に告げる「春の使者」。畑や田んぼの土手に顔を出す日本原産の山菜で、成長するとふきになります。

独特の苦味や香りを持ち、冬眠から目覚めた熊が、一番初めに口にするといわれますが、それも納得。ふきやふきのとうの苦味には、冬の間にたまった不要な老廃物や脂肪、毒素などを排出する解毒作用があるからです。また、体内にこもった熱を冷まして、鼻やのどなどの粘膜や皮膚の炎症を抑える働きがあります。

近年では、ふきのとうに含まれる成分が、花粉症や鼻炎などのアレルギー症状を抑える働きがあることが確認されています。苦味やアクの処理が苦手と、年々消費量が減少しているようですが、春先にまずとり入れたい薬効の持ち主です。

おもな効能

- 便通をよくする
- 肺の働きを助ける
- 咳《せき》を止める
- 痰《たん》をとり除く
- 胃の働きを整える
- 老廃物や毒素をとり除く

症状編 36ページ

おすすめの食べ方

ふきのとうやふきは、独特の苦味を上手に抑えるのが、おいしくいただくコツです。ただし、砂糖などの甘味を大量に加えるのは間違い。薬膳では、苦味の働きを抑えるのは鹹味《かんみ》の食材とされるため、味噌や塩などを使うことで苦味をマイルドにすることができます。細かく刻んだふきのとうを味噌で練った「ふき味噌」はその代表例です。

ふきのとうの天ぷら

ふきのとうの苦味を最もおいしく味わえるのが天ぷら。油で揚げることで苦味がやわらいで食べやすくなります。葉を手で広げ、薄めの衣でさっと揚げるのがコツ。塩をつけていただきましょう。

きゃらぶき

ふきをしょうゆや砂糖、酒などの濃いめの味つけで、汁けがなくなるまで煮詰めた佃煮。山間地方では古くから保存食・常備食として食べられてきたもので、冬の野菜不足を補う一品でした。

三つ葉

【辛苦味・平性】
原産地／日本
旬／3〜5月

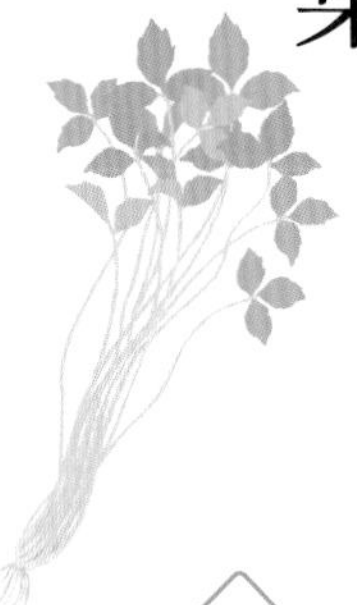

さわやかな香りが食欲を増進し神経の興奮を鎮《しず》める

江戸時代から食用されてきた日本各地に自生する野草で、独特の香りと鮮やかな緑色は、日本料理に欠かせないものです。現在は四季を問わず栽培され、根つきのまま出荷される「根三つ葉」、根を切り捨てた促成栽培の「切り三つ葉」、水耕栽培で葉が10〜15㎝になったら収穫する「糸三つ葉」の3種類があります。

三つ葉の命であるさわやかな香り成分には、胃もたれを解消して食欲を増進し、神経の興奮を鎮める作用があるとされます。昔から子供の夜泣きや癇《かん》の虫に、三つ葉のしぼり汁を飲ませる民間療法がありますが、これも神経の鎮静作用があるからです。イライラするとき、寝つけないときなどにもおすすめです。また、血液の滞りをなくして血液循環をよくする働きがあるので、高血圧や動脈硬化などにも効果的です。

おもな効能

▼神経の興奮を鎮める
▼食欲を増進する
▼血液循環をよくする
▼腫れ物を改善する

おすすめの食べ方

持ち味である香りとシャキシャキ感を楽しむには、生のままサラダにしたり、さっとゆがく程度で、おひたしやあえ物にするのがおすすめ。根三つ葉は、根もよく洗って細いひげをとり除き、天ぷらやきんぴらなどにして使い切りましょう。保存性が低く、すぐにくたっとなってしまいますが、コップの水にさしておくと少しは長持ちします。

三つ葉のおひたし

三つ葉をさっとゆがいてだししょうゆであえたおひたしは、春にふさわしいさわやかな香りが食欲をかきたてます。せりや春菊、もやしなどと合わせておひたしにすると、うま味もアップ。

三つ葉酒＆ジュース

胃腸の弱い人には、数種類の野菜に三つ葉を加えた野菜ジュースや三つ葉酒がおすすめ。胃腸の働きを補って胃もたれを解消します。三つ葉酒は、陰干しして乾燥させた三つ葉を清酒に浸したもの。

よもぎ

【苦味・温性】
原産地／日本
旬／3〜5月

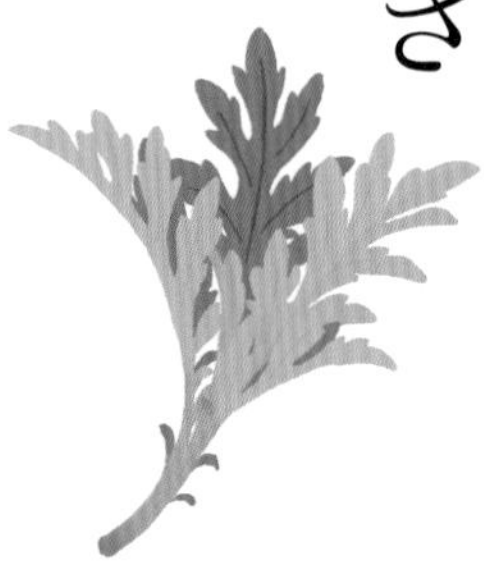

血を補ってめぐりをよくする血の万能薬

よもぎは『病を艾《おさ》（止）める』という意味から、「艾葉《がいよう》」と呼ばれる漢方薬になっているほど薬効の高い万能薬です。とくに体にとって不要な毒素を排出する作用や、末梢血管を拡張して血行を促進し、体を温める作用が強いのが特徴です。血を造り出す造血作用や血液をきれいにする浄血作用もあり、古くから婦人病の改善に使われてきました。

お灸に用いられるもぐさは、よもぎの葉の裏に生えている毛を乾燥させたもので、これもよもぎの高い温熱効果を期待したものです。また、葉を袋に入れて湯船に入れると、いつまでも湯冷めしにくく、腰痛や神経痛、痔《じ》の痛みの改善に効果をもたらすとされます。葉を煎じたものは、風邪や食中毒、疲労回復などに効果があり、「病を艾める」という生薬《しょうやく》名にふさわしい活躍ぶりです。

おもな効能

▼造血する
▼末梢血管を拡張し血行を促進する
▼体を温める
▼吐血・鼻血・不正出血を止める
▼毒素を排出する

症状編 48ページ

おすすめの食べ方

河原の土手や公園など、あちこちで見かけるよもぎ。冷凍されたものは一年中手に入りますが、ぜひ香り高くやわらかな春の新芽を味わってください。新芽はほとんどアクがないので、塩をひとつまみ加えた熱湯でゆでて、水にさらす程度で十分。大きく育ってしまった場合は、ゆでるときに重曹を入れてアク抜きしてから使います。

よもぎ団子

蒸した上新粉に、ゆでてすりつぶしたよもぎを加えた団子は、香り豊かで緑色も春らしい。デトックス作用や便通促進作用に優れ、冬の間に溜まった毒素を排出するのに最適。きなこやあんこをつけて。

よもぎの味噌汁

よもぎの先端の成長点の部分は、やわらかくアクもないので、生でも食べられます。作り方は、出来上がった味噌汁に散らすだけ。ゆでてアク抜きするよりも、有効成分や薬効を効率よく摂取できます。

わけぎ

【辛味・温性】
原産地／シベリア
旬／2～3月

辛味は少ないが臭気成分に食欲増進、疲労回復効果あり

ねぎとたまねぎの雑種で、主に関西以西で栽培される緑黄色野菜。ねぎよりも根元が白くふくらんでいるのが特徴で、辛味が少なく甘味があり、香りも穏やかです。冬の間に新しい葉が伸びて株が増加するため、別名「冬葱《ふゆぎ》」といい、江戸時代には冬野菜として普及していました。根元が複数に株分かれすることから、現在は子孫繁栄を願って、ひな祭りに縁起物として利用されるなど春野菜として定着しています。

ねぎ類同様、臭気成分のアリシンを含み、ビタミンB_1の吸収を助け、血行促進、疲労回復、食欲増進、殺菌などの効果があるとされます。また、老化やがんなどの一因とされる活性酸素の働きを抑制したり、皮膚や粘膜を健康に保つ作用、免疫力を強化して細菌やウイルスから身を守る働きなどがあります。

おもな効能

▼血行を促進する
▼疲労回復に役立つ
▼食欲を増進する
▼殺菌する
▼活性酸素の働きを抑える
▼粘膜を強化する

症状編 36ページ

おすすめの食べ方

わけぎには、抗酸化作用をはじめ、疲労回復や食欲増進効果のあるβ-カロテンが、ねぎよりも豊富に含まれています。わけぎはさっとゆがいてあえ物や煮物、また生のまま薬味などに利用されることが多いのですが、β-カロテンは油と一緒にとると吸収率が高まるので、炒め物にしたり、かき揚げにするのもおすすめです。

わけぎのぬた

さっとゆがいたわけぎとあさりなどの貝類やわかめを、酢味噌であえたぬたは、わけぎの香りや甘味を生かした伝統料理。貝類や海藻を使うときは、辛子を加えた辛子酢味噌にすると温・寒のバランスが整い、魚介の毒消しになります。

わけぎと豚肉の炒め物

わけぎと豚肉をごま油で炒めて、しょうゆなどで味つけしたもの。酸味・涼性の豚肉は、辛味・温性のわけぎと相剋《そうこく》の関係にあたり、温・寒のバランスも整う好相性。

わらび

【甘味・寒性】
原産地／日本
旬／2～4月

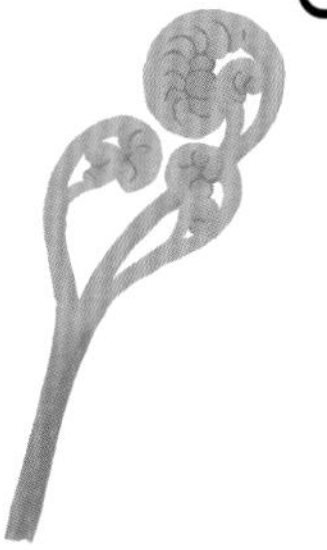

腎機能を強化して生命活動を支える

日当たりのいい斜面や草地など、日本各地に分布する春の山菜。小さなこぶしを逆さまにしたような形が愛らしく、早春に地中から顔を出した葉が開く前の、新芽をとって食用にします。

薬効としては腎機能を高め、精力を蓄えて成長や生殖活動を支え、尿の出を促し、皮膚や粘膜を強化して肌に潤いと弾力性をもたらす働きがあるとされます。また、食物繊維が豊富で、腸内環境を整えて免疫力アップや便秘の解消に役立ちます。インドでは根茎は下痢止め、欧州では虫下しとして利用されています。

ただし、体を冷やす寒性で、古書には「冷気が人を損なう。小児が長らく食べると脚が弱まり、歩行ができなくなる」とあるため、食べ過ぎには注意。早春の味わいとして少量をたしなむ程度がよいでしょう。

おもな効能

▼腎機能を高める
▼めぐりをよくして尿の出を促す
▼皮膚や粘膜を強化する
▼腸内環境を整えて便秘や下痢を改善

おすすめの食べ方

生のわらびはビタミンB_1分解酵素や発がん物質を含むため、熱湯に木灰《きばい》か重曹を入れてゆでて、水にさらしてアク抜きします。とりたてのやわらかい新芽は風味がよく消化もよいので、アク抜きしたものを薄味でさっと加熱する程度で十分。おひたしや煮物、炊き込みご飯などで、春の味覚を楽しみましょう。体を冷やす性質なので、必ず温性の食材と組み合わせてください。

わらびのおひたし

わらび特有のさわやかな香りやほのかな苦味は、おひたしで賞味するのが一番。アク抜きしたわらびをゆで、せん切りにした温性のにんじんとしょうがをのせて、ポン酢をかけていただきます。

たたきわらび

アク抜きしたわらびをよくたたき、味噌、酒、みりんなどで味つけした伝統料理。独特のねばりと食感が特徴。山椒《さんしょう》の粉を加えることでバランスも風味もよくなります。

いちご

【甘味・涼性】

原産地／南米チリ

旬／5～6月

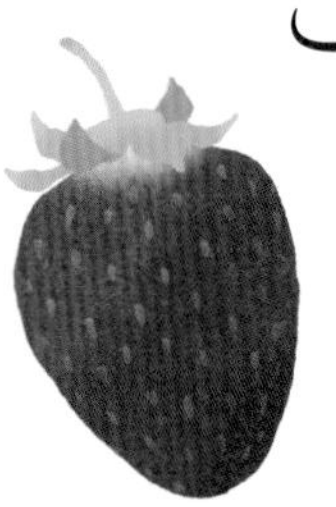

おもな効能

▼熱を冷ます
▼尿の出を促す
▼胃の働きを活性化する
▼炎症を抑える
▼痛みを鎮《しず》める

熱を冷ましのどを潤す 初夏にふさわしい果実

古くから腎機能を高める食材といわれ、ゴショイチゴという品種は、精力増強や滋養強壮の漢方薬の生《しょう》薬《やく》にもなっています。現在、一般的に食べられているのは、これとは別のクサイチゴという品種です。

クリスマスや年末年始に多く出回っているため、冬が旬と勘違いしている方も多いかもしれませんが、露地で栽培されるいちごが実を結ぶのは晩春から初夏にかけて。性質も体を冷やす涼性で、体内の熱を冷ます清熱《せいねつ》作用や、春に起こりやすい肝《かん》の高ぶりを抑えて余分な熱をとり除く作用、のどの渇きを潤す作用などがあり、薬効から見ても、晩春から初夏に食べるのにふさわしい果実といえます。また、尿の出を促したり、胃の働きを活性化する作用もあり、生薬のゴショイチゴに劣らぬ薬効を持っています。

おすすめの食べ方

口が渇く方や肝機能が高ぶっている方、暑気あたりで食欲のないときなどには最適ですが、胃腸の弱い人や冷え性の方は、食べ過ぎないように注意しましょう。中国や台湾などでは、果物にも必ず体を温めるスパイスをふって、胃腸を冷えから守っています。また、大事なビタミンCの損失を避けるためにも、食べる直前にヘタをとらずに水洗いしましょう。

いちごの白味噌ドレッシング

いちご3個を粗めにつぶし、白味噌小さじ1、練り辛子小さじ⅓、レモン汁少々、塩少々と混ぜ合わせたドレッシング。きゅうりやわかめとあえたり、新たまねぎやアスパラガスにかけても色がきれい。

いちご酒

保存ビンにいちご、グラニュー糖、レモン、ホワイトリカーを入れ1か月熟成させ、1日におちょこ1～2杯を目安に飲みます。美肌、疲労回復、風邪予防に有効。

夏みかん

【実／酸味・寒性】

【皮／苦味・温性】

原産地／日本

旬／3～5月

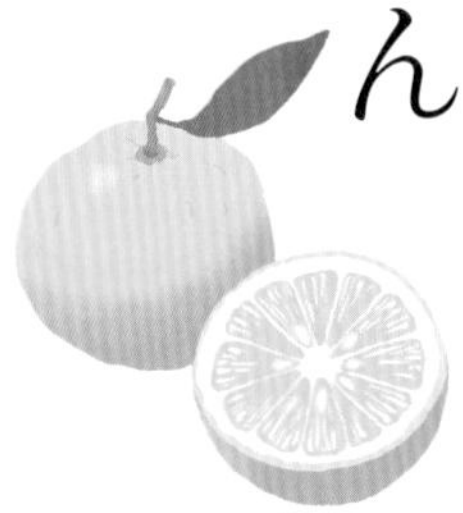

おもな効能

▼風邪を予防する
▼血管を拡張して血行を促進する
▼胃の働きを活性化する
▼神経痛や筋肉のこりをやわらげる

皮は胃を活性化して 血行を促進する漢方薬

正式名称は夏橙《なつだいだい》。江戸時代に、山口県の海岸に漂着した種をまいたのが最初といわれ、当時は果汁を食酢として用い、生食されるようになったのは明治以降とされます。酸味が強く、すっきり爽快で、晩春から初夏にぴったりの味わいです。

現代栄養学でみると、主成分はクエン酸とビタミンCで、疲労回復や動脈硬化、風邪の予防に効果的です。ビタミンCの働きを助けるビタミンPも含まれ、抗酸化作用や血管を強化する作用をより強めます。見逃してはならないのが皮の働きです。夏みかんの実は体を冷やしますが、干した皮は体を温め、漢方では果皮を陰干ししたものを「夏皮《なつかわ》」と呼び、飲用すれば胃の働きを促進するとされます。風呂に入れると毛細血管が拡張して、神経痛や筋肉のこりがやわらぎ、美肌効果も得られます。

おすすめの食べ方

果肉はかたく酸味が強いので、ゼリーやマーマレード、お菓子などに加工されるのが一般的。生食する場合は、はちみつや黒砂糖、洋酒などをかけると酸味がやわらぎます。冷蔵庫などで低温保存すると、果皮にある苦味成分「ナリンジン」が果肉にまで浸透してしまうため、常温保存するように。

夏みかんとわさび菜のサラダ

ほぐした夏みかんとちぎったわさび菜、酢水にさらしたうどを、甘酢にオリーブオイルとしょうゆを加えたドレッシングであえます。夏みかんの酸味、わさび菜の辛味、うどの苦味、塩の鹹《かん》味《み》、砂糖の甘味で五味が揃います。

夏みかんのマーマレード

塩を加えた湯でやわらかくなるまで煮て、苦味を抜いた皮に、果汁と砂糖を加えて煮詰めて作ります。皮ごと食べられるので、食物繊維で腸の働きが活性化し、便秘解消に役立ちます。

あさり

【鹹味《かんみ》・寒性】
原産地／日本各地
旬／2〜4月

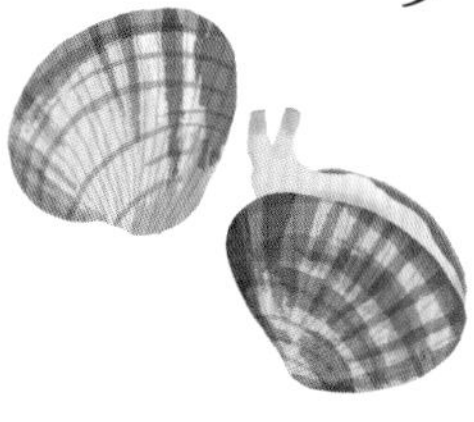

肝を助け血を補い女性に多い貧血を予防

あさりは2〜4月にかけて、身がぷっくりと太り、うま味成分も増してもっともおいしくなりますが、薬効を考えても春に食べるのが最適です。春は肝《かん》を養生することが大切ですが、あさりは肝の働きを補う食材だからです。肝は血液を貯蔵する器官ですが、あさりは血を補う食材とされ、女性や妊婦、授乳婦に多い貧血予防に役立ちます。実際に、肝臓の解毒《げどく》作用を助けるタウリンや、血液中のヘモグロビンの成分となる鉄分、さらに赤血球を産生するビタミンB_{12}が豊富に含まれ、科学的にもその薬効が裏づけられています。また、春は陽の気の上昇とともに上半身に熱がこもりやすく、のぼせやめまい、不眠、多汗、鼻血、口の渇きなどを起こしやすいのですが、あさりは熱を冷ます作用があるため、こうした症状も改善します。

おもな効能

▼精神を安定させる
▼体内の過剰な熱をとり除く
▼水分代謝をよくする
▼咳《せき》や痰《たん》をとり除く
▼渇きを止める

症状編 20・50ページ

おすすめの食べ方

晩春から夏にかけて潮干狩りシーズンを迎えますが、昔は貝毒が発生するとされ、春が過ぎると貝を食すことはありませんでした。夏期は貝類の産卵期にあたり、肉質も味も落ちるうえ、なかには中毒を起こす人もいたからです。先人に倣《なら》い、やはり春先に食すのがよいようです。体を冷やす寒性のため、温める食材と組み合わせるのも鉄則。

あさりの味噌煮

あさりのむき身と長ねぎを水と砂糖、少々のしょうゆで軽く下煮し、最後に味噌をからめる郷土料理。味噌煮にすると、あさりの身がかたくならずふっくら仕上がります。

深川丼

あさりのむき身をしょうゆやみりんで甘辛く煮つけて、ご飯にのせた丼飯。しょうがやねぎなどの薬味をたっぷり加えるのがポイント。かつては深川のあさり漁師が、船上で手早く栄養を補給するためのスピードご飯でした。

昆布

【鹹味《かんみ》・寒性】
原産地／日本
旬／2〜3月

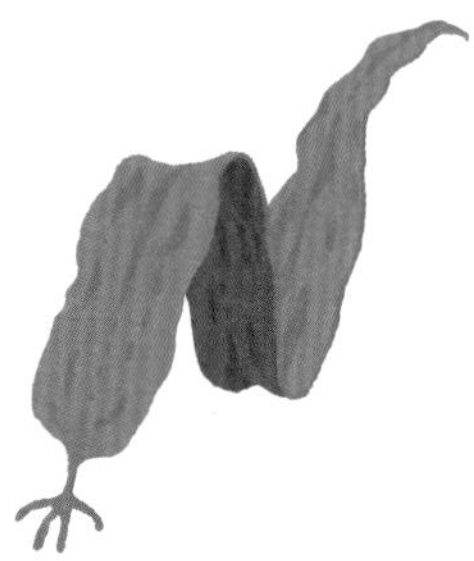

栄養価の高い海の野菜は腎機能を高める働きにも優れる

「喜ぶ」にかけた縁起物で、多くの薬効があることから古くから薬として珍重されてきました。秦《しん》の始皇帝が、日本に使者を遣わして手に入れようとした不老長寿の妙薬も、昆布であったといわれています。

代表的な薬効は、腎に働きかけ、水分代謝を高めて余分な水分を排出する働きです。また、腫れ物やしこりなど、体内の不要な固まりをやわらかくしてとり除く働きにも優れています。現代栄養学でも評価が高く、「海の野菜」と称されるほどビタミン、ミネラル、食物繊維が豊富なアルカリ性食品です。とくに海藻類にしか含まれないヨウ素は昆布にもっとも多く含まれ、甲状腺ホルモン機能を調整し、新陳代謝をよくしたり、子供の発育を促進する働きがあります。海産物の少ない中国で、昆布が求められたのも納得です。

おもな効能

▼しこりや腫れ物をやわらかくする
▼水分代謝を高めて余分な水を排出
▼粘性を帯びた黄色い痰《たん》を除く

症状編 64・80ページ

おすすめの食べ方

昆布の過剰摂取は、かえって甲状腺の機能低下などの疾患を招く可能性があります。とくに妊婦や授乳婦は過食すると、胎児や乳児の甲状腺に障害を引き起こす可能性があるので注意を。また、体を冷やす性質なので、体力のない人や冷え性の人、便のやわらかい人なども過食を控え、必ず温める性質の食材と組み合わせるようにしましょう。

昆布巻き

身欠《みが》きにしんや鮭などの魚類を昆布で巻いて煮たおせち料理の定番。煮るときに、梅干しか酢を少量加えると、昆布も魚の骨もやわらかくなって、カルシウムや鉄分の吸収率もよくなります。

昆布の佃煮

だしをとった後の昆布も捨てずに利用しましょう。だしをとったかつおぶしとともにざくざく刻み、しょうがの細切りと一緒に、しょうゆとみりんなどで薄味に煮込んで佃煮にします。

真鯛

【甘味・温性】
原産地／北海道以南の日本近海
旬／11～3月

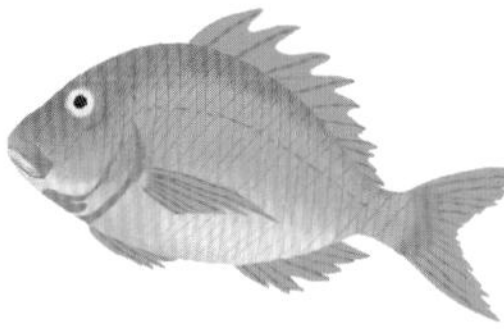

脾《ひ》・胃をはじめ 心《しん》・腎の機能まで補う

日本で鯛といえば真鯛を指し、古来より朝廷への貢《みつ》ぎ物として珍重されていました。長寿で多産、また赤い色や美しい姿が縁起がよいと、室町時代には「魚の王」としての地位を確立しましたが、働きを見ても王と呼ぶにふさわしい魚です。

薬膳では脾・胃の働きを整えると同時に、腎に活力を与えて生命エネルギーを補うとされます。江戸時代に編纂された『和歌食物本草《わかしょくもつほんぞう》』には「鯛は筋骨を強くする　心腎弱き人にもよいものである」と詠まれていますが、これも骨や骨髄を司《つかさど》る腎を補う薬効があるからです。現代栄養学で見れば、カリウムやタウリンを豊富に含み、ナトリウムを排出して血圧をコントロールしたり、血中のコレステロール値が低下することから、血液循環がスムーズになって心臓の働きも補うとされます。

おもな効能

▼筋骨を強化する
▼腎の働きを補う
▼心の働きを補う
▼脾・胃の働きを補って消化を促進

おすすめの食べ方

「鯛は捨てるところなし」といわれ、身は刺身や塩焼きに、頭は潮汁《うしおじる》やかぶと焼きに、皮はなますに、目玉はすまし汁と、余すところなく食べ尽くすことができます。江戸時代には、鯛の骨や頭もよく焼いて、細かくすりおろして食べていました。頭も骨も粉にするには手間がかかりますが、カルシウムたっぷりで、まさに一物全体《いちもつぜんたい》食です。

鯛の骨茶漬け

江戸時代に食べられていたのが、よく焼いた鯛の骨や頭をすりつぶし、味噌汁に加えてご飯にかけた茶漬け。これに刺身をのせ、唐辛子、のり、陳皮《ちんぴ》（乾燥みかんの皮）、ねぎ、山椒《さんしょう》を添えていただきます。

鯛の昆布締め

塩をふって余分な水分をふきとった鯛を、酢にくぐらせた昆布で締めたもの。一晩おくことで甘味が増して、とろっとした食感に。わさびや木の芽、花穂《かすい》じそなど薬味を添えて魚毒を防ぎます。

のり

【鹹味《かんみ》・寒性】
原産地／日本
旬／11～12月

熱をもった炎症を抑え 気や血のめぐりをよくする

のりは平安時代から食用にされてきた日本独特の食品です。体のほてりを冷ます寒性で、咽頭《いんとう》痛や腫れ物などの熱をもった炎症を抑えます。また、滞った気や血の流れをよくする効能もあるとされます。

現代栄養学では、β-カロテンやビタミンB_1、ビタミンC、カルシウム、鉄分などが豊富な「高濃度栄養食品」で、1日1枚食べれば必要な栄養素が補えるといわれます。また、陸上の植物が持たないヨウ素が豊富なことにも注目です。ヨウ素は甲状腺ホルモンを合成するのに必要なミネラルです。モンゴルやチベットのように海から遠く離れた地域では、ヨウ素不足から甲状腺機能障害を患《わずら》う人も多いといわれますが、日本人が不足することがめったにないのも、のりをはじめとする海藻でヨウ素を十分に補ってきたからです。

症状編 44ページ

おもな効能

▼ほてりを冷ます
▼炎症を抑える
▼気のめぐりをよくする
▼血行を促進する
▼精神を安定させる

おすすめの食べ方

2011年の震災後は、放射性ヨウ素による被曝が問題となっていますが、のりなどの海藻類から自然のヨウ素を甲状腺にとり入れておくことで、体内に入ってきた放射性ヨウ素の蓄積を防ぐことができるとされます。体を冷やす寒性のため、とり過ぎには注意ですが、体を温める食材と組み合わせて積極的にとり入れましょう。

青菜ののりあえ

ほうれん草や小松菜などの青菜をゆで、しょうゆ、だし汁、ごま油と、ちぎった焼きのりをあえたもの。たたいた梅肉を加えると、五味のバランスがよくなり、のりの体を冷やす性質もやわらぎます。

のり巻き

酸性の米を常食とする民族にとって、アルカリ性食品であるのりは、バランスをとるのに最適。野菜や卵焼き、魚介をご飯で包んでのりで巻いたのり巻きやおにぎりは、すばらしい組み合わせです。

ひじき

【鹹《かん》味・寒性】

原産地／北海道以南の岩礁

旬／2〜3月

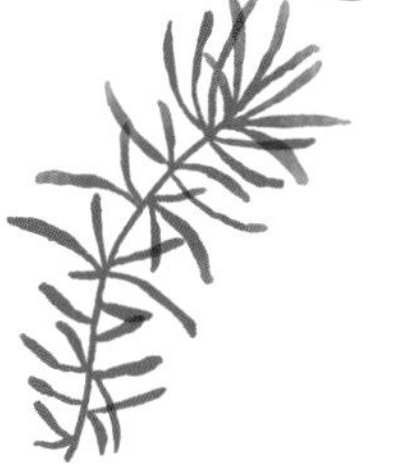

イライラを解消し、貧血予防や美肌美髪作りに役立つ

日本人がひじきを食してきた歴史は古く、縄文時代にさかのぼります。日本の土地はカルシウム質が少なく、水や農作物だけでは充分なカルシウムを補給することが難しいため、それを補うために古くから海藻類を利用してきたのです。とくにひじきのカルシウム含有量は、海藻のなかでもトップ。カルシウムはマグネシウムとの比率が2対1のバランスのときにもっとも効率よく吸収されますが、ひじきには理想的な比率で含まれ、骨や歯を丈夫にして骨粗鬆症《こつそしょうしょう》を防ぎ、中枢神経を鎮《しず》めてイライラや不眠の解消に役立ちます。鉄分が豊富なことからわかるように、薬膳でも血を補って貧血を防ぎ、肌や髪を美しく保つ効果があり、女性にとっては嬉しい食材です。また、熱を冷まして炎症を鎮め、しこりや腫れ物をとり除く働きもあります。

おもな効能

- ▼しこりや腫れ物をやわらかくする
- ▼炎症を鎮める
- ▼体の熱を冷ます
- ▼血を補う
- ▼精神を安定させる
- ▼骨を丈夫にする

症状編 50・68・87ページ

おすすめの食べ方

ひじきに豊富に含まれる鉄分は、そのままでは吸収されにくいのですが、良質なたんぱく質やビタミンCと合わせて食べると吸収率がアップします。油揚げや大豆、野菜などと合わせた煮物は、とても理にかなった調理法で、日本の伝統料理には目を見張る組み合わせが多く残されています。

ひじきの煮物

水で戻した乾燥ひじきを大豆や油揚げ、しいたけ、にんじんなどとともに油で炒め、しょうゆやみりんなどの調味料を加えて汁けがなくなるまで煮詰めた定番料理。コトコトと加熱することで、ひじきの体を冷やす性質もやわらぎます。

ひじきご飯

水で戻した乾燥ひじきを、米やだし汁、しょうゆなどと一緒に炊きあげます。磯臭さを消し、ひじきの寒性を抑えるために、しょうがのせん切りを混ぜ込み、仕上げにねぎを散らすとよいでしょう。

わかめ

【鹹《かん》味・寒性】

原産地／日本各地の沿岸と朝鮮半島沿岸

旬／2〜3月

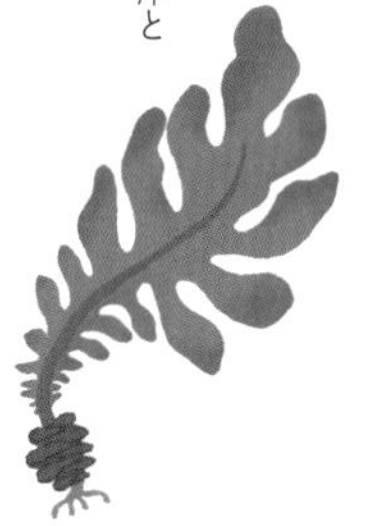

血液を浄化して髪を黒くする若さを保つ妙薬

一万年以上前の先史時代の遺跡から発見されているほど、古い歴史を持つわかめ。「若妻」「若女」という字に通じることから、古くから若返りの薬として珍重されてきました。薬膳的に見ても、生命力の源である腎を補う食材で、老化を防ぎ、若さを保つ薬効のあることがうなずけます。昔から髪を黒々と美しくするといわれるのも、わかめが骨髄や髪を司《つかさど》る腎機能を高めるからです。現代栄養学でも、アルギン酸やフコイダンなどのぬめり成分や豊富なミネラル分に、体の調子を整え、老化防止作用があることが明らかになっています。ぬめり成分には血液を浄化し、血行をよくする作用もあります。韓国では、産後にわかめスープを飲む習慣がありますが、産後の悪露《おろ》を下ろし、体を滋養するのに効果があるからなのです。

おもな効能

- ▼体の熱を冷ます
- ▼しこりや腫れ物をやわらかくして除く
- ▼水分代謝を高め余分な水分を排出
- ▼腎機能を高める
- ▼髪を美しくする

症状編 42ページ

おすすめの食べ方

生わかめはさっと湯通しして冷水にとって水きりします。塩漬けや乾燥わかめなどの加工品は、水で戻してから使用します。このとき水につけ過ぎないこと。水っぽくなって歯触りが悪くなり、風味も損なわれるからです。味噌汁や煮物に使うときも煮過ぎないように。調理の最後の食べる直前に加えるのがコツです。

わかめの酢の物

カルシウムは酢と合わせることで吸収率が高まります。定番のわかめときゅうりの酢の物は理想的な組み合わせといえます。体を冷やさないように、しょうがのせん切りを添えていただきましょう。

めかぶとろろ

わかめの根元のめかぶには、ぬめり成分のアルギン酸やフコイダンが、わかめの約10倍も含まれます。よくたたいて粘りけを出し、同じくねばねば食品のやまいものすりおろしと合わせると、効果アップ。

夏に起こりやすい症状と夏が旬の食材

心《しん》の負担が大きくなる夏

中医薬学では、夏になって気温が上昇し、湿度が高くなると、心に負担がかかると考えられています。自然界と同じように、夏は気（生命エネルギー）の力が最も強くなる季節ですが、それにともなって心の働きが高ぶり、オーバーヒートしやすくなるからです。

私たちの体は、暑くなると汗を出して体内の余分な熱を逃がし、体温を調節するようになっています。しかし、汗は血液中の水分とミネラル分も一緒に排出してしまうため、血液の濃度は高くなり、ドロドロと流れにくい状態になります。汗をかけばかくほど体温は下がって涼しく感じられますが、一方で心臓は、流れにくい血液を全身に運ぶために、フル回転しているわけです。心がオーバーヒートするために、夏は不整脈や動悸、息切れ、不眠、動脈硬化などを起こしやすくなります。

夏に起こりやすいおもな症状

- 夏バテ
- 暑気あたり
- 熱中症
- 食欲不振
- 消化不良
- 食中毒
- 冷え
- 疲労
- 動悸
- 息切れ
- 不眠
- 動脈硬化

など

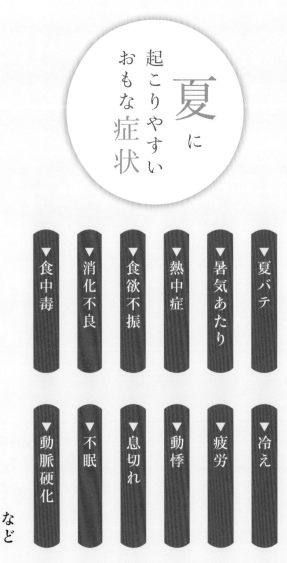

寒・涼性の食材で熱を冷ます

夏はこうした心の高ぶりを抑えるためにも、体内の余分な熱を冷ます苦味や、寒・涼性の食べ物をとるようにしましょう。また、きゅうりや冬瓜《とうがん》、すいかなどの瓜類をはじめとする旬の夏野菜や果物は、水分たっぷりでみずみずしく、体のほてりを冷まして、のどの渇きを潤すのに最適です。汗とともに失ったミネラルの補給源にもなります。

ただし、冷たい飲み物や果物、生野菜などのとり過ぎは、胃腸を冷やして消化能力を低下させ、食欲不振や疲労、だるさなどを招いて、夏バテの一因となります。

体のほてりは冷ましながらも、胃腸は冷やし過ぎないよう、しょうがやしそ、にんにくなどの体を温める辛味の薬味をほんの少し添えると、バランスがよくなります。これら辛味の薬味は殺菌作用にも優れ、夏や梅雨時季の食中毒の予防にも役立ちます。さわやかな香味は、暑さで低下した食欲も増進し、消化も促進してくれます。

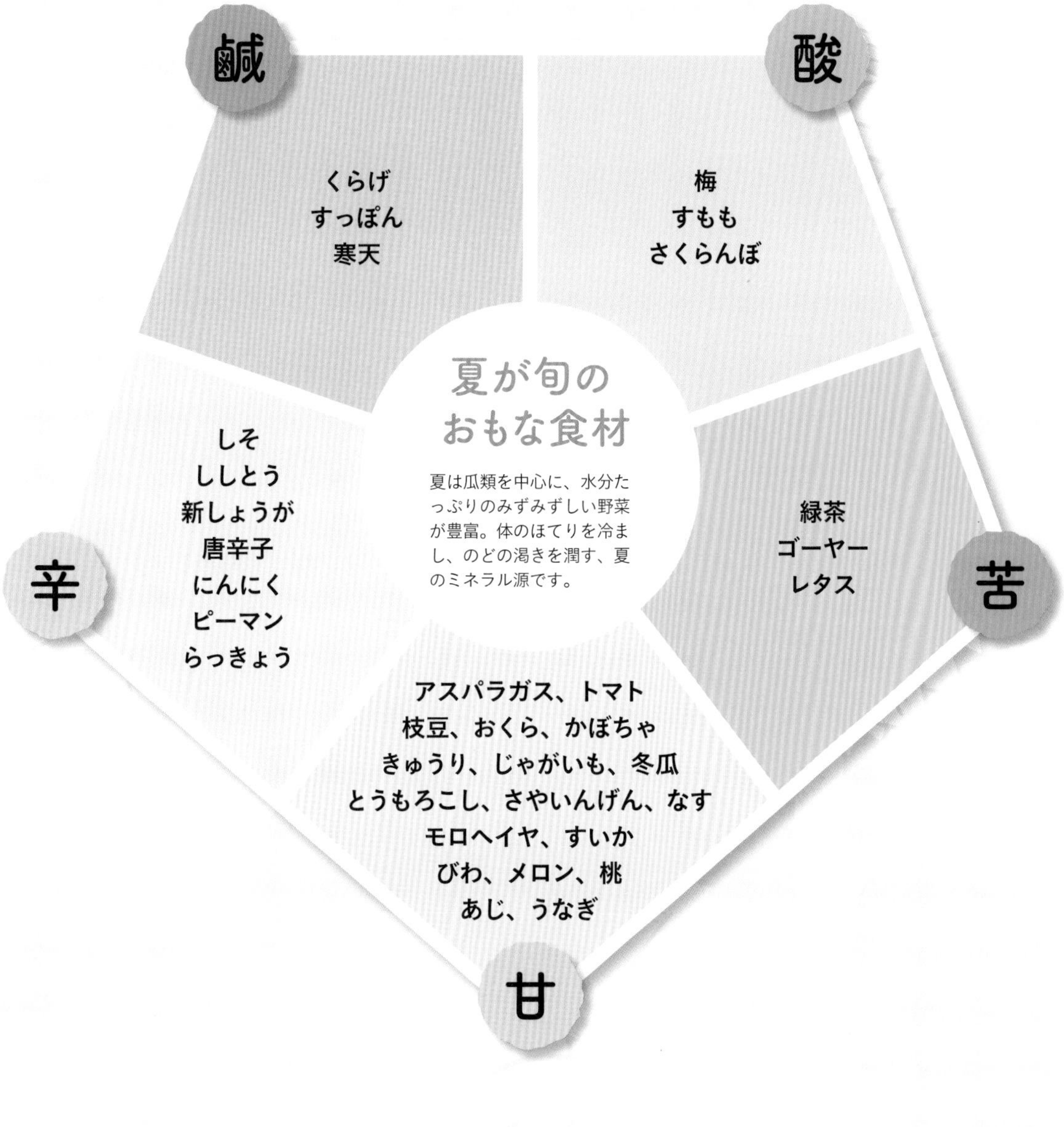

アスパラガス

【甘苦味・温性】
原産地／南ヨーロッパ
旬／4〜6月

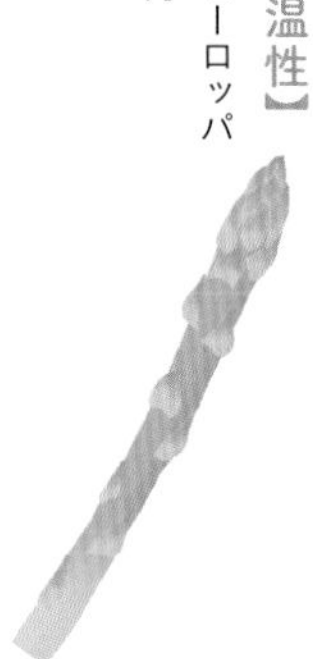

疲労を回復し滋養する食べるスタミナ剤

ヨーロッパでは歴史の古い野菜で、古代ギリシャ時代から食用として栽培され、日本には江戸時代に渡来しました。気（生命エネルギー）を補い五臓を滋養する作用や、体液を補う作用、反対に余分な水分を排出する作用を併せ持ち、疲労回復やむくみの改善、また口の渇きを癒し、肺を潤して咳《せき》や痰《たん》を止め、喉の痛みを緩和する薬効があるとされます。アスパラガスに含まれるアミノ酸のアスパラギン酸は、新陳代謝を促してタンパク質の合成を高め、疲労回復や滋養強壮に効果をもたらすとされ、ドリンク剤にもなっています。

中国では昔から、高血圧や心臓病、動脈硬化などの症状の緩和に、民間療法として利用されてきました。これは、血行を促進し、高血圧や動脈硬化を予防するルチンを豊富に含むことからも納得です。

おもな効能

- ▼疲労を回復する
- ▼毛細血管を丈夫にする
- ▼肺を潤す
- ▼咳を鎮《しず》め、痰を除く
- ▼吹き出物を改善する

症状編 30・78ページ

おすすめの食べ方

盛り土をして遮光栽培したホワイトアスパラガスと、日に当てて育てたグリーンアスパラガスのおもに2種類がありますが、薬効や栄養価はグリーンアスパラガスのほうが高くなります。収穫時期が短いうえ保存性が悪く、すぐにしなびてしまうので、早めに調理を。根元は切り落とし、皮のかたい部分は薄く削ぐと舌触りがよくなります。

アスパラガスのにんにく焼き

アスパラガスをにんにくと一緒に炒めて、塩、こしょうで味つけしたシンプルな料理。アスパラガスのビタミン類は、ゆでても損失が少ないのが特徴ですが、焼いたほうが損失を最低限に抑えられます。

アスパラガスのサラダ

かために塩ゆでしたアスパラガスのサラダ。同じ時季に旬を迎えるそら豆やいんげん、新じゃがなどと組み合わせて。ドレッシングやマヨネーズなど油と一緒にとると、β-カロテンの吸収が高まります。

さやいんげん

【甘味・温性】
原産地／中南米
旬／6〜9月

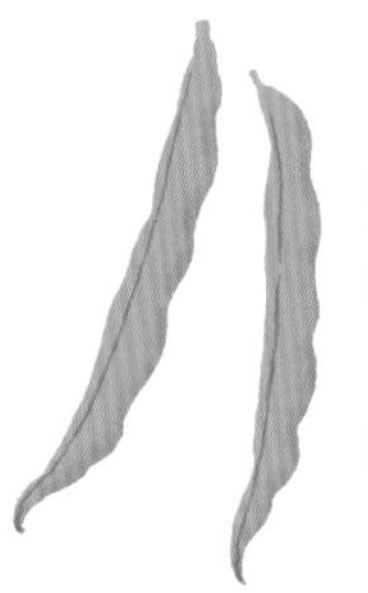

体内の湿気をとり除き暑気あたりを防ぐ

いんげん豆の未熟な若さやが、さやいんげん。中南米では紀元前から栽培され、日本には江戸時代、中国の高僧、隠元《いんげん》禅師によって伝えられこの名がついたとされます。成長が早く、一年に数回収穫できることから「三度豆《さんどまめ》」とも呼ばれています。胃の働きを活性化する作用、余分な水分を排出する作用、暑気あたりを改善する作用、腎機能を補い、全身の活力を高める作用などがあるとされます。湿気が多く気温の高い日本の夏には最適で、むくみや下痢、胃もたれ、食欲不振、暑気あたりに効果的です。現代栄養学では、ビタミンB群やβ-カロテンなどをバランスよく含むのが特徴です。とくにビタミンB群は総合的にとったほうが効果的といわれますが、さやいんげんにはB_1、B_2、B_6が含まれるため、効率よく摂取できます。

おもな効能

- ▼胃腸を温めて働きを補う
- ▼下痢を止める
- ▼暑気あたりを解消する
- ▼腎機能を活性化する

症状編 46ページ

おすすめの食べ方

鮮度の低下が早く、収穫して半日以上たつと味も栄養も急速に落ちるので、早めに食べきるようにしましょう。緑が濃く、曲げたときにポキッと折れるぐらいのものが新鮮とされます。下ゆでしてから使うことが多いのですが、旬のとれたてのものなら、生のまま炒めたり煮たりすると、有効成分の損失が少なく無駄なく摂取できます。

さやいんげんの梅味噌あえ

塩ゆでしたさやいんげんを、梅干し、味噌、かつおぶし、はちみつを混ぜた衣であえたもの。梅の殺菌作用、味噌の解毒《げどく》・利尿《りにょう》作用、はちみつの滋養作用などが得られる薬効の高い一品です。

さやいんげんと厚揚げの煮物

さやいんげんと厚揚げを甘辛く煮つけたもの。汁けがなくなるまで煮ることで、煮汁に溶け出した成分を再び吸収して摂取することができます。夏らしくしょうがのせん切りをのせてさっぱりと。

枝豆

【甘味・平性】
原産地／中国（大豆）
旬／7〜8月

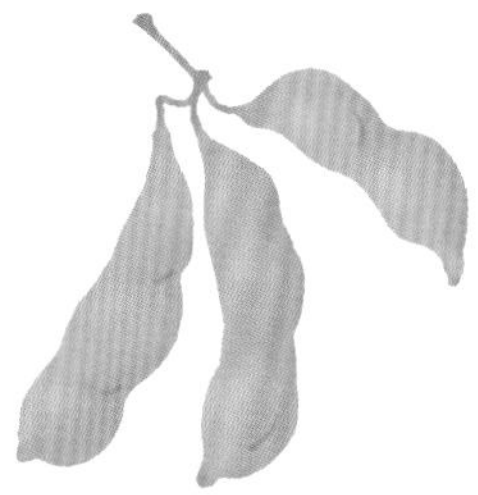

肝機能を高める枝豆は ビールのお供に最適

大豆が成熟する前に収穫した未成熟の豆で、大豆同様、良質なたんぱく質やビタミンB_1、B_2の含有量が高いのが特徴です。一方、大豆には含まれないβ-カロテンやビタミンC、葉酸などが豊富で、野菜としての特徴も併せ持っています。

薬膳では、胃腸の働きを活性化して消化を促進し、水分代謝をよくして余分な水を排出したり、疲労回復に役立つとされます。実際にビタミンB_1、B_2は、効率よくエネルギーを作り出す働きがあるため、夏バテ防止や疲労回復に効果的です。カリウムも豊富で、ナトリウムを排出して血圧を下げ、体内の水分量を調節するため、むくみ解消に有効とされるのも当然です。また、枝豆は肝機能の働きを助け、アルコールの分解を促すため、ビールのおつまみにはもってこいです。

おもな効能

- ▼胃の働きを活性化する
- ▼余分な水を排出する
- ▼疲労を回復する
- ▼腫れをとり除く
- ▼解毒《げどく》する

症状編 28ページ

おすすめの食べ方

塩ゆでしたものをそのまま食べるのが一般的ですが、あえ物、炒め物、ご飯類、かき揚げなど幅広く利用できます。緑色のさやがふっくらとして色鮮やかなものを選び、保存する場合は、鮮度が高いうちにゆでてから冷凍を。食べ過ぎると、たんぱく質が腸内で発酵してお腹が張りやすいので、それを抑える辛味の食材と組み合わせます。

枝豆の東煮《とうに》

さやごと酒やしょうゆ、みりんなどで甘辛く煮しめ、よく冷やした江戸の料理。さやごと口に含むと、味のしみ込んだ汁が口の中いっぱいに広がります。ねぎやしょうがのみじん切りを散らして。

ずんだ餅

ゆでた枝豆の薄皮をむき、すりばちですりつぶして砂糖や塩で調味したあえ衣を、つきたての餅や団子にまぶした東北地方の郷土料理。美しいグリーンがさわやかで、夏の栄養補給に最適です。

おくら

【甘味・寒性】
原産地／アフリカ東北部
旬／7〜9月

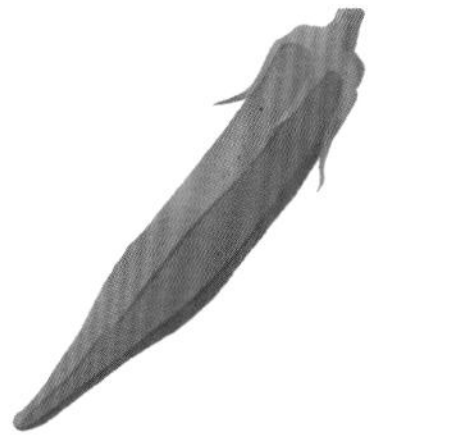

ネバネバ成分が 有害物質除去に役立つ

食用としているのは、葉の根元の緑色の若い果実のさやで、アフリカ東北部では二千年以上前から栽培されていたといわれます。18世紀にアメリカに渡来し、それが明治時代になって日本に入ってきたため、「アメリカネリ」とも呼ばれます。

特徴は独特のぬめり成分。その正体は、水溶性の食物繊維ペクチンと糖たんぱく質です。ペクチンは整腸作用があり、便秘にも下痢にも効果的。コレステロールやナトリウム、糖質などの吸収を阻害するため、糖尿病や高血圧を防ぎ、また、有害物質や発がん物質などを吸着して排出する効果が期待されています。

ネバネバとした粘着性のため、食べ物がゆっくりと胃から腸へ運ばれるので、食後血糖値の上昇がおだやかになり、ダイエットにも役立つ食材です。

おもな効能

- ▼腸内環境を整えて便秘や下痢を改善
- ▼コレステロール値や血圧を下げる
- ▼胃粘膜を保護する
- ▼腫れ物の膿《うみ》を出す

症状編 26・70ページ

おすすめの食べ方

ヘタには苦味があるので切り落とし、うぶ毛は塩でこすって水洗いしてとり除きます。有効成分は、水に溶け出しやすいので生で食べるのがおすすめ。ゆでて使用するときはさっとお湯に通す程度に。体を冷やす性質なので、必ず温め食材と組み合わせるようにしましょう。切り口の五角形の星型を生かして、輪切りにしておひたしや煮物、つけ合わせなどに利用しても。

おくら納豆

おくらは湯通しして小口切りにし、納豆、しょうゆ、辛子を加えて粘りが出るまで混ぜ合わせ、のりをのせます。納豆のネバネバパワーとの相乗効果が得られます。

おくらのとろとろスープ

さっとゆがいて輪切りにしたおくらに、短冊切りにしたながいもとめかぶを合わせ、だし汁にしょうゆを加えた和風ベースのスープ。体を冷やさないよう、しょうがのせん切りをのせましょう。

かぼちゃ

【甘味・温性】
原産地／中南米
旬／7～9月

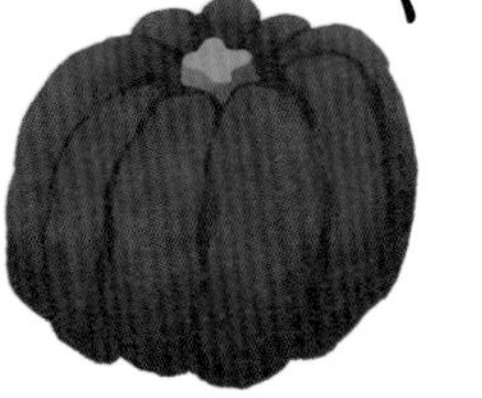

免疫力を高める 三大抗酸化ビタミンが豊富

「冬至にかぼちゃを食べると風邪をひかない」という言い伝えがあります。太陽の力が弱る冬至に、太陽を象徴する黄色いかぼちゃを食べることで、人々を災いから守るとされるからです。薬効を考えても、血行を促進して体を温め、胃腸の働きを活性化して消化を促したり、気を補って免疫力を高める働きがあるため、冬の寒さを乗り切るだけでなく、夏バテを解消し、風邪を防ぐのに最適といえます。現代栄養学でみても三大抗酸化ビタミンと呼ばれるビタミンE、β-カロテン、ビタミンCが豊富に含まれ、栄養価の高さは抜群です。ビタミンEは血管を拡張して体を温め、β-カロテンは粘膜を保護して感染症を防ぎ、ビタミンCは免疫力を高めて風邪を予防するなど、昔からの言い伝えが、科学的にも裏づけられています。

おもな効能

- ▼風邪を予防する
- ▼胃腸の働きを補う
- ▼体を温める
- ▼血行を促進する
- ▼免疫力を高める
- ▼粘膜を強化して感染症を予防する

症状編 28・47ページ

おすすめの食べ方

β-カロテンやビタミンEは、油で調理すると吸収率が高まるので、炒めたり揚げたりするのがおすすめ。中国では種を利用した民間療法が多く、炒った種は肝機能を強化したり、また前立腺の病気の予防や虫下しになるといわれます。丸ごとなら冷暗所で1～2か月間保存可能なので、寒さが厳しくなる前に食べるのもよいでしょう。冷蔵保存するときは種とわたをとり除いておくと長持ちします。

かぼちゃのいとこ煮

かぼちゃと小豆を煮つけた料理。火の通りにくいものからおいおい（＝甥甥）、煮ていくことから「いとこ」の名前がついたとされます。

かぼちゃの種の唐揚げ

種をよく洗い、1～3日天日に干します。乾いたら殻をとり除いて中の種（仁）をとり出し、油で揚げて塩をふっていただきます。トースターで焼いたり、フライパンで塩炒りしてもよいでしょう。

きゅうり

【甘味・寒性】
原産地／インド
旬／7～8月

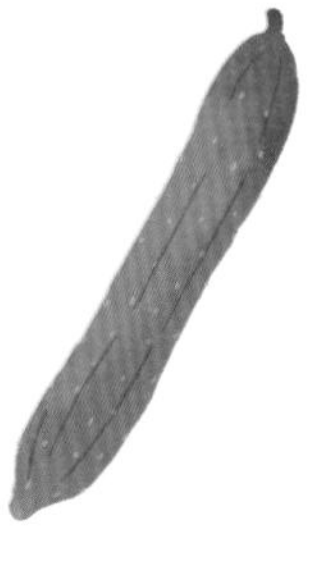

熱を冷まし体を潤す きゅうり湿布は効果あり

成分の90％以上が水分で、たいした栄養価は期待できないと思われがちなきゅうりですが、薬膳の視点で見ると、このみずみずしさこそ夏にふさわしい薬効といえます。

中国の薬物書『本草綱目《ほんぞうこうもく》』に「熱を冷まし、渇きを止め、水を利する」とあるように、体を冷やす寒性の性質で、過剰な熱をとり除く働きが強いのが特長です。昔から日焼けややけどをしたとき、きゅうりで湿布をすると、ほてりが鎮《しず》まるという民間療法がありますが、とても理にかなっています。

また、きゅうりの水分には、渇きを止めて体を潤す作用があるため、汗で失われた体液を補うのに最適です。同時に、余分な水分を排出する作用にも優れ、湿気が多く、体内に水分が滞りやすい日本の夏にふさわしい食材です。

おもな効能

- ▼体の熱を冷ます
- ▼渇きを止め体を潤す
- ▼余分な水分を排出する
- ▼解毒《げどく》する

症状編 26ページ

おすすめの食べ方

夏にふさわしい薬効を持っているとはいえ、体を冷やす食物の食べ過ぎは禁物。とくに胃は冷えを嫌い、冷えると働きが低下します。夏バテで食欲不振や消化不良になるのも、冷たいもののとり過ぎが原因です。現在は一年中きゅうりが出回っていますが、冬に食べることは体調を崩す一因となることも。とくに冷え性や胃腸が弱い人は注意を。

きゅうりとわかめの酢の物

定番の酢の物ですが、わかめも体を冷やすため、大葉やしょうがなどの体を温める薬味を加えるのが薬膳の知恵です。きゅうりには一緒にとった野菜のビタミンCを破壊する酵素が含まれますが、酢を加えることでこれを抑えることができるため、酢の物はベストです。

きゅうりの辛子漬け

辛子漬けも伝統的な保存食。体を温める効果の高い辛子と組み合わせることで、温・寒のバランスがとれる昔ながらの知恵です。

ゴーヤー

【苦味・寒性】
原産地／アジアの熱帯地域
旬／7～8月

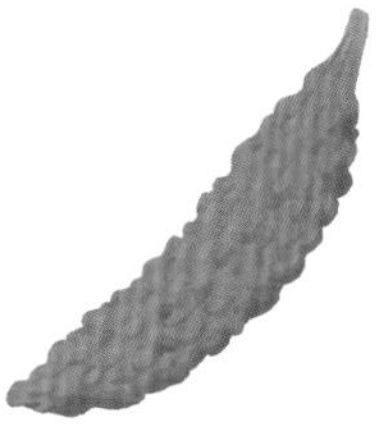

熱を冷まし消化を促進する暑い地方に最適な食材

南国沖縄の代表的な食材で、中国語でも「苦瓜」または「涼瓜」と呼ばれています。この名前からもわかるように、体内の熱をとり去るため、暑い夏や地域にぴったり。余分な水分を排出してむくみをとったり、胃液の分泌を促して食欲を増進させ、疲労を回復するため、夏バテ防止に役立ちます。昔から沖縄では、ゴーヤーの苦味には血をきれいにして、血圧を安定させる働きがあると伝えられてきましたが、科学的にもその効果が実証されています。ゴーヤーの苦味は果皮に含まれるモモルデシンとチャランチンという成分で、血中コレステロール値や血糖値を下げる効果のあることが確認されました。薬品のインスリンとよく似た働きをする植物インスリンも豊富に含まれるため、血糖値を安定させ、糖尿病にはとくに有効です。

おもな効能

- ▼体の熱を冷ます
- ▼余分な水分を排出する
- ▼消化を促進して胃腸を整える
- ▼血糖値を安定させる

症状編 62・85ページ

おすすめの食べ方

今では全国で年間を通じて流通していますが、本来は暑い地域で作られ、暑いときに食すもの。いくら長寿食とはいえ、体を冷やす作用が強いので、一年中全国どこででも食べるのは間違いです。強烈な苦味をやわらげるためによくゆでこぼしたりしますが、これでは大切な薬効成分が損失してしまいます。塩でよくもむと苦味がやわらぎます。

ゴーヤーチャンプルー

疲労回復効果のある、ビタミンB_1が豊富に含まれる豚肉と一緒に炒めたゴーヤーチャンプルーは、夏バテを解消する最高の組み合わせ。豆腐や卵も胃腸を補う薬で、食欲のない夏にはうってつけです。

ゴーヤーの天ぷら

独特の苦味も、油と一緒にとると抑えられ、体を冷やす寒性も、高温で揚げることでやわらぎます。ゴーヤーのビタミンCは、加熱しても壊れにくく、油膜が張ることで損失も少なくなります。

しそ（赤じそ・青じそ）

【辛味・温性】
原産地／ヒマラヤ～ミャンマー、中国
旬／赤じそ6～7月
青じそ6～8月

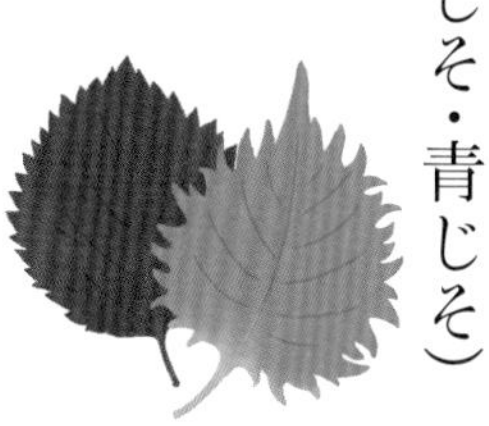

殺菌・解毒《げどく》・防腐作用に優れアレルギー症状も改善する

中国三国時代に蟹を食べ過ぎて中毒を起こした少年に、しその葉を煎じて飲ませたところ、命が蘇ったという逸話があります。以来、蘇生させる力を持った「紫蘇《しそ》」と名づけ、魚毒を消す薬として重用されてきましたが、実際にしそ特有の香り成分には、高い殺菌・解毒・防腐作用があります。刺身のつまや薬味にしその葉を添えるのも、香りが食欲を高めるだけでなく、殺菌作用によって生魚の中毒を防ぐためです。また、体を温めて発汗を促し熱を下げたり、咳《せき》や痰《たん》を鎮《しず》めたり、胃液の分泌を促す作用があり、漢方では「蘇葉《そよう》」と呼ばれる薬となっています。さらに最近の研究では、しそのフラボノイドの一種やα-リノレン酸に、抗アレルギー作用があることがわかり、花粉症などのアレルギー症状の改善にも注目が集まっています。

おもな効能

- ▼体を温めて冷えをとり除く
- ▼血行をよくする
- ▼気の流れをよくする
- ▼胃の働きを整える
- ▼解毒する

症状編 22・37・40・74ページ

おすすめの食べ方

しそは葉、芽、花穂《かすい》、実、油のすべてが使える利用価値の高い食材。梅干しやしば漬けの色づけに欠かせない赤じそのほか青じそ、ちりめんじそなどがありますが、栄養価や薬効はほぼ同じです。細かく刻むほど、香り成分の薬効が引き出されるので、みじん切りにした青じそをご飯やパスタとあえたり、スープに加えると、たくさんとることができ、効果もアップします。

しそ粥

やわらかく煮た米に、細かく刻んだしその葉を加え、最後に黒砂糖少々を入れたら出来上がり。初期の風邪、悪寒、咳、胸のつかえ、食あたりなどに効果があります。

しそジュース

沸騰した湯に赤じその葉とクエン酸または梅酢を加えて10分ほど煮出し、こしてからはちみつを加えたジュース。夏バテ解消、食欲増進、食あたり、咳、痰、アレルギー症状の改善などに有効です。

しょうが

【辛味・温性】
原産地／東南アジア
旬／新しょうが6～8月
根しょうが9～11月

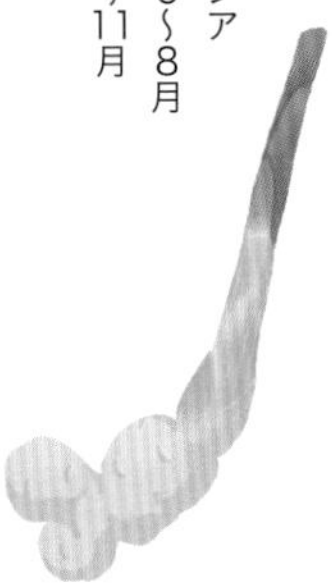

紀元前から重用されてきた百邪《ひゃくじゃ》を防ぐ万能薬

中国では紀元前から、日本にも三世紀までには渡来し、血行をよくして胃腸の冷えをとり去る薬として重用されてきました。とくに根しょうがを陰干しにしたものは乾姜《かんきょう》という生薬《しょうやく》になり、体を温める作用が強く、冷えによる下痢や頭痛、腰から下の痛みなどによいとされます。乾姜を米と一緒に炊いた「乾姜粥」は、冷えの特効薬とされ、これが生薬を食事にとり入れた、中国薬膳の始まりといわれています。

また、古来より「薑《はじかみ》（しょうがの古名）は能《よ》く百邪を防ぐもの」といわれ、その強烈な辛味成分に、細菌やウイルスを撃退する殺菌・抗菌作用や、魚肉の毒を消す解毒《げどく》作用、消臭作用があるとされます。こうした薬効を考えると、やはり、刺身の薬味や焼き魚のつけ合わせにしょうがが欠かせないのも納得です。

おもな効能

- ▼体を温める
- ▼血行をよくする
- ▼殺菌・抗菌する
- ▼消臭する
- ▼胃腸を活性化する
- ▼吐き気を止める
- ▼咳《せき》や痰《たん》を止める

症状編 34・47ページ

おすすめの食べ方

体を温める作用が強いのはメリットですが、とり過ぎると汗で熱を逃がしてしまい、かえって体を冷やしてしまいます。昔から薬味として少量ずつとってきたことにも深い意味があるのです。とくに胃腸の弱い人や高熱や痔《じ》病のある人、充血性の眼病のある人、できもののできやすい人などはとり過ぎに注意。過剰な熱が体内に滞り、症状が悪化する可能性があるからです。

しょうが湯

風邪のひきはじめで寒けがするときは、しょうがのしぼり汁にはちみつと熱湯を加えた「しょうが湯」がおすすめ。体のすみずみまで温まり、汗とともにウイルスを追い出すことができます。

新しょうがの甘酢漬け

6～8月に早掘りされたものや収穫したてのものは新しょうがと呼ばれます。辛味がおだやかで、やわらかくみずみずしいので、甘酢漬けや味噌漬けなどにおすすめ。

じゃがいも

【甘味・涼性】
原産地／南米アンデス
旬／9～12月
※新じゃがいもは5～6月

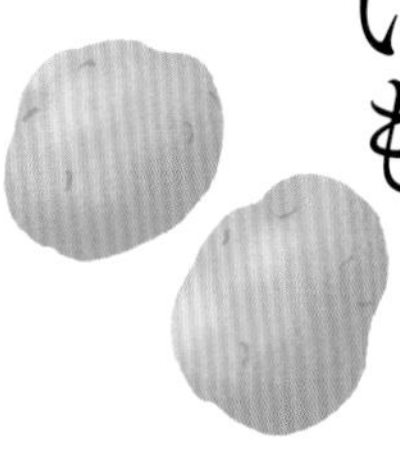

胃腸の調子を整えて潰瘍《かいよう》や便秘に有効

荒れ地でも育つ生命力の強さゆえ、世界中でもっとも多く栽培されている作物です。貯蔵がきくため常備野菜の定番ですが、みずみずしくやわらかい新じゃがは初夏だけの味わい。体内の熱を冷まして、余分な水分を排泄する働きに優れ、薬効から考えても、湿気が多く蒸し暑い日本の初夏に最適です。食欲の低下しがちなこの時期に、胃腸を活性化する働きも持っています。日本やドイツでは古くから、じゃがいもをすりおろした汁を、胃潰瘍や慢性便秘の治療に民間療法として用いてきました。実際に、カリウムの王様と呼ばれるほど含有量が高く、尿の出を促して高血圧を予防し、むくみをとる働きや、内臓・筋肉の痙攣《けいれん》を抑える成分が含まれ、胃や十二指腸潰瘍などの痛み止めや慢性便秘に効果があることがわかっています。

おもな効能

- ▼体の熱を冷ます
- ▼水分を排泄する
- ▼消化を促進して胃腸を整える
- ▼痛みを止める
- ▼便通をよくする
- ▼気力を補う

症状編 62・65ページ

おすすめの食べ方

皮には免疫力や抗酸化作用を高めるポリフェノール類やビタミンCが多く含まれ、生活習慣病の予防に役立ちます。新じゃがは皮もやわらかいので、ぜひ丸ごといただきましょう。ただし、緑色の部分や芽には、中毒症状を起こすソラニンが含まれるため、芽はとり除き、緑の部分は厚くむいて用いるように。

粉ふきいも

ステーキやソーセージなどの肉のつけ合わせには、焼いたり蒸したりしたじゃがいもが添えられます。じゃがいものカリウムで、肉に多く含まれるナトリウムを排出し、高血圧や動脈硬化を予防するためで、実に理にかなった食べ方です。

ポテトサラダ

マッシュしたじゃがいもに、きゅうりやにんじん、たまねぎなどを合わせた家庭料理の定番サラダ。あえるマヨネーズに練り辛子を加えると、じゃがいもの体を冷やす作用をやわらげることができます。

唐辛子

【辛味・熱性】
原産地／中南米
旬／7〜8月

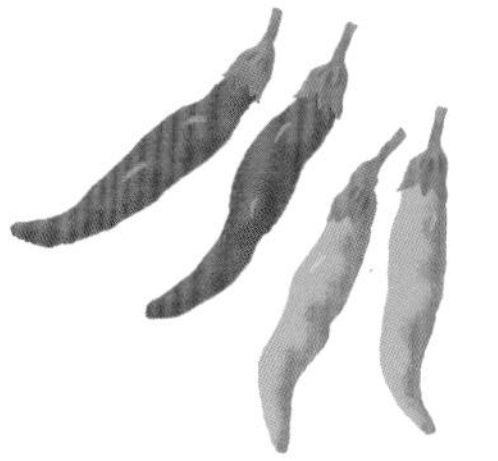

おもな効能

▼体を温めて血行を促進する
▼熱を発散する
▼胃腸の働きを活性化する
▼消化を促す
▼脂肪の燃焼を促す

症状編 68ページ

暑い地域で辛いものが好まれるワケ

緑色のものが青唐辛子、赤く熟したものが赤唐辛子で、ししとう、ピーマン、パプリカは同種の辛味種。

唐辛子を日常的に摂取するのは、南米やインドなど暑い地域が中心です。血行を促進して体を温め、発汗を促し、体内にこもった熱を発散するからです。ぽかぽかと温まるその働きから、16世紀に日本に伝来した当初は、足袋のつま先に入れて霜焼け止めとして利用したり、凍瘡《とうそう》や凍傷の治療に用いられていました。また、消化液の分泌を促し、暑さで衰えがちな食欲を増進させるため、古くから健胃薬としても知られます。湿度が高いために熱を発散しにくく、脾《ひ》・胃が衰えやすい日本の夏にも最適です。近年では、辛味成分のカプサイシンに、体脂肪を燃焼させる効果のあることがわかり、ダイエット食品としても注目を集めています。

おすすめの食べ方

緑のままの青唐辛子も完熟した赤唐辛子も食べることができます。青唐辛子は加熱すると辛味が甘味に変化し、乾燥した赤唐辛子は加熱すると辛味が増す傾向にあるため、青唐辛子は炒め物などに、赤唐辛子は辛味を添える薬味として用いるのが適しています。殺菌作用も高いため、食品の保存性を高めるうえでも有効。ただ刺激が強く粘膜を傷つけるため、過剰摂取は避けて。

青唐辛子味噌

刻んだ青唐辛子を味噌やみりんなどと炒め合わせた伝統的な調味料。肉類や夏野菜の炒め物、また麻婆豆腐などに少量加えるだけで風味がアップ。胃腸を温めて消化を促進し、夏バテ防止に最適です。

葉唐辛子の佃煮

青唐辛子と唐辛子の葉を刻み、かつおぶしやごま、しょうゆなどを加えて炒りつけた常備菜。唐辛子の殺菌効果で保存がきき、食欲のないときもご飯が進む一品。

冬瓜《とうがん》

【甘味・寒性】
原産地／インド
旬／7〜8月

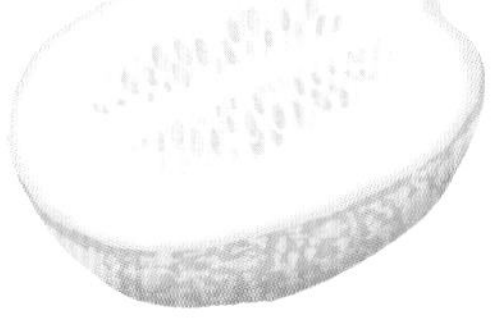

おもな効能

▼体内の熱を冷ます
▼尿の出を促す
▼のどの渇きを癒す
▼咳や痰を改善する
▼炎症を抑える
▼できものや腫れ物を改善する

症状編 60ページ

皮や種、わたまですべてむくみや腫れ物の薬になる

「冬」に「瓜」と書きますが、れっきとした夏野菜。熟すと皮がかたくなり、冷暗所においておくと冬まで貯蔵できること、また霜が降りた後に、粉を吹いたように白くなることからその名がついたとされますが、薬効を考えると、やはり旬の夏に食すのが適しています。とくに優れているのは、体内にこもった熱を冷まし、尿の出をよくして水分代謝を促進する働きです。実際に、古くからむくみや膀胱炎《ぼうこうえん》、腎臓病の民間薬として重宝されてきました。

冬瓜は皮も種もわたも、一物全体《いちもつぜんたい》を余すところなく利用できるのもメリットです。皮を乾燥したものは「冬瓜皮《とうがひ》」、種を乾燥したものは「冬《とう》瓜仁《がにん》」または「冬瓜子《とうがし》」と呼ばれ、いずれもむくみや咳《せき》・痰《たん》、腫れ物、下痢などに用いられる漢方薬になっているほど薬効が高いのです。

おすすめの食べ方

冬瓜は果肉のみをスープや炊き合わせなどに用い、皮や種やわたは捨ててしまうことが多いのですが、これらもむくみや熱を改善する薬になるので、ぜひ丸ごととり入れてください。体を冷やす作用が強いので、しょうがやわさび、しそなどの体を温める薬味を添えたり、温性の葛《くず》であんかけにするなど、胃腸を冷やし過ぎない工夫を。

冬瓜の皮茶＆種の飴

生の皮を水で煎じて飲むと、むくみ解消や暑気あたりなどに効果的。中国では種を日干しにして、ふだんから飴のように食べていますが、咳や痰、むくみ、腫れ物、美肌づくりなどに有効とされます。

冬瓜のわたの酢の物

種をとり除いて一口大に切り、甘酢であえて酢の物にすれば、さっぱりと食べられます。必ずしょうがのせん切りを添えて。わたのしぼり汁をそのまま飲んだり、やけどなどに塗布しても効果的。

とうもろこし

【甘味・平性】
原産地／アメリカ大陸
旬／7〜8月

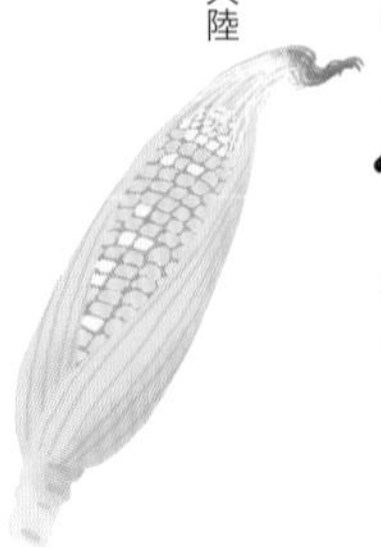

湿度の高い日本の夏にふさわしい利尿《りにょう》剤

缶詰に食用油、コーンスターチにベーキングパウダー、ポップコーン……。さまざまな形に姿を変え、季節を問わず、私たちの口に入るとうもろこしですが、生のものが食べられるのは旬の夏だけの特権です。体内の余分な水分を排泄する利尿作用に優れているため、湿度が高く、余分な水分が体内に滞りやすい日本の夏にはぴったりです。とうもろこしのひげの部分を日干しにしたものは、「南蛮毛《なんばんもう》」というむくみ防止の漢方薬になっているほど、利尿効果の高さはお墨つきです。

また、中国では別名「玉米《ユイーミー》」といわれるように、主食の代わりを果たすだけの十分な糖質を含み、すみやかに体のエネルギー源となります。胃の働きを助けて消化を促す働きもあるため、夏バテで食欲のないときにも大いに役立つでしょう。

おもな効能

▼消化を促進する
▼胃腸を整える
▼尿の出を促す
▼血圧を下げる
▼止血する

症状編 29・60ページ

おすすめの食べ方

鮮度の低下が激しいため、手に入れたら早めに調理するようにしましょう。一度に食べきれないときは、ゆでてからほぐして冷凍しておけば、チャーハンやポテトサラダなどの彩りに重宝します。水分代謝の悪い日本人は、こうして少しずつでも年中とるようにするとよいでしょう。平性で体を冷やさないので、冬でも安心していただけます。

とうもろこし葉茶＆ひげ茶

葉やひげには種実以上に利尿作用があります。とうもろこしをゆでるときに葉を１〜２枚残してゆでて、ゆで汁に塩少々を加えたお茶は、むくみやすい人や尿の出の悪い人におすすめ。ひげを干してから煎じて飲んでもよいでしょう。

とうもろこしコロッケ

合わせるじゃがいもも利尿作用が高いため、一層水分代謝がアップ。殺菌作用の高いたまねぎをたっぷり加えることで、糖質が腸内で異常発酵するのを防ぎます。

トマト

【甘味・涼性】
原産地／南米ペルー
旬／6〜9月

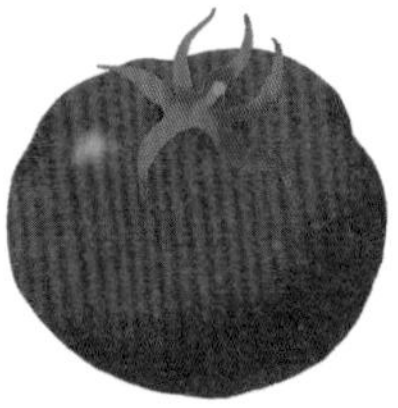

夏の疲れた胃腸を癒し疲労回復に役立つ

ヨーロッパには昔から「トマトのある家に胃腸病なし」ということわざがあります。トマトには胃腸の働きを活発にして消化を高める作用があるからです。夏は冷たいもののとり過ぎで胃腸の働きが悪くなりがちですが、トマトを食べることで、これを未然に防げるわけです。

性質は体をやや冷やす涼性で、体内にこもった熱を冷ます働きがあります。また、のどの渇きを潤して体液を補う働きがあるうえ、ビタミンやミネラルも豊富なため、汗とともに流出しがちなミネラル分も補えます。トマトのさわやかな酸味の元となっているクエン酸などの有機酸は、疲労物質をとり除いて疲労回復に役立つため、夏の疲れた体を癒すのにぴったり。まさに一石三鳥、四鳥の働きで、夏の暑い盛りにふさわしい薬効を発揮します。

おもな効能

▼消化を促進する
▼胃腸を整える
▼体の熱を冷ます
▼のどの渇きを癒す
▼疲れをとり除く

症状編 82ページ

おすすめの食べ方

現在は、彩りとして冬でもサラダにトマトが入っていることが多いのですが、体を冷やし、余分な水分が滞りやすくなるので、食べ過ぎないように注意しましょう。夏でも生のまま食べるときは、刻んだ青じそをまぶしたり、たまねぎとあえるなど、温性の食材と組み合わせて、胃腸を冷やし過ぎないように工夫してください。

トマトとたまねぎのサラダ

温性のたまねぎと一緒に甘酢であえたサラダはおすすめ。夏は汗をかくことで水分が奪われ、血液の粘度が増して心臓に負担をかけますが、ともに血液をサラサラにしたり、血圧を下げる効果があるので、心臓の負担を軽減します。

トマトと牛肉の炒め物

牛肉と炒め合わせてしょうゆで味つけした一品は、胃腸を滋養する薬膳の定番料理。トマトも牛肉も脾《ひ》・胃の働きを活性化し、食欲を増強する作用があります。

なす

【甘味・寒性】
原産地／インド
旬／7～9月

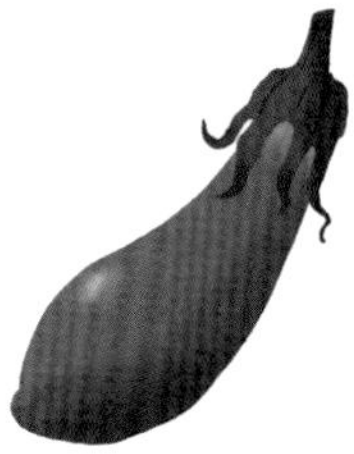

体を強く冷やす性質は夏にこそふさわしい

「茄子こそ　味わい甘く　寒のもの冷えたる人は　食すべからず」江戸時代に編纂された『和歌食物本草《わかしょくもつほんぞう》』に詠まれている一首です。これこそ、なすの性質をよく言い表しています。数ある野菜のなかでも、とくに体を冷やす性質が強いため、冷え性の人や胃腸の弱い人の過食を戒めているのです。寒い季節になすを食べることがいかに不適切であるかが理解できるはずです。

反面、過剰な熱を冷まし、炎症を鎮《しず》め、腫れを抑えるなど熱による症状を改善する働きに優れています。古くから口内炎や歯痛など熱を持った炎症に民間薬として利用されてきたことも的を射ています。現代栄養学でも、紫色の色素成分に生活習慣病やがんの予防効果があることがわかり、寒性の性質を補って余りある薬効が見つかっています。

おもな効能

- ▼体の熱を冷ます
- ▼瘀血《おけつ》（滞った古い血）をとり除く
- ▼炎症を鎮める
- ▼痛み・腫れを抑える
- ▼止血する

症状編 25・65・88ページ

おすすめの食べ方

体を冷やす性質が強いため、冷え性の人はもちろん、そうでない人も、食べ過ぎや食べ方には注意が必要です。現在は一年中手に入りますが、冬はもちろん、旬の夏以外になすを食べることは避けたほうが賢明です。「秋なすは嫁に食わすな」ということわざも、嫁が子宮を冷やして子宝に恵まれぬことがないように、という老婆心から出た言葉なのです。

麻婆なす

定番の麻婆なすは理想的なバランス。温め作用の強い唐辛子をきかせることで、なすの冷やす作用をやわらげることができます。油を使うことで皮の抗酸化作用が安定し、色が抜けにくくなるのも利点。

なすのヘタの黒焼き

乾燥したヘタをアルミホイルで２～３重に包んで直火で加熱し、粉末にして水で練った黒焼きは、口内炎や歯痛、虫歯、唇の腫れ物などに効果があるとされます。

にんにく

【辛味・温性】
原産地／西アジア
旬／5～7月

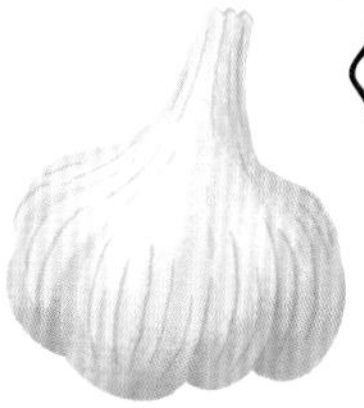

免疫力を高め病邪《びょうじゃ》を払うスタミナ源

奈良時代より、その強い臭気から邪気を払う神事に用いられてきたにんにく。疫病が流行したときに民家の軒先ににんにくを吊るし、病邪を追い払うという風習が、今も地方の農家などで残っています。平安時代に編纂された医書『大同類聚方《だいどうるいじゅほう》』や『医心方《いしんぼう》』にも、悪寒や発熱を伴う症状や風邪の処方に、にんにくが用いられていたことが記されています。このように、にんにくは免疫力を高め、邪気、言い換えると伝染性のウイルスや風邪などを撃退する働きのあることが、古くから認められていました。

疲労回復や精力を増強するスタミナ源としても優れています。古代エジプトでは、ピラミッドの建設に従事した労働者たちに、給料としてにんにくが支給されていたことはよく知られたエピソードです。

おもな効能

- ▼体を温める
- ▼血行をよくする
- ▼精力をつける
- ▼免疫力を高める
- ▼殺菌・抗菌する
- ▼解毒《げどく》する

症状編 34・40ページ

おすすめの食べ方

体を温める作用が強いにんにくは、炒めたり揚げたりすると温性がより強まるため、熱や炎症のある人には逆効果になりかねません。また、精力が強いので、一度にとり過ぎると胃を荒らしたり、貧血を起こしたりする可能性も。生で食べるときは1日1かけ、加熱したものは1日3かけを目安にしましょう。

にんにく粥

米ににんにくを加えて炊いた粥は、風邪のひき始めや体力が低下しているときにおすすめ。にんにくがほっくりとして甘くなり、強烈な臭いもやわらぐので、子供やお年寄りにも食べやすくなります。

にんにくオイル

スライスしたにんにくを、弱火でゆっくり揚げてからこしたにんにくオイルは、常備しておきたい一品。オイルはサラダのドレッシングや炒め物に、揚げたにんにくはサラダのトッピングなどに。半年から1年は保存可能です。

ピーマン

【辛味・平性】
原産地／南アメリカ
旬／7〜9月

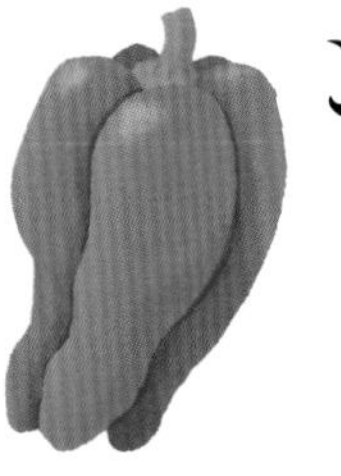

気や血のめぐりをよくして胃腸の働きを整える

南米原産の唐辛子を起源とし、二千年以上前から栽培されていました。現在のような甘味種のピーマンは、アメリカで品種改良されたものです。唐辛子は辛味・熱性ですが、その仲間のピーマンやパプリカは、品種改良で辛味が抑えられているため、体を温めたり、熱や水などを発散する作用も弱くなりますが、血や気のめぐりをよくする働きに優れています。血行を促進して瘀血《おけつ》や血栓を予防したり、気をめぐらして胸の煩わしさをとり除き、気持ちを落ち着かせる作用などがあるとされます。また、胃の働きをよくして食欲を増進する効果もあります。現代栄養学では、ビタミンCやβ-カロテンに富み、風邪予防や夏バテ解消、動脈硬化やがん予防などに効果があり、赤や黄色のパプリカはよりビタミン類が豊富とされます。

おもな効能

▼血と気のめぐりをよくする
▼食欲を増進する
▼胃潰瘍《かいよう》を防ぐ
▼夏バテを解消する
▼風邪を予防する

おすすめの食べ方

ピーマンに豊富に含まれるビタミンCは、加熱しても壊れにくいのが特徴で、脂溶性のβ-カロテンは、油で調理すると吸収率が高まるため、炒めたり焼いたりするのがおすすめです。肉詰めや青椒肉絲《チンジャオロースー》など、よく肉と一緒に使われるのもとても理にかなっています。加熱することで、独特の青臭さも気にならなくなります。

ピーマンのじゃこ炒め

細切りにしたピーマンとしょうが、じゃこを炒め、しょうゆ、酒、みりんを加えて汁けがなくなるまで炒り煮したもの。ピーマンとしょうがの辛味、じゃこの鹹味《かんみ》で相生《そうせい》の二味《にみ》の一品です。

回鍋肉《ホイコーロー》

ざく切りにしたピーマンとキャベツ、豚バラ肉を甘味噌で炒めた中華の定番。しょうがやにんにく、豆板醤で辛味をきかせることで、肉の消化を促進し、味のバランスもよくなります。

モロヘイヤ

【甘味・寒性】
原産地／エジプト
旬／7〜8月

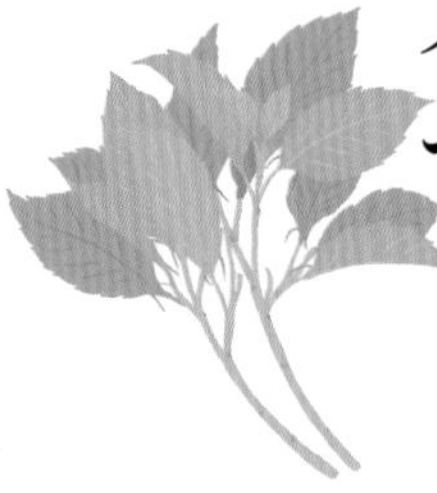

ミネラルの含有量は野菜のなかでもトップクラス

エジプトでは五千年以上前から常食されている緑黄色野菜。かつて重病を患ったエジプト王が、モロヘイヤのスープで治ったという故事から、アラビア語で「王様の野菜＝モロヘイヤ」と呼ばれるようになりましたが、まさに「王様」にふさわしい栄養価を誇ります。β-カロテンやカルシウム、カリウム、鉄などのミネラル含有量の高さは野菜のなかでもトップクラス。骨格や歯の健康を維持し、骨粗鬆症《こつそしょうしょう》を防ぎ、中枢神経を鎮《しず》めてイライラやストレス解消に役立ちます。同時に、血圧を下げ、血管などの粘膜を丈夫にして老化防止に有効です。モロヘイヤの特徴であるねばり成分は、水溶性の食物繊維で、コレステロールを減らしたり、胃粘膜を保護したり、便秘の改善や肥満、糖尿病、がんなどの予防に有効です。

おもな効能

▼体の熱を冷ます
▼骨を丈夫にする
▼中枢神経の興奮を鎮める
▼粘膜を強化する
▼血圧を下げる
▼便秘を改善する

症状編 21・80ページ

おすすめの食べ方

茎の部分はかたいので、葉だけ摘みとって使います。ゆでて刻むと粘りけが出て、より効果が高まります。ほうれん草と同じシュウ酸を含んでいるため、必ずゆでて水にさらし、アク抜きをするように。シュウ酸は、とり過ぎると腎臓結石を起こすからです。ただし、ゆでると水溶性のビタミンCが流出しやすいので、手早くするのがコツです。

モロヘイヤの麦とろ

湯通しして水けをきったモロヘイヤを細かく刻み、すりおろしたやまいもと合わせ、だししょうゆなどで味つけします。麦飯にかけてわさびを添えていただきます。消化を助けて夏バテを防ぐのに最適。

ファラオのスープ

クレオパトラをはじめ、エジプト王たちが常食していたスープ。鶏肉を煮込んだスープに、みじん切りのモロヘイヤを入れ、炒めたにんにく、コリアンダー、カルダモンを熱々のスープに加えます。

らっきょう

【辛苦味・温性】
原産地／中国
旬／5～6月

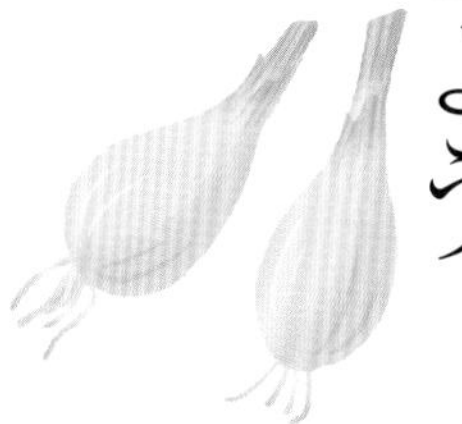

強烈な香りが、幅広い薬効をもたらす畑の薬

らっきょうの栽培の歴史は古く、中国では紀元前四世紀の書物にも記載されており、日本にも九世紀には伝来していたとされます。

古くから「畑の薬」と呼ばれ、殺菌、利尿《りにょう》、発汗、整腸作用のある薬用植物として利用されてきました。漢方では「薤白《がいはく》」という生薬《しょうやく》になっており、胸のつかえや痛みなどに効果があるとされます。

こうした薬効をもたらす元は、独特のにおい成分である硫化《りゅうか》アリルで、血液をサラサラにしたり、胃腸の働きを活性化して食欲を増進する効果があるとされます。また、エネルギーを生み出すビタミンB_1の働きを高めるため、疲労回復や夏バテ解消、スタミナ増強に役立ちます。夏に向けて毎日数粒ずつ食べれば、厳しい夏も快適に乗り切ることができるでしょう。

おもな効能

- 気のめぐりをよくする
- 胸のつかえをとる
- 疲労回復
- スタミナ増強
- 殺菌する
- 発汗を促す

症状編 19・74ページ

おすすめの食べ方

塩漬けや甘酢漬けなど保存食として味わうことが多いのですが、生で食べたり、炒めたり、味噌汁に散らしたりと多彩な利用法があります。出回るのは梅雨の短い期間だけですので、いろいろ活用してみてください。この時期は生長が旺盛で、常温に放置しておくと中心の芽がすぐに伸びてくるので、早めに使いきるか漬け込むようにします。6%の塩と混ぜ合わせた塩らっきょうもオツな味です。

らっきょうの甘酢漬け

らっきょうを塩漬けした後、塩、水、赤唐辛子を加えた甘酢に漬けたもの。常温でも1年間は保存がきき、酢のクエン酸効果で疲労回復効果も高まります。

らっきょうのごま酢がけ

らっきょうとさっとゆでて、スライスしたら塩をふり、水けをきったゴーヤーを合わせて、白ごま、酢、しょうゆを混ぜ合わせたものをかけます。五味が揃う一品です。

レタス

【苦味・涼性】
原産地／西アジア～地中海沿岸
旬／6～8月

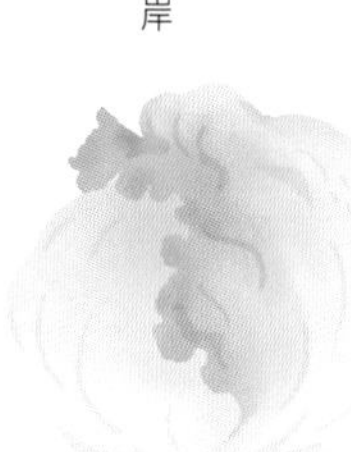

頭を冷やして安眠を誘うレタスの枕

季節に関係なく食されていますが、旬は初夏から夏。体内にこもった熱を冷まし、炎症を抑え、尿の出を促して水分代謝を助けるなど、薬効も、湿度や気温の高い夏にふさわしいものです。熱が出たときに枕にレタスを敷いて寝る民間療法がありますが、いわゆる天然の「冷却シート」になるわけです。

レタスの語源は、ギリシャ語の「ラク＝乳」で、茎や葉を切ると乳に似た白い液が出ることに由来します。日本での古名「チシャ」も、「乳草」からきており、古くから母乳の出を促したり、乳腺炎をやわらげる効果があるとされました。また、古代ギリシャやローマでは眠りを誘う野菜とされましたが、近年、乳に似た白い汁に、睡眠ホルモンであるメラトニンと同様の作用が確認され、科学的にも実証されています。

おもな効能

- 体の熱を冷ます
- 尿の出をよくする
- 炎症を抑える
- のどの渇きを潤す
- 安眠をもたらす
- 母乳の出を促す

おすすめの食べ方

レタスといえば、やはりサラダが定番。ビタミンCやB_1などの熱に弱く、水に溶けやすい成分の損失も抑えられ、効率よく摂取できます。ただし、体を冷やすので、ねぎやしょうがなどの体を温める薬味を必ず添えたり、ドレッシングにもこしょうや一味唐辛子、溶き辛子などのスパイスを多めに加えて、温・寒のバランスをとるように気をつけましょう。

レタスチャーハン

チャーハンにはシャキシャキ感が残るよう最後に加えます。加熱することで涼性がやわらぐうえ、余分な水分も抜けるため、水分代謝の悪い日本人には適した食べ方。

ゆでレタスのしょうがじょうゆ

沸騰した湯の中に、塩とごま油を少々たらし、レタスをさっとゆでてしょうがじょうゆでいただくシンプルな料理。油の被膜ができることで水溶性成分が溶け出しにくくなります。

梅・梅干し

【梅／酸味・平性】
【梅干し／酸味・温性】
原産地／中国
旬／6月

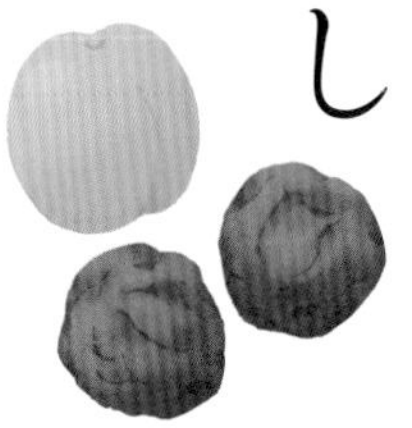

おもな効能

- ▼便通をよくする
- ▼肺の働きを助ける
- ▼咳《せき》を止める
- ▼痰《たん》をとり除く
- ▼胃の働きを整える
- ▼老廃物や毒素をとり除く

症状編 32ページ

食の毒、水の毒、血の毒の三毒を絶つ

中国では紀元前二千年から、梅の未熟果を燻蒸《くんじょう》したものが「烏梅《うばい》」という薬になっていましたが、梅干しは江戸時代に日本で考案された独自のものです。昔から梅は、食べ物の毒、余分な水の毒、古い血の毒の「三毒を絶つ」と評され、薬効の高さでは定評があります。とくに注目は殺菌・抗菌力の高さ。おにぎりやお弁当に梅干しを入れるのもご飯の腐敗を防ぐためで、梅干しを食べると、食中毒を防ぐのに効果があります。また、梅干しの酸味は口の渇きを癒し、胃腸の働きを活発にして食欲を増進させたり、疲れを癒し、活力をつける効能があります。さらに梅干しのすごい点は、梅の酸味が肝臓を補い、塩漬けされることで腎を補う働きも加わることです。つまり梅干し一つで、肝《かん》腎要の肝と腎を補うことができるのです。

おすすめの食べ方

梅酒、梅ジュース、梅ジャムなど、さまざまに加工できますが、薬効が高く、手軽にとり入れやすいのが梅干しです。「梅はその日の難逃れ」といわれることからも、毎日１個食べるとよいでしょう。酢やしょうゆなどが醸造される以前には「塩梅《あんばい》」といわれ、調味にも梅と塩が使われていました。そのまま食べるだけでなく、調味料としても使ってみてください。

いわしの梅煮

いわしを梅干しとしょうゆやみりんなどで煮つけたもの。脂ののったいわしも、梅干しの酸味でさっぱりといただけ、魚の毒も臭みも消してくれます。

梅味噌

味噌、青梅、砂糖を１：１：１の割合で重ね、7〜10日漬けたもの。酢味噌の代わりにあえ物にしたり、ドレッシングとしてサラダにかけたり、魚肉に塗って焼いたりと、いろいろ使えます。

すいか

【甘味・涼性】
原産地／アフリカ南西部
旬／7〜8月

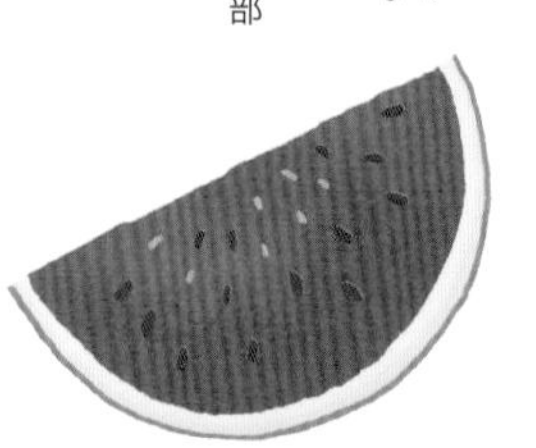

おもな効能

- ▼体の熱を冷ます
- ▼暑気あたりを改善する
- ▼口の渇きを癒す
- ▼尿の出を促しむくみを解消する

症状編 27・44・66ページ

皮も種も丸ごと腎臓の薬になる

果肉の90％以上が水分で、たいした栄養価はないように思われますが、夏の果実にふさわしく、体の熱を冷まし、渇きを癒す作用があり、夏バテ解消に最適です。また、古くからむくみや腎臓の妙薬といわれ、果汁を濃縮した「すいか糖」は、急性・慢性の腎炎の民間薬として利用されてきました。とくに皮の白い部分は果肉よりも利尿《りにょう》作用に優れているうえ、肝臓に脂肪をためにくくするイノシトールを多く含むことも特徴です。また、皮に含まれるアミノ酸のシトルリンは、近年注目されている成分で、血管を若返らせ、肌細胞を蘇らせたり、解毒《げどく》や疲労回復に効果があるとされます。果肉は「西瓜《せいか》」、皮を乾燥したものは「西瓜皮《せいかひ》」、種は「西瓜子仁《せいかしじん》」とまるごと生薬《しょうやく》になっているのも、すいかの薬効の高さを物語っています。

おすすめの食べ方

すいかは冷蔵庫で冷やし過ぎると味が落ちてしまうため、食べる2〜3時間前に冷やす程度に。甘さと香りを損なわずにいただけます。体を冷やす働きが強いので、冷え性やお腹の弱い方は生食は控えめにし、果肉にレモンと砂糖を加えてトロトロになるまで煮詰めたジャムや、果汁をしぼって布でこし、弱火で煮詰めたすいか糖として食べることをおすすめします。

すいかの皮の漬け物

皮の外側のかたい縞模様の部分をむき、食べやすい大きさに切って塩もみすると、すいかの皮の漬け物ができます。皮は炒め物や煮物、スープなどにも利用できます。

すいかの種の煎《せん》じ汁

種に含まれるリノール酸はコレステロールの低減に効果的。天日干しした種を煎じてお茶として飲むとよいでしょう。フライパンで炒めると香ばしくなり、ナッツのように食べることができます。

すもも

【酸味・平性】

原産地／中国〜コーカサス地方

旬／6〜7月

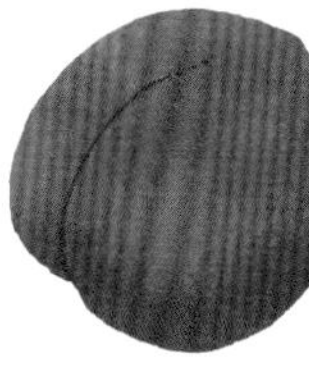

おもな効能

- ▼体の熱（とくに肝の熱）を冷ます
- ▼高ぶった気を鎮め精神を安定させる
- ▼体液を生み口の渇きを癒す

血を補い血行をよくする肝《かん》を養う果実

すももは、中国原産の「日本すもも（プラム）」と、ヨーロッパコーカサス原産の「西洋すもも（プルーン）」の2つに分類され、日本へは中国原産のすももが奈良時代に伝わったとされます。薬膳では、長く下がらない熱を冷まし、脾《ひ》・胃を整え、体液を生じ、水分代謝をよくして尿の出を促す作用があるとされ、口の渇きや精神不安、胸がつき上げられるような症状に効果があるとされます。とくに中国では肝を養う果実とされ、肝の高ぶりを鎮《しず》め、血の滞りをなくす薬効があるとして重要視されてきました。すももに含まれるクエン酸などの酸味成分が疲労を回復し、肝機能を正常化するからです。また、ビタミンAや鉄分、葉酸が多いことからも、貧血や生理不順を改善し、血の貯蔵器官である肝の働きを補うと考えられます。

おすすめの食べ方

日本すもももはおもに生食用として栽培され、西洋すももは乾燥用やジャム、コンポートなど加工用として栽培されることが多いようです。健康補助食品として人気の高い「ドライプルーン」は西洋すももを乾燥させたもの。乾燥することで成分が濃縮され、鉄分、ビタミンA、カルシウムなどの含有量が高まります。皮にはポリフェノールが多いので、丸ごと食べましょう。

すももエキスジュース

洗って水けをきったすももに、同量の氷砂糖と純米酢を加えて漬け込んだもの。7〜10日で氷砂糖が溶けたら実をとり出し、冷蔵庫で保存します。水や炭酸などで薄めて飲みましょう。

すももジャム

すももに水と砂糖を加えて煮詰めたジャム。最後にレモン汁を加えてさっぱりと。すももエキスジュースをとった後の実も、ジャムに利用するとよいでしょう。

びわ

【果肉／甘味・平性】

【葉／苦味・平性】

原産地／中国南部

旬／5〜6月

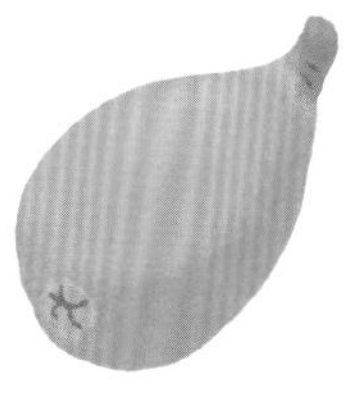

おもな効能

- ▼渇きを止め五臓を潤す
- ▼咳・痰を鎮《しず》める
- ▼胃腸の働きを整え吐き気を止める
- ▼高ぶりを鎮める尿の出を促す

葉も果肉も万病を治す「大薬王樹《だいやくおうじゅ》」と称された果樹

三千年前のインドの古い仏典に、びわは生きとし生けるものの万病を治す植物として登場します。果肉は肺を潤して口の渇きや咳を除き、胃腸の働きを整えて嘔吐を止めるとされます。果肉よりも薬効の高いのが葉です。咳《せき》や痰《たん》を除き、尿の出を促し、暑気を払い、食中毒や下痢に効果があるとされます。すでに奈良時代には、光明《こうみょう》皇后が設立した病気療養施設「施薬院《せやくいん》」で、難病治療のためにびわの葉療法が行われていました。近年、こうした薬効が科学的にも実証されています。びわの葉に含まれるアミグダリンは、血液を浄化して、炎症やがん細胞を除去することが確認されたのです。また果実は、皮膚や粘膜を正常に保ち、高血圧やがん予防に有効なβ-クリプトキサンチンを含有することも明らかになっています。

おすすめの食べ方

びわは果肉を食べるだけでなく、葉や種も薬として利用されてきました。葉は、火にあぶって熱いうちに患部を摩擦《まさつ》したり、もぐさとともに温灸《おんきゅう》にする療法があります。また、お茶として飲んだり、煎じ液を湿布したりします。種にはアミグダリンが葉の1300倍も含まれていて、びわ酒にして患部に塗ったり、飲んだりします。

びわ酒

水洗いして水けをきったびわの実を、焼酎とグラニュー糖とともに漬け込みます。3〜6か月たったらこしてできあがり。1回20mℓを1日3回飲むと、疲労回復や食欲増進、生活習慣病予防に効果的。

びわの葉の煎じ汁

びわの葉2枚をちぎって鍋に入れ、720mℓの水が半量になるまで煎じたもの。咳止めや暑気あたり、胃腸病に有効です。煎じ液を湿布したり、湯船に入れるとあせもや皮膚炎に効果があります。

メロン

【甘味・寒性】
原産地／東アフリカ、中近東
旬／4〜9月

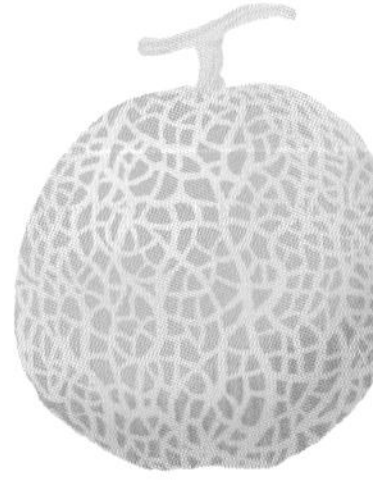

おもな効能
▼体の熱を冷ます
▼尿の出をよくしてむくみを解消する
▼口の渇きを癒す
▼夏バテを解消する

利尿《りにょう》、解熱《げねつ》作用に優れる夏にふさわしい果実

エジプトやギリシャでは有史以前から栽培され、日本にも弥生時代には伝わっていたとされます。薬効としては、体の熱を冷まし、口の渇きを癒すほか、とくに利尿作用に優れ、腎臓病やむくみ、また余分なナトリウムを排出することから高血圧や動脈硬化にも効果があるとされます。これはカリウムの働きによるもので、メロンには果物の中でもとくに多くのカリウムが含まれています。また、コレステロール値を下げたり、血圧の上昇を抑制するGABAも含まれるため、相乗効果で高血圧や動脈硬化に効果をもたらします。

現在はハウス栽培が中心で、贈答品として一年中愛用されていますが、本来は夏が旬であり、湿度の高い夏に水分の代謝を促進し、のどを潤し、暑さを払う、夏にふさわしい薬効を発揮する果物なのです。

おすすめの食べ方
メロンは体を冷やす作用が強い寒性です。冷やすことで甘味が増しますが、冷やし過ぎは胃に負担をかけるので、熟すまで室温におき、食べる直前に冷やすようにしましょう。とくに冷え性の人や胃腸の弱い人は一度に食べ過ぎないこと。また、メロンはアレルギー反応を起こす人もいるので、口の中に違和感を感じたら避けるのが賢明です。

メロンの粕漬け
メロンの未熟果を2〜3日塩漬けしてから天日干しし、酒粕に砂糖を合わせたものに1か月間漬け込んだもの。発酵食品である酒粕に漬けることで、整腸作用が高まり、免疫力アップに貢献します。

メロンジンジャージュース
メロンは種をとって皮をむき、果肉を一口大に切り、豆乳、氷、しょうが1かけと一緒にミキサーにかけてなめらかになるまで撹拌《かくはん》します。しょうがを加えることで、メロンの寒性をやわらげます。

桃

【甘酸味・温性】
原産地／中国
旬／7〜9月

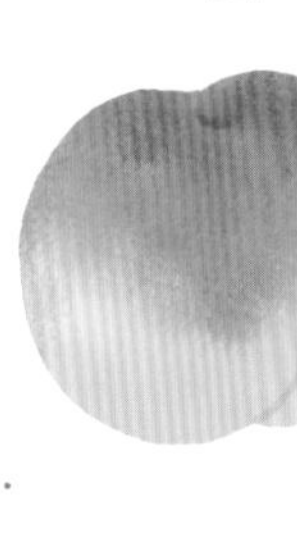

おもな効能
▼多汗を止める
▼むくみを改善する
▼血液循環をよくする
▼口の渇きを癒す
▼食欲不振を解消する
▼疲労を回復する
▼便秘を解消する

病気をもたらす邪気を払う魔除けの果実

桃は生命力が強いことから邪気を払う力があるとされ、中国では昔から「長寿の果物」とされてきました。日本でも桃の節句には桃の花を飾り、魔除けに桃酒を飲む風習があります。果肉は疲労回復や整腸作用、また多汗を止める効果が経験的に知られています。果肉だけでなく、花や葉、種も薬用として利用されます。種子は「桃仁《とうにん》」と呼ばれる漢方薬で、血行をよくして血液を浄化する作用があり、生理不順や更年期障害、下腹部痛、肩こり、頭痛、便秘に効く漢方薬「桂枝茯苓丸《けいしぶくりょうがん》」の主成分です。開花直前のつぼみや花は「白桃花《はくとうか》」という生薬で、むくみや脚気《かっけ》、便秘、無月経に用いられています。葉は日本でも民間療法として入浴剤などに用いられますが、あせもや湿疹、かぶれ、ふけ、頭痛や神経痛などに効果があるとされます。

おすすめの食べ方
桃は果肉の色から「白桃」と「黄桃」に分類され、白桃は生食用として、黄桃は缶詰に利用されます。冷やし過ぎると甘味が落ちるので、食べる2〜3時間前に冷蔵庫に入れましょう。新鮮な桃は、表面のうぶ毛を洗い落とせば皮も食べられ、よりたくさんの薬効が得られます。体を温める温性のため、多食すると体内に過剰な熱を生じ、炎症を悪化させたり腫れ物を生ずるので、食べ過ぎないよう注意を。

桃のコンポート
桃は生のまま食べるのが一番ですが、たくさん手に入ったときはコンポートにして冷蔵しておくと、保存も効いてさっぱりいただけます。皮をむいた桃を白ワインやグラニュー糖、レモン果汁などを加えて軽く煮込み、冷やして味を含ませれば完成。むいた皮も一緒に煮ると、皮の薬効もとり込めます。果汁たっぷりで香りがよく、リンゴ酸、クエン酸も含まれているので、夏場の食欲増進や疲労回復に最適な一品です。

あじ

【甘味・温性】
原産地／日本
旬／6〜9月

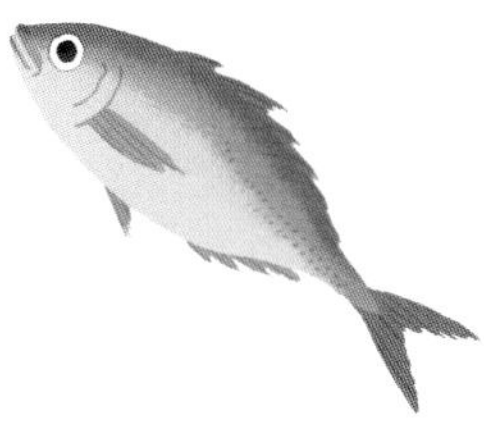

味もよいが栄養価に富み薬効も高い大衆魚

北海道を除く日本各地の沿岸に生息し、ほとんど一年中とれますが、6月ごろから秋にかけてもっとも脂《あぶら》がのります。江戸時代の政治家・新井白石は「鯵は味なり、その味の美を言うなり」と称え、味がよいことから「あじ」と名づけられたというほど味には定評があります。薬効も幅広く、栄養成分も豊富に含まれる優れた魚です。薬膳では、五臓全体の働きを補って気力を増し、疲労回復に役立つとされます。また、胃腸を温めて食欲を増進させ、血行を促進する作用もあります。現代栄養学で見ても、血行をよくするEPAや脳の働きを活性化して老化を防ぐDHA、血圧を降下させるカリウム、血中のコレステロール値を下げ、肝機能を補うタウリンなどを豊富に含み、五臓全体を元気にする働きがあります。

おもな効能

- 胃腸を温める
- 食欲を増進する
- 疲労を回復する
- 五臓の働きを補い気力を増す
- 血行を促進する

おすすめの食べ方

あじはグルタミン酸やイノシン酸などのアミノ酸が豊富に含まれ、うま味成分が強いのが特徴で、刺身でも焼いても揚げてもよしの万能選手です。魚についた寄生虫や細菌などを殺菌し、独特の生臭さを消すためにも、しょうがやねぎ、しそなどの殺菌・消臭効果の高い薬味をたっぷり合わせるのが昔ながらの知恵です。

あじのなめろう

新鮮な刺身を、ねぎやしそ、しょうがなどの香味野菜や味噌と一緒に、なめらかになるまでたたいた千葉県・房総の名物。薬味たっぷりでバランスのいい一品。なめろうを焼いたものが「さんが焼き」。

あじの南蛮漬け

唐揚げにしたあじを、赤唐辛子を加えた甘酢に漬け込んだもの。保存がきき、さっぱりとした味わいで食欲の落ちる夏でも食べやすく、酢のクエン酸効果で夏バテ防止、疲労回復にも役立ちます。

うなぎ

【甘味・温性】
原産地／東アジア
旬／8〜11月

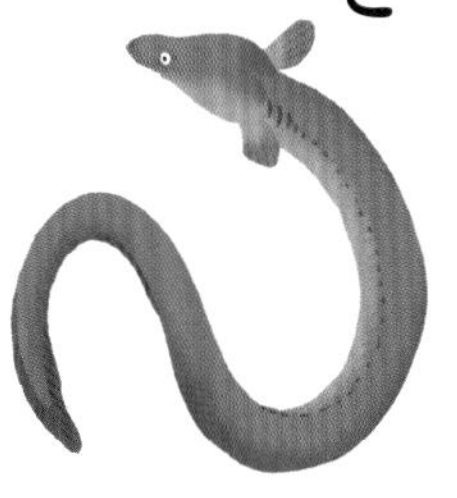

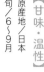

胃腸の働きを活性化し精をつけてスタミナを増強する

夏の土用《どよう》の丑《うし》の日に、夏バテを解消する目的で食されてきたうなぎ。万葉の時代から、精のつく食べ物として知られ、脾《ひ》・胃の働きを活性化し、体力や気力を増して疲れを癒す働きがあります。体を温める作用も強く、夏に冷たいもののとり過ぎで弱っている胃腸を保護するうえでも最適です。現代栄養学で見ても、高たんぱくでビタミンAやビタミンD、不飽和脂肪酸のDHAやEPAなどの脂溶性成分が豊富で、血液循環をよくしたり、スタミナを増強して疲労を回復し、皮膚や粘膜の潤いを保つ働きのあることがわかっています。天然のうなぎは産卵を控えた秋から初冬がもっともおいしい旬とされますが、季節の変わり目で体調を崩しやすい土用の丑の日にうなぎでスタミナを養うことは、とても理にかなっています。

おもな効能

- 気力を増しスタミナを増強する
- 食欲不振を解消する
- 疲労を回復する
- 皮膚や粘膜の潤いを保つ

症状編 27ページ

おすすめの食べ方

脂肪分や独特の臭みが苦手な方もいますが、山椒《さんしょう》を添えることで解決できます。辛味に属する山椒は、防腐・殺菌効果が高く、臭みを消し、消化を促進する働きがあるからです。栄養価の高い肝も一緒に味わいましょう。甘味のうなぎ、辛味の山椒、苦味の肝をとることでよりバランスがよくなります。ただし、肝は消化がよくないので、病人や子供、胃腸が弱い人は控えめに。

うざく

うなぎにはビタミンCが含まれないため、生野菜などを合わせるのがおすすめです。うなぎの蒲焼きときゅうりを甘酢であえたうざくは、ビタミンCや食物繊維を補える理想的なメニューです。

う巻き

うなぎの蒲焼きを、だしの効いた卵焼きで巻いたもの。卵との相乗作用で、脾・胃を滋養する効果が高まります。しょうがの甘酢漬けを添えるとさっぱりいただけます。

秋に起こりやすい症状と秋が旬の食材

肺・大腸のトラブルが増える秋

秋口になると、くしゃみや咳《せき》が出たり、ぜんそくがひどくなる人も多いのではないでしょうか。これは、秋の渇いた空気を吸い込む鼻や口、肺などの呼吸器が、からからに乾燥してダメージを受けやすくなっているからです。

鼻やのどの粘膜は、ウイルスや細菌の侵入を防ぐ、免疫システムの第一関門です。気温が高く、適度な湿気があれば、鼻やのども潤い、ウイルスなどを吸着する免疫機能も充分に発揮されます。ところが、秋になって鼻やのどが乾燥してくると、ウイルスの吸着力が著しく低下して免疫力が落ち、鼻やのどの粘膜が炎症を起こして熱をもって腫れたり、ウイルスが繁殖して風邪やインフルエンザなどを発症しやすくなります。

また秋は、朝夕に冷え込むことで表皮（毛

秋に起こりやすいおもな症状

▼咳
▼痰
▼気管支炎
▼ぜんそく
▼風邪
▼皮膚のかゆみ
など

穴）が閉じてしまうことも、肺や呼吸器の負担となります。気温が高いときは、汗をかくことで余分な水分を皮膚から発散できますが、気温が下がって表皮が閉じると、汗腺からの排泄が減り、その分を鼻や口などの呼吸器が肩代わりしなければならなくなります。この余分な水分を発散しようとする体の反応が、咳や痰《たん》、くしゃみとなって現れるのです。

秋の味覚で呼吸器を潤す

秋の食養生法は、こうした空気の乾燥から肺や呼吸器の働きを守るため、肺やのどを潤す薬効のある食材をとるようにします。梨、栗、柿、きのこ類、ぎんなん、秋かぶ、れんこんなどの秋が旬の野菜や果物、種実類などは、体液を補って体を潤し、咳や痰を止める働きを備えています。季節の恵みをとり入れることで、おのずとその時季のトラブルを防ぐことができるのです。

　また、皮膚からの水分発散を助けるためにも、さといもやねぎなど、旬の辛味の食材も併せてとるようにしましょう。これら辛味の食材は、表皮を開いて、汗や不要な物質を排出する発散作用に優れ、また気や血のめぐりもよくしてくれます。

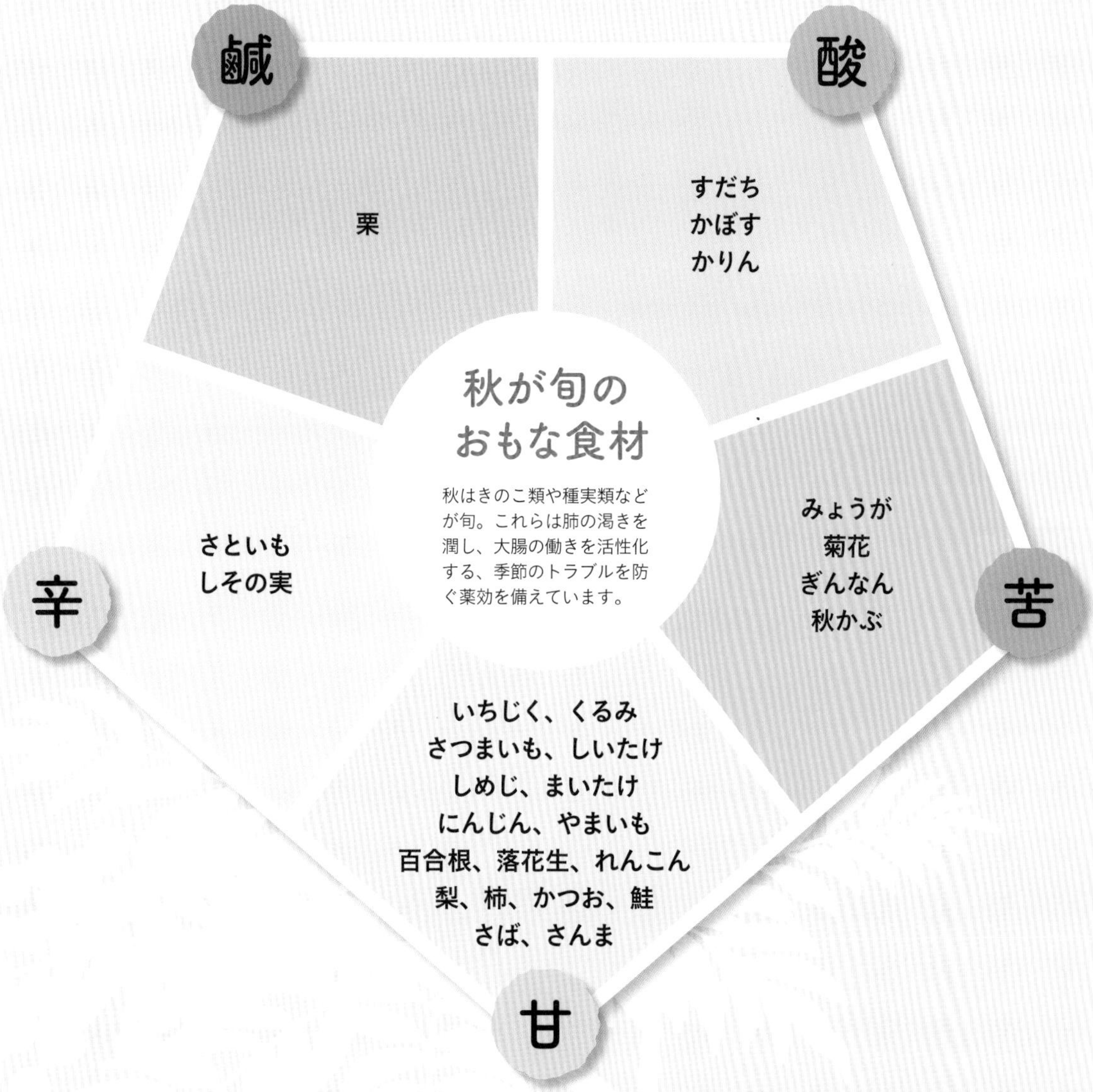

菊花

【苦味・寒性】
原産地／中国
旬／9～10月

肝機能を強化して眼の働きをよくする

古来より延命長寿の花として知られる菊は、観賞用だけでなく食用や薬用としても用いられています。中国では滋養強壮剤として、ふだんから菊花茶や菊酒を飲む習慣がありますし、白菊や黄菊などの花を陰干しにしたものは、鎮痛・解熱《げねつ》の生薬《しょうやく》にもなっています。

中医薬学では、熱を冷まし、老廃物を排出して毒素を解毒《げどく》し、炎症を抑えて腫れ物をとり、血のめぐりをよくする薬効があるとされ、風邪や発熱、熱による頭痛、のぼせ、めまい、高血圧などに有効とされます。とくに肝機能を調整する働きに優れるため、肝の状態を現す窓口となる眼の働きを活性化して、眼精疲労や充血、かすみ目などに顕著な薬効をもたらします。パソコンやスマホで眼を酷使する現代人こそ、菊花茶の一服を習慣にするといいでしょう。

おもな効能

- ▼熱を冷ます
- ▼解毒する
- ▼炎症を抑えて腫れ物をとり除く
- ▼血行をよくする
- ▼肝機能を向上する
- ▼尿の出を促す

症状編 19・21ページ

おすすめの食べ方

日本で食用にされている菊花は、苦味を抑えて改良されたもので、中国で食べられている菊花とは種類が異なりますが、作用は穏やかながら、同様の薬効が得られると考えられます。料理に使う場合は、酢を少量落とした熱湯でゆがいてアク抜きしてから使います。体を冷やし、デトックス作用が強いので、冷え性や下痢気味の方、消化機能の低下した高齢者は控えめに。

菊花の酢の物

酢を加えた湯で花びらをゆがいて三杯酢であえます。体を冷やすので、しょうがのしぼり汁を加えるとバランスがよくなります。紫の「もって菊」と黄菊を混ぜても。

菊花茶

急須に菊花を入れ、沸騰した湯を注いで5分ぐらいおいて飲みます。苦味が気になるときは、黒砂糖やはちみつを加えると飲みやすくなります。毎日飲むことで高血圧やめまいなどを改善します。

ぎんなん

【苦味・平性】
原産地／中国
旬／10～11月

恐竜時代から存在する木の実は古くから知られる強精剤

恐竜時代から存在し、生きた化石といわれるいちょうは、虫に食べられることもなく、火災にあって黒こげになっても、春には再び青々とした新芽をつけるといわれます。昔から強精剤といわれるのも、これほど強い生命力の持ち主だからです。

咳《せき》を止め、痰《たん》をきる薬効も古くから認められ、漢方薬にも利用されています。秋は空気が乾燥し、肺や呼吸器系の症状が増加しますが、この季節にとれるぎんなんには、肺の熱をとって潤し、咳や痰をはじめ、慢性の気管支炎などを鎮《しず》める薬効があります。その他、排尿を抑えて、頻尿《ひんにょう》を癒す働きもあるとされます。

現代栄養学では、豊富なカリウムがナトリウムを排泄して高血圧を予防したり、特有成分ギンコライドが血栓を防ぎ、脳の働きを活性化するとされます。

おもな効能

- ▼呼吸器系の疾患を改善する
- ▼咳を鎮め、痰を除く
- ▼精力を増強する
- ▼頻尿を改善する

症状編 38・45ページ

おすすめの食べ方

ぎんなんはいちょうの実ですが、食べているのは果肉ではなく、そのなかにあるかたい殻に包まれた仁《じん》と呼ばれる部分。独特の強い悪臭を放つ外皮に素手で触るとかぶれるので、皮をむくときは必ず手袋を使用すること。昔から多食すると鼻血が出たり、子供はひきつけを起こすといわれ、大人は10個、子供は5個程度にとどめるようにします。

ぎんなんの砂糖煮

薄皮をむいたぎんなん10個を15分ほど蒸し、水20mℓと砂糖と一緒に鍋に入れて中火にかけます。煮立ってきたらアクをとり除き、水溶き片栗粉を加えて混ぜ合わせて火を止めます。

鶏のぎんなん煮

薄皮をむいたぎんなんと、さっとゆでて水洗いした鶏肉を沸騰した湯に入れて、1～2時間じっくりと煮込んで塩で味つけしたもの。呼吸器の機能を高めて咳を止め、頻尿を改善する薬膳料理です。

さつまいも

【甘味・平性】
原産地／中央アメリカ
旬／9～11月

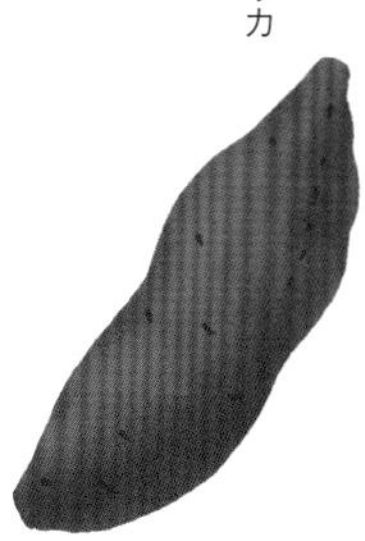

胃腸を丈夫にし 五臓を肥やす救荒食《きゅうこうしょく》

江戸時代中期の享保の大飢饉《ききん》では、多くの餓死者が出ました。ところが、さつまいもを常食していた薩摩藩では、犠牲者が極めて少なかったといいます。これを機にさつまいもが全国で栽培されるようになり、以後、凶作や飢饉のたびに救荒食として人々の命を救ってきました。

薬効から見ても救荒食にふさわしく、中医薬学では「さつまいもを常食すると五臓を肥やす」といわれ、胃腸を丈夫にし、精力を養う働きがあるとされます。実際に、エネルギー源となるでんぷんをはじめ、それを効率よく代謝して疲労回復に役立つビタミンB1、1本でほぼ1日の必要量を満たすビタミンC、整腸作用に優れ、便秘や大腸がんの予防につながる食物繊維など、豊富な栄養素を含み、まさに救荒食としての必要条件を満たしているといえます。

おもな効能

- ▼胃腸の働きを整える
- ▼精力を補い五臓を養う
- ▼腸内環境を整えて便通を促す
- ▼疲労を回復する

症状編 32・75ページ

おすすめの食べ方

秋は大腸のトラブルの多い季節。食物繊維が多く、整腸作用に優れるさつまいもは最適です。昔からさつまいもを食べると胸焼けする、げっぷやガスが出るといわれますが、これは、でんぷんが胃や腸内で異常発酵して、有機酸やガスを発生させるため。さつまいもの皮に含まれるミネラルは、でんぷんの異常発酵を抑えてくれるので、皮ごと食べるとよいでしょう。

さつまいもとねぎの甘辛煮

厚めの輪切りにしたさつまいもとねぎを鍋に入れて水を加え、しょうゆ、酒、みりんで煮込んだもの。さつまいもの甘味が浸透したねぎが絶品で、でんぷんの異常発酵を抑える役目も担います。

さつまいも粥

一口大の角切りにして水にさらしたさつまいもに、米、8倍の水を加えて炊き、塩少々をふっていただきます。甘味が口に広がる胃腸にやさしいお粥。

さといも

【辛味・平性】
原産地／東南アジア
旬／10～2月

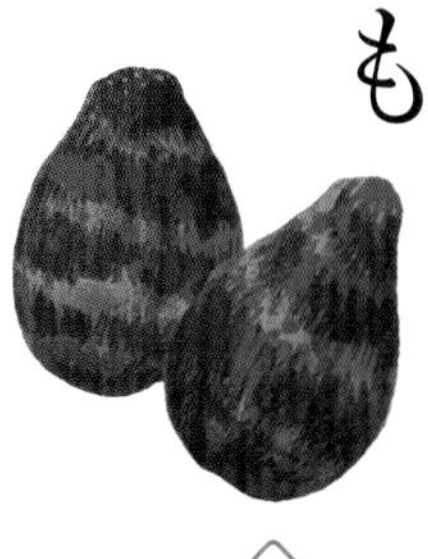

皮膚の炎症を鎮《しず》める 湿布剤として利用

山野に自生するやまいもに対して、人里で栽培されるいもを「さといも」といい、古くは「いも」といえばさといもを指しました。縄文前期に日本に伝わると、稲よりも早く栽培が始まり、米の代わりに主食とされていました。ほとんどが甘味に属するいも類のなかで、唯一さといもは「辛味」に属します。滞った気のめぐりをよくして気持ちを落ち着けたり、古い血のかたまりをとって血行を促進したり、消化を助け、便通を促し、肌に潤いを与える辛味の薬効を持っているからです。科学的にも、特有のぬめり成分が胃腸を活性化して、消化や排泄を促進することが認められています。皮膚や粘膜の炎症を鎮める作用もあり、生のまますりおろしたものは「芋薬《いもやく》」と呼ばれ、腫れ物ややけど、高熱の治療に外用薬として用いられてきました。

おもな効能

- ▼気のめぐりを促し落ち着かせる
- ▼血行をよくして瘀血《おけつ》をとり除く
- ▼消化を促進する
- ▼皮膚や粘膜の炎症を鎮める

おすすめの食べ方

さといものぬめりは、煮汁の粘度を高め、ふきこぼれの原因となります。そのため、水にさらして塩でもんだり、下ゆでしてから煮るとよい、とされますが、これでは大事な薬効成分もうま味も激減してしまいます。皮をむいたら、味つけした煮汁でいきなり煮あげてみてください。最初から調味料で煮つけると、ふきこぼれや泡立ちも少なく、味もしっかりしみ込みます。

さといもの煮ころがし

鍋に皮をむいたさといもとだし汁、しょうゆ、砂糖を入れて、いもがやわらかくなるまで煮込み、仕上げにみりんを加えます。いかやたこなどを加えると、たんぱく質の補給になり、うま味もアップ。

いも煮鍋

さといも、ねぎ、こんにゃく、厚揚げ、豚バラ肉などを酒、だし、しょうゆ、味噌で煮込んだ山形の郷土料理は、体が芯まで温まる鍋。唐辛子をふっていただきます。

しいたけ

【生／甘味・平性】
【乾燥／甘味・温性】
原産地／日本
旬／4～5月、9～11月

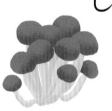

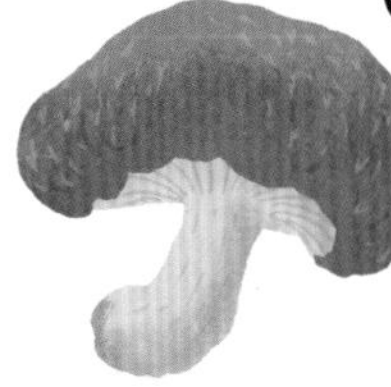

免疫力をアップし抗がん作用を発揮する

道元《どうげん》禅師が宋に渡ったとき、和船の入港を聞きつけて、はるか遠い山中から、年老いた典座《てんぞ》がわざわざ日本産しいたけを買い求めにきたといわれます。典座とは禅寺の僧侶の食事を司《つかさど》る大切な役職。何とかして手に入れようとしたのも、うま味成分の宝庫であると同時に、高い薬効があることで知られていたからです。

古くは消化を助け、風邪を予防するとされましたが、現在ではさらに優れた効能が見つかっています。しいたけに含まれるβ-グルカンやエリタデニンという成分が、免疫力を高めて風邪やウイルス性疾患、さらにはアレルギー症状やがんを予防することが明らかになりました。また、血圧や血中コレステロール値を下げ、骨や歯を丈夫にする作用があることもわかり、典座が買い求めるのも納得の万病に効く薬といえます。

おもな効能

- ▼気を補って内臓機能を強化
- ▼風邪を予防する
- ▼疲労を回復する
- ▼抗がん作用を発揮
- ▼骨や歯を丈夫にし骨粗鬆症《こつそしょうしょう》を予防

症状編 37・63・69ページ

おすすめの食べ方

古くから生しいたけの多食は害とされ、干したものを利用してきましたが、薬効から見ても合理的です。しいたけのエルゴステロールという成分は、紫外線に当たるとカルシウムの吸収をよくするビタミンDに変わるため、干したほうが骨や歯を丈夫にする効果が高くなります。現在は機械で乾燥させたものが多いので、食べる前に1時間ぐらい日に当てるとよいでしょう。

しいたけの佃煮

しいたけのかさと軸を薄切りにし、みりんや酒、しょうゆを加えて煮詰めたもの。常備菜として用意しておくと、おにぎりの具や混ぜご飯、ちらし寿司のタネなどに重宝。

干ししいたけの含め煮

水で戻した干ししいたけを、戻し汁としょうゆ、酒、みりんなどで煮て味を含ませたもの。おせち料理の定番ですが、幅広い薬効を考えると、日頃から常食したい定番のお惣菜です。

しめじ

【甘味・平性】
原産地／日本
旬／10～11月

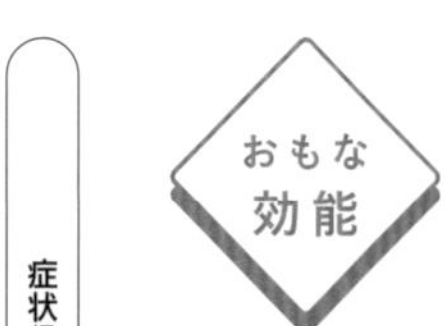

食欲を抑制しシミも抑える美容効果のあるきのこ

天然の本しめじは、秋になると山の尾根に近い赤松と雑木の混じった林に生えますが、栽培が難しいため、現在流通しているのは「ぶなしめじ」という種類のきのこです。「香り松茸、味しめじ」といわれるほど味に優れますが、これはグルタミン酸をはじめ各種のアミノ酸をバランスよく含んでいるため。味だけでなく薬効も高く、他のきのこ類同様、免疫力を高めて風邪やアレルギー症状、がんを予防するβ-グルカンを含みます。食欲を抑制する作用を持つレクチンが含まれているのも特徴的で、豊富な食物繊維とともにダイエットに効果的です。また、ぶなしめじにはメラニン色素の生成を抑える物質が含まれているため、シミの発生を予防する働きも期待でき、美容面でもメリットが大きいきのこです。

おもな効能

- ▼免疫力を高める
- ▼便通をよくする
- ▼食欲を抑える
- ▼メラニン色素の生成を抑える
- ▼風邪を予防する
- ▼抗がん作用を発揮

症状編 56ページ

おすすめの食べ方

しめじはクセがなく味もよいので、炊き込みご飯や煮物、炒め物などいろいろ応用できます。現在はハウス栽培されたしめじが多いため、調理前に1時間ほど日に当てると、ビタミンDが増えて骨を強化する効能が高まります。しめじに多く含まれるビタミンB群は、水に溶けやすく加熱によって壊れやすいので、煮汁や炒めた後の汁も利用すると栄養素を無駄なくとれます。

しめじのおろしあえ

さっとゆがいたしめじを、大根おろしとポン酢であえたもの。しめじのほかにえのきやまいたけなどを加えてもうま味が高まります。低カロリーで食物繊維が多く、ダイエットに最適。

しめじの素焼き

石づきをとったしめじをグリルなどで焼き、塩またはしょうゆ少々をたらして、レモン汁をかけていただきます。きのこの甘味とレモンの酸味は好相性。

にんじん

【甘味・温性】

原産地／アフガニスタン
旬／10〜12月

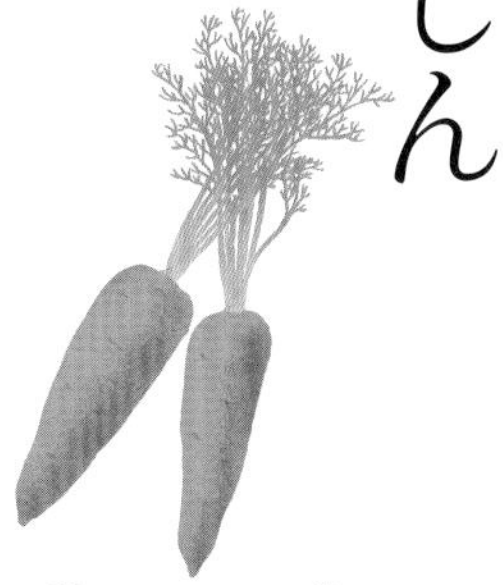

五臓を温め、血を補い全身を滋養する

中国の薬物書『本草綱目《ほんぞうこうもく》』で、「益あって損なし」と賞され、五臓の働きを補う全身の活力剤とされますが、これは薬用にんじんのこと。現在、食用としているのは別の種類の植物です。根の形が薬用にんじんに、葉はせりに似ているため「せりにんじん」と呼ばれ、おいしく食べやすいことから17世紀にはこちらがにんじんとして定着しました。

にんじんは五臓を温め、血を補い、全身を滋養する働きに優れ、鉄分を多く含むことから貧血や冷え性、虚弱体質、病後の回復などに効果があります。にんじんのオレンジ色はβ-カロテンの色で、活性酸素を除去して老化や生活習慣病を予防します。また、皮膚や粘膜を正常に保つビタミンA、カリウム、食物繊維などの栄養に富み、薬用にんじんに劣らぬ働きを持っています。

おもな効能

▼五臓を温める
▼血行を促進して血を補う
▼食欲不振や消化不良を改善
▼虚弱体質を改善
▼高血圧を防ぐ

症状編 41ページ

おすすめの食べ方

にんじんの薬効は、皮に近い部分に多く含まれるので、料理は皮つきが基本です。カロテンは油と一緒にとると5〜6割も吸収率が高まるので、炒めたり揚げたりする調理が向いています。にんじんにはアスコルビナーゼというビタミンCを破壊する酵素が含まれていますが、加熱したり酢を加えたりすることで働きを抑えられます。

にんじんサラダ

せん切りにしたにんじんに、オリーブオイルや塩、こしょう、柑橘類の果汁などを混ぜ合わせたドレッシングを回しかけ、すりごまや刻んだくるみ、レーズンなどをのせたミネラルたっぷりの一品。

にんじんの葉の炒め物

葉には根よりも多くのビタミンやミネラルが含まれます。刻んでしょうゆやみりんなどで味つけして炒め物にしたり、かき揚げに。若葉は、さっとゆがいておひたしやごまあえにするのもおすすめです。

まいたけ

【甘味・平性】

原産地／日本
旬／10〜1月

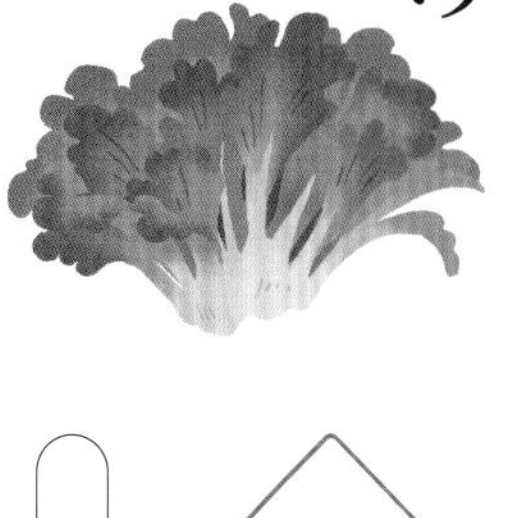

群を抜いた抗がん作用で今も昔も注目を集める

人口栽培が難しく、〝幻のきのこ〟と珍重され、江戸時代には同じ重さの銀と取り引きされていたまいたけ。希少価値が高いため、見つけた人が舞い上がるほど喜んだことから「舞茸」の名がついたそうです。さらに近年は、その薬効の高さから一層注目を集めています。きのこ類にはβ-グルカンという多糖類が多く、免疫力を強化して抗がん作用を発揮することが解明されていますが、まいたけの成分はその効果が群を抜いて高く、頭文字のMをとって、「MD-フラクション」と名づけられているほどです。中医薬学では、五臓の働きを活性化し、生命エネルギーである気を補う作用があるとされますが、これも免疫力が高まるからです。最近は抗エイズ作用があることも分かり、難病の多い現在では江戸時代以上に価値が高まっています。

おもな効能

▼抗がん作用を発揮
▼血糖値を下げて糖尿病を予防する
▼高血圧を改善する
▼脂肪の代謝を促進
▼カルシウムの吸収を助ける

症状編 66ページ

おすすめの食べ方

β-グルカンの他に、血糖値を下げる成分や脂肪の代謝を促進するビタミンB_2、メラニン色素の生成を抑えるチロシナーゼ阻害物質など、豊富な有効成分が含まれます。これらはおもに水溶性のため水洗いは禁物。煮汁に成分やうま味が浸出するので、汁も残さずいただきましょう。また、高温に弱いため、揚げ物や炒め物のときは加熱し過ぎないように。

鶏とごぼうのまいたけ汁

だし汁にしょうゆ、鶏ガラスープのもとを加えて調味し、まいたけ、ごぼう、鶏肉を加えて煮込んだ汁物。仕上げに春菊などの青菜を加えて。汁ごと飲めるので、有効成分を余さずとり入れられます。

焼きまいたけのおろしポン酢

まいたけをグリルで焼き、大根おろしとポン酢であえていただきます。大根をプラスすることで秋に多い循環器系疾患の予防になる他、ダイエットにもおすすめ。

みょうが

【苦味・寒性】
原産地／日本
旬／夏みょうが7～8月
秋みょうが9～10月

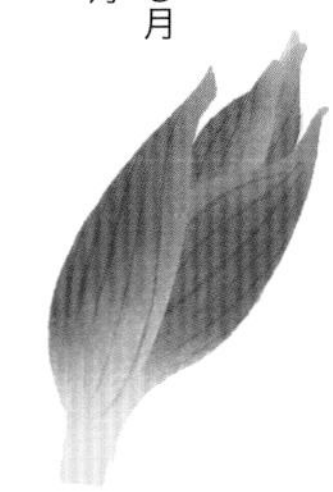

月経トラブルを解消し集中力も高める

さわやかな香りと苦味、美しい紅色が、食欲の低下しがちな夏から秋にかけて重宝される代表的な薬味です。薬効的にも熱を冷まし、解毒《げどく》を促すため、夏の暑さで疲れた体を整えるのに効果的です。また、古くから「血を活かし、月経を整える」薬効があるといわれ、月経不順や月経痛、更年期障害や冷え症、冷えからくる腰痛や腹痛にも有効です。これは、α-ピネンなどの香り成分による働きで、血管を拡張して血行を促進する作用のあることが科学的にも裏づけられています。俗に「食べると物忘れする」といわれるみょうがですが、近年、この香り成分が大脳皮質を刺激し、逆に頭をシャキッとさせて集中力を増すことが明らかになっています。みょうがを食べるのは日本だけですが、その恩恵を存分にとり入れたいものです。

おもな効能

- ▼熱を冷ます
- ▼解毒する
- ▼血管を拡張して血行をよくする
- ▼腫れ物を改善する
- ▼月経不順や月経痛を改善する

症状編 87ページ

おすすめの食べ方

日本各地に自生し、夏から秋に根のそばに花穂《かすい》をつけ、この花穂と若芽の茎が「みょうがだけ」として食用とされます。独特の風味や香りを持つうえ、殺菌・消臭効果も高いため、刺身や豆腐などのたんぱく質の薬味として重宝されます。また、酢の物や汁の具、天ぷらなどにも利用される他、甘酢漬けなどの漬け物にも適しています。

みょうがの梅酢漬け

みょうがをそのまま、もしくは半分に切ってさっと熱湯にくぐらせ、よく水けをきってから熱いうちに梅酢に漬けて保存します。ご飯に混ぜたり、サラダのトッピングなどに重宝します。

みょうがご飯

米に昆布と塩、水を加えてご飯を炊き、みょうがの梅酢漬けを粗みじんにして混ぜ合わせます。炒り黒ごまとしそのせん切りを添えて。真っ赤なみょうがの色が美しい夏～秋向けのご飯です。

やまいも

【甘味・温性】
原産地／中国
旬／10～12月

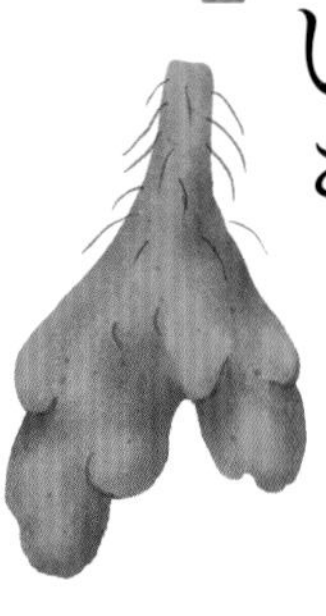

胃腸を活性化して滋養強壮するスタミナ剤

やまいもには、山野に自生する自《じ》然薯《ねんじょ》のほか、人工的に栽培されるながいもややまといも、つくねいもなどがあります。いずれも胃腸の調子を整え、気を補って精をつけ、肌を潤し、長く服用すると眼や耳がよくなるとされます。甘味に属す食材ですが、脾《ひ》・胃を補うと同時に、腎機能を強化して生命力を高める働きがあるのです。とくに自然薯は薬効が高く、干したものは「山薬《さんやく》」という滋養強壮の漢方薬にもなっています。

こうした薬効は現代栄養学でも裏づけられています。ジアスターゼなど複数の消化酵素を多量に含んでいるため、消化を促進する働きがあるのです。また、体内で若返りホルモンDHEAに変わるジオスゲニンという成分や、グロブリンなどのぬめり成分が、優れた滋養強壮効果を現すことがわかっています。

おもな効能

- ▼胃腸の働きを活性化する
- ▼消化をよくして食欲を増進する
- ▼滋養強壮する
- ▼疲労を回復する

症状編 33・76ページ

おすすめの食べ方

代表的な料理は「とろろ」。すりおろすことでネバネバが増し、グロブリンやマンナンなどのぬめり成分の働きを最大限に引き出すことができる他、食べやすくなることからも、大変効果的な食べ方といえます。すりおろしには大量の消化酵素も含まれます。また、やまいものでんぷん自体が消化がよく、一緒に食べたものの消化吸収を高めるため、食欲のないときや胃弱の方にも最適です。酵素は熱によって活性が弱まるため、生のままいただくか、とろろにだし汁を加えるときも人肌程度に冷ましてから加えましょう。「山に生ずる薬」は美容にも効果的です。

麦とろ

麦は「五穀の長」といわれ、穀物のなかでもとくに薬効が高く、胃腸の働きを整えて、糖尿病を改善するといわれます。やまいもにも血糖値を下げる作用があるため、2つを組み合わせた「麦とろ」は、糖尿病の薬となります。

落花生

【甘味・平性】
原産地／南米ボリビア
旬／10～1月

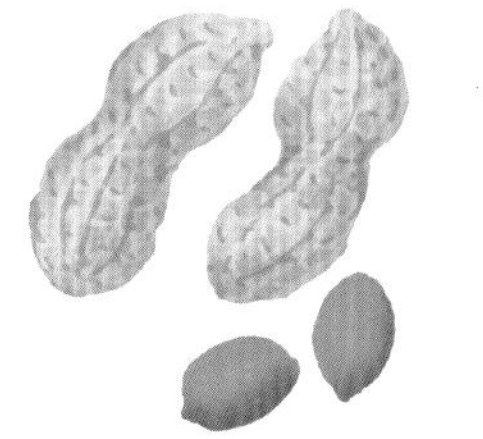

肺を潤して、秋に多い咳《せき》や痰《たん》を改善する

夏に黄色い花を咲かせた後、花の根元から太い針のような子房柄《しぼうへい》を地中に伸ばして結実するため、「落花生」という名がつきました。日本には17世紀末に中国を経て渡来したため、南京豆《なんきんまめ》とも呼ばれています。

五味では甘味に属し、脾《ひ》・胃の働きを整え、肺を潤して乾燥による咳や痰に効果があるとされます。秋は空気が乾燥しやすく、咳風邪をひいたり、ぜんそくが悪化しやすいのですが、まさにこの季節のトラブルを防ぐのにぴったりの食材です。民間療法でも、慢性気管支炎や肺結核の治療に、皮を煎じたものや塩で煮たものが利用されてきました。そのほか、腸内をなめらかにして便通を促したり、肝機能を強化して酒毒を防ぐこと、また母乳の出をよくしたり、止血作用に優れていることも古くから報告されています。

おもな効能

- ▼脾・胃の働きを整える
- ▼肺を潤して咳や痰をとり除く
- ▼便通を促す
- ▼肝機能を高めて酒毒を防ぐ

おすすめの食べ方

40～50％を占める脂肪分は、不飽和脂肪酸のオレイン酸が中心で、コレステロールを減らし、動脈硬化の予防に役立ちます。ただし、脂肪分が多く消化が悪いため、食べ過ぎには注意を。紫色の薄皮には抗酸化物質が豊富なので、皮ごと食べましょう。

生落花生の塩ゆで

落花生は炒るのが一般的ですが、脂肪分が多いため高熱で炒ると成分が凝縮されてカロリーや栄養価が高くなり、体内に余分な熱が生じて腫れ物などを悪化させる心配があります。塩ゆでにすれば、加熱温度が100℃以上になることもなく、水分で落花生がやわらかくなって消化もよくなるのでおすすめです。

落花生の五目煮

大豆の代わりに落花生を使って、旬の根菜やきのこと一緒に五目煮にしてもよいでしょう。ぎんなんを加えれば、相乗作用で咳止め効果がよりアップします。

れんこん

【甘味・平性】
原産地／インド
旬／11～2月
※早掘りの新れんこんが出回るのは7月

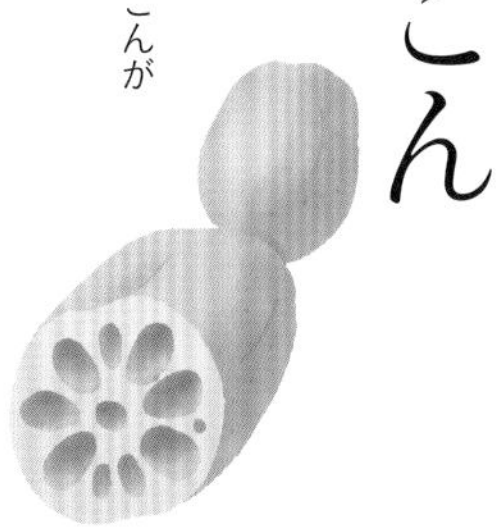

粘膜を保護して咳《せき》や痰《たん》、出血を止める太古の薬物

穴から先が見通せることから、縁起物としておせち料理に欠かせないれんこん。古代先住民族の遺跡から二千年前の蓮の実が発見されたことから、太古を起源とするもっとも古い野菜の一つとされます。

中医薬学では、脾《ひ》・胃の働きを助け、気力を充実させ、のどの渇きを止める薬効があるとされます。これはおもにねばり成分の働きによるもので、胃壁を保護して消化を促したり、のどなどの粘膜を潤す作用、さらに滋養強壮作用があるからです。生のまますりおろしたれんこんジュースは、咳を止め、痰をきる民間療法として古くから利用されてきました。また、「血の迷走を止める薬」「古血《ふるち》を散らし、産後の鬱血《うっけつ》をとる薬」といわれ、瘀血《おけつ》や鼻血、吐血、下血など、あらゆる血のトラブルによいとされます。

症状編 39・54・78ページ

おもな効能

- ▼脾・胃の働きを整える
- ▼咳や痰を止める
- ▼気を補い滋養強壮する
- ▼血行を促進し瘀血をとる

おすすめの食べ方

アクが強く、切り口が空気に触れるとすぐに黒ずむので、切ったそばから水または酢水にさらします。ゆでるときも、お湯に酢を数滴加えると白くきれいに仕上がります。れんこんのビタミンCは熱に強く壊れにくいのですが、でんぷんが糊化《こか》して食感が粉っぽくなるので、加熱は短時間に抑え、シャキッとした歯ごたえを楽しみましょう。筋や皮にも有効成分が豊富なため、できるだけ丸ごと利用します。

れんこんのすりおろし汁

皮や節をきれいに洗ってすりおろし、しょうがのおろし汁と黒砂糖を加えて熱い湯を注いで飲むと、風邪や咳止め、鼻血、むくみとり、二日酔いなどに効果があります。

辛子れんこん

ゆでたれんこんの穴に辛子味噌を詰め、そら豆粉入りの衣をつけて揚げた熊本の名産。甘味のれんこんに辛味の辛子、鹹味《かんみ》の味噌と三味が揃うバランスのいい一品。

いちじく

【甘味・平性】
原産地／トルコ
旬／3〜5月、8〜10月

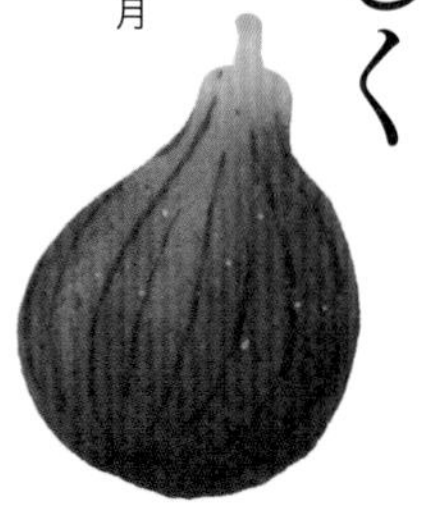

いっさいの腫れ物を消し便秘にも下痢にも有効

旧約聖書にアダムとイブがいちじくの葉で腰を隠している記述があります。それほど歴史が古く、聖書に「干しいちじくひとかたまりを持ってきて腫れ物につけなさい。そうすれば治るでしょう」と記載されているように、当時から薬用として珍重されていたことがわかります。中医薬学でも解毒《げどく》作用が高く、痔《じ》やイボ、のどの痛みなど、いっさいの腫れ物に効果があるとされます。また、胃腸を整えて便秘にも下痢にも有効とされますが、これは消化を助けるたんぱく質分解酵素や腸内環境を整える食物繊維のペクチンが多く含まれるからです。近年では、いちじくの果汁から抽出したベストアルデヒドという物質に抗がん作用があることも明らかになり、古くから「不老長寿の果物」という名を冠するにふさわしい果実です。

おもな効能

- ▼腸内環境を整え便秘や下痢を改善
- ▼痔、イボなどの腫れ物を改善
- ▼二日酔いや悪酔いを解消する
- ▼抗がん作用を発揮

症状編 24ページ

おすすめの食べ方

生食以外に乾燥させたり、ジャムにしたり、パンやケーキに練り込んだり、スープやソース、ワインや酢の原料となるなど、さまざまな利用法があります。よく熟した実を1日に2〜3個生食すれば便秘に効果があり、干したものや煮たものは緩やかな下剤としての効能があるとされます。ただし、未熟な実を食べると効果がないばかりか、胃が荒れるので注意しましょう。

いちじくヨーグルト

生いちじくとプルーンを一口大に切り、プレーンヨーグルトと混ぜ、冷蔵庫で一晩ねかせていただきます。整腸作用のあるプルーンとヨーグルトとのコンビで、お腹スッキリ、美肌効果もアップ！

いちじくのはちみつ煮

いちじくにひたひたの水を加えて煮込み、やわらかくなったらはちみつとレモン汁を加えて半量まで煮詰めて冷やします。のどの痛みや声がれ、慢性の下痢に効果的。

柿

【甘味・寒性】
原産地／中国
旬／9〜11月

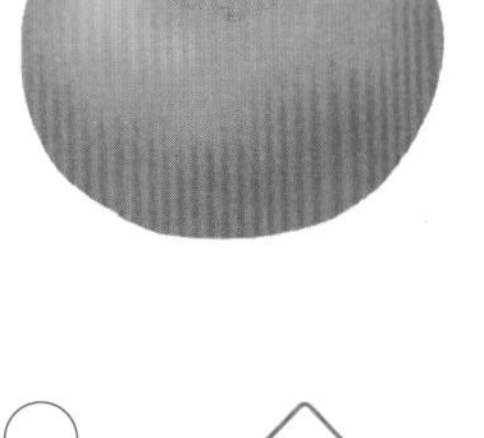

生でも干しても効果が高いが生食は体を冷やすので注意

ビタミンやミネラル、食物繊維が豊富で、昔から「柿が色づけば医者が青くなる」と評価されてきた柿。中医薬学でも利尿《りにょう》作用が高く、熱を下げ、胃腸を強化し、口の乾きを止める効能があるとされます。とくに生食は、鼻や耳や気のめぐりがよくなり、疲労や衰弱を改善するといわれます。

問題は体を冷やす性質が強いこと。胃腸の消化機能が落ち、腹痛や下痢を招く一因となります。そこで、先人たちは柿を天日に干して寒性をやわらげました。干し柿は生柿同様、胃腸を丈夫にして消化を促す働きがありますが、さらに血液の滞りをなくしてシミやソバカスを改善する力も加わります。干し柿に白い粉がふいたものは、心や肺の熱を冷まし、体液を生じて渇きを止め、痰《たん》を除き、のどや舌の腫れ物にも有効です。

おもな効能

- ▼熱を冷ます
- ▼尿の出を促しむくみをとる
- ▼胃腸の働きを活性化して消化不良を改善
- ▼口の渇きを潤す

症状編 72ページ

おすすめの食べ方

甘柿は渋柿が突然変異した日本特有の品種。生食や干し柿として食用にするほか、若葉を乾燥させて柿の葉茶にしたり、柿の葉の殺菌効果を生かして押し寿司に。また、柿の葉から抽出したエキスはアレルギーや花粉症予防のサプリメントになっています。体を冷やすうえ、渋み成分のタンニンが鉄の吸収を妨げるので、食べ過ぎには注意を。

柿なます

細切りにした干し柿と大根を、甘酢であえた伝統料理。干し柿の甘味が広がるやさしい味わい。柿も大根も体を冷やすので、温め効果の高い赤唐辛子の輪切りを加えます。ゆずのしぼり汁を加えると、香りがよりよくなります。

柿ときのこの白酢あえ

生柿と、しいたけやしめじなどのきのこを薄味に煮つけたものを、豆腐、白ごま、白味噌、酢などを混ぜ合わせた衣であえたもの。わさびや紅たでなどの薬味をのせて。

栗

【鹹味《かんみ》・温性】
原産地／中国
旬／9〜10月

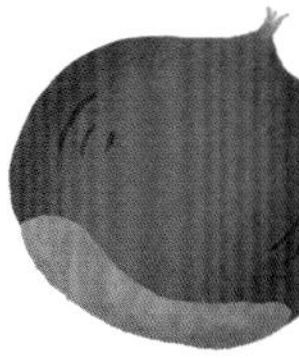

味は甘いが、働きは腎を補う鹹味に属す

糖分が多く、甘くほっこりとした栗は、甘味の食材と思われがちですが、実は鹹味に属します。栗は腎の働きを補う作用が強いからです。江戸時代の薬物書『食品国歌《やまとうた》』に、「栗の能、腎補いて気を増し、腸胃腰脚骨を強くする」とありますが、栗は腎を活性化して気力を増し、胃腸や筋骨を強化し、足腰を丈夫にする効能があるとされます。古くは腎が弱く足腰に力のないものに、干した栗を毎朝10個ずつ食べさせて強健にしたといわれます。

日本では稲作が始まる以前から食料として備蓄され、縄文の遺跡からも炭化した化石が発見されるほどなじみ深い栗。食物繊維やビタミンB_1、B_2、C、葉酸、亜鉛、カリウム、抗酸化物質のクマリン誘導体なども多く含まれ、栄養価が高く低脂肪のヘルシーなナッツです。

おもな効能

- 腎の働きを補う
- 気力を増す
- 胃腸を丈夫にする
- 足腰を丈夫にする
- 老化を防ぐ

症状編 76ページ

おすすめの食べ方

普段食べているのは種子の子葉(胚)部分で、約半分がでんぷん。脂質が少ないことに特徴があり、脂肪やカロリーのとり過ぎを気にすることなく、豊富なビタミンやミネラルを補給することができます。腹持ちがよく、気力や体力を充実させるため、育ち盛りの子供のおやつにもぴったりではないでしょうか。生のままの冷凍は禁物。

栗ご飯

米に生栗を加えて炊き、塩少々で味つけした栗ご飯は、ほどよい甘味が引き立つ秋の味覚。渋皮をむくときは、軽くゆでた後、一度冷凍し、半解凍した状態でむくと、きれいにむけます。

栗の渋皮煮

渋皮には、抗酸化作用が極めて強いプロアントシアニジンが含まれます。渋皮ごと甘く煮詰めた渋皮煮は、薬効を効率よくとり入れられる効果的な調理法。生活習慣病やがん、老化予防に役立ちます。

梨

【甘酸味・寒性】
原産地／中国
旬／9〜11月

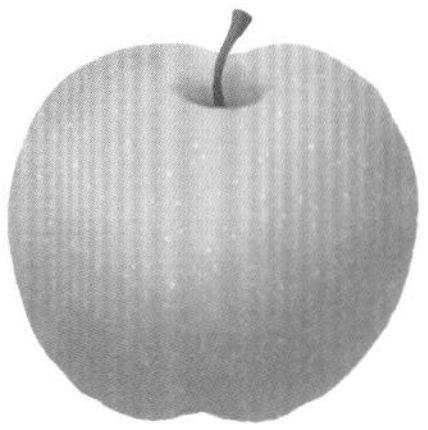

肺やのどを潤し咳《せき》や痰《たん》、ぜんそくをやわらげる

中国では二千年以上前の前漢時代から、梨を「百果《ひゃっか》の宗《そう》」と称え、宮廷の庭園で栽培していました。当時の都、長安は乾燥した土地柄で、砂塵でのどを痛める人が多かったため、その治療のために利用されていたといいます。日本でも秋になると空気が乾燥し、肺も渇いて熱を帯び、咳や痰、ぜんそく、胸痛などの呼吸器系の症状が多く現れるようになります。こうした症状を改善するため、江戸時代の人々も中国にならって梨をとり入れてきたのです。梨は主成分の90%が水分で、肺を潤して、のどの渇きを癒し、咳や痰を鎮《しず》める働きに優れているからです。まさに秋のトラブルを防ぐのにふさわしい果実です。また、大小便の排泄を促し、熱を冷まし、酒毒を消す効能があり、むくみや便秘、熱風邪、二日酔いの解消にも有効です。

おもな効能

- 肺やのどを潤す
- 咳や痰を止める
- 尿の出を促してむくみを改善する
- 便通を促す
- 熱を冷ます
- 解毒《げどく》する

症状編 39ページ

おすすめの食べ方

日本梨、中国梨、西洋梨の3種類があり、日本梨は長十郎を代表とする赤梨と二十世紀を代表とする青梨に分けられます。幸水は突然変異によって生まれ、やがて定着した品種です。肉料理の消化を促進してくれる消化酵素が含まれているので、肉料理の後のデザートにおすすめです。体を冷やす作用が強いので、冷え性の人や妊婦は食べ過ぎには注意しましょう。

梨酢あえ

一口大に切った梨と塩もみしたきゅうりを、梨をすりおろして甘酢に加えた梨酢であえたもの。梨の酸味と甘味で調味料が減らせるのが利点。体を冷やさないよう、しそやしょうがをのせて。

梨のシロップ煮

梨としょうが、はちみつ、レモン汁、水を鍋に入れてやわらかくなるまで煮込みます。しょうがを加えてじっくり加熱することで、梨の寒性がやわらぎます。

かつお

【甘味・温性】

原産地／世界各地

旬／初がつお5～6月

戻りがつお9～10月

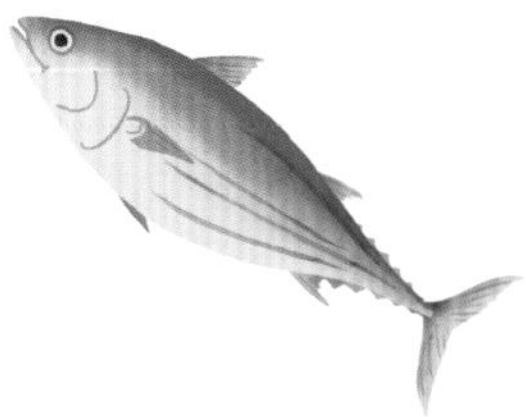

血合いの多いかつおは血を補い精力を増す

古事記にも登場するほど古くからなじみのある魚で、戦国時代には勝負に勝つ縁起のよい魚として珍重されました。

中医薬学では、胃腸を温めて消化吸収を助け、血や気を補って精力を増す効能があるとされます。血液循環をよくする不飽和脂肪酸や疲労回復に役立つビタミンB群、貧血を予防する鉄分などが含まれることからも、こうした薬効が裏づけられています。とくに血合いの部分は、肉のレバーに匹敵するほどの栄養価といわれ、貧血の予防や改善、疲労回復、美肌保持、老化防止、カルシウム補給に最適とされます。このかつおを発酵させ、水分を抜いたかつお節は、さらに成分が凝縮されて薬効も保存性も高まるため、戦国時代の兵糧食として利用されていたのも理にかなっています。

おもな効能

- ▼胃腸を温め消化吸収を助ける
- ▼血を補い貧血を予防する
- ▼気を補い精力を増強する
- ▼脳を活性化する

おすすめの食べ方

刺身で食べるのが一番ですが、鮮度の低下が早く、古くなるとヒスチジンによって中毒を起こしやすくなります。早めに食べるのが原則ですが、殺菌・防腐・消臭効果のあるしょうがやにんにく、ねぎなどを必ず組み合わせるように。昔はかつおの刺身には辛子を薬味に用いていました。辛子は香辛料のなかでもっとも殺菌力が強く、魚の食中毒を防ぐのに有効だからです。

かつおのたたき

皮目を火であぶり、にんにくやねぎなどの薬味を添えた土佐の代表料理。美肌や老化防止効果のあるコラーゲンを豊富に含む、皮まで食べられる理想的な食べ方。つけじょうゆには果実酢を加えても。

かつおの角煮

一口大に切り、塩をふって湯通ししたかつおを、せん切りにしたしょうがとともに、しょうゆやみりんなどで甘辛く煮つけた佃煮は、血合いの部分がとくに美味。

鮭

【甘味・温性】

原産地／世界各地

旬／9～1月

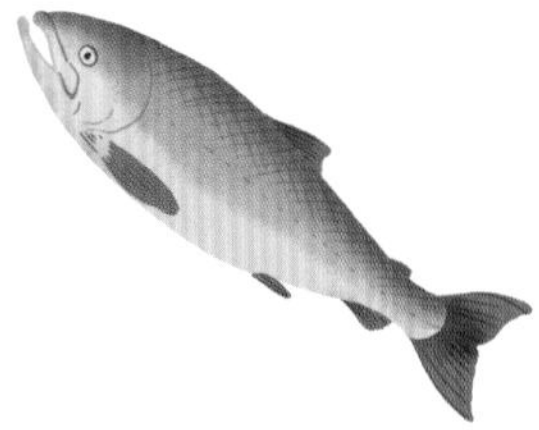

気を補い精力をつけ女性の妊娠力を高める

クセがなく食べやすい鮭は、昔から日本人に広く親しまれている魚です。江戸時代の薬物書『本朝食鑑《ほんちょうしょっかん》』に「中を温め、気を壮《さか》んにす」と記され、また別の書に「気を補いて力増すなり」「筋骨強くする」「冷えたる女食すれば懐妊する」とあるなど、胃腸を温め、気を補って筋骨を強化し、生殖能力を高めるとされます。

これはおもに、鮭の赤い色を作り出すアスタキサンチンというカロチノイドの働きによるもの。アスタキサンチンはとくに抗酸化作用が高く、万病の元とされる活性酸素を除去して免疫力を高め、全身を活性化する働きがあるからです。

その他、血液循環をよくする不飽和脂肪酸やビタミン類も豊富に含まれます。産卵のために川を遡《さかのぼ》る、力強い鮭の力をもらい、免疫力向上に役立てましょう。

おもな効能

- ▼胃腸を温める
- ▼気のめぐりをよくする
- ▼気を補って元気をつける
- ▼筋骨を強化する

おすすめの食べ方

鮭は捨てるところのない魚で、皮は湯引きして酢の物に、頭は氷頭《ひず》なますや粕汁などの鍋物に、内臓も塩辛に利用されます。アスタキサンチンは焦がすと損失するので注意を。たまねぎやきのこなどとホイル焼きにしたり、汁ごと食べられる鍋やシチューにすると、EPAやDHAの流出も防げ、野菜のビタミンCがアスタキサンチンの効果を高めるのでおすすめです。

しもつかれ

正月に食べた塩漬け鮭の頭や骨などを、節分の豆やすりおろした大根などと煮込んだ、茨城県や群馬県など北関東地方の郷土料理。体が温まり、薬効も無駄なくとり入れられる、絶品の滋養食です。

鮭の麹漬け

米麹《こめこうじ》と黒米ご飯、塩を合わせたものに鮭の薄切りを漬け込んだもの。麹に漬けることで、さらに胃腸の温め効果が高まり、気のめぐりもよくなります。

さば

【甘味・温性】
原産地／世界各地
旬／9～11月

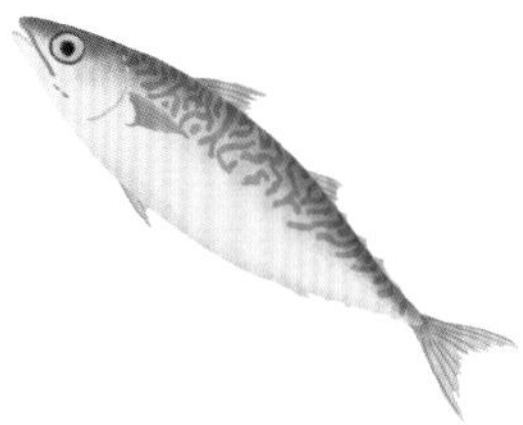

体を温めて、血のめぐりをよくする効能に優れる

日本近海を回遊し、釣り人にも人気の高いポピュラーな魚です。体を温めて血のめぐりをよくし、消化器系の働きを高める作用があり、江戸時代の薬物書『本朝食鑑《ほんちょうしょっかん》』にも、「消化不良や冷たい物のとり過ぎによる腹痛や下痢を止め、また古い血を除いたり、便秘を改善する効能がある」と記されます。現代栄養学でも、血圧や血中コレステロール値を低下させたり、血管を拡張して血行をよくするDHAやEPA、ビタミンEなどの良質な脂質を豊富に含むことから、古くから伝えられる薬効が裏づけられています。また、甘味に属し、脾《ひ》・胃の働きを補うため、気力を増して全身に活力を与える効能もあるとされます。これも糖質や脂質を効率よくエネルギーに変換し、疲労回復に有効なビタミンB_2の宝庫といわれるさばなら納得です。

おもな効能

- ▼体を温める
- ▼血行をよくする
- ▼胃腸の働きを高める
- ▼消化不良を改善
- ▼腎機能を高め精力をつける

症状編 71ページ

おすすめの食べ方

消化酵素の働きが強く、俗に「さばの生き腐れ」というくらい鮮度が落ちやすいのが難点です。「しめ鯖《さば》」「塩鯖」「鯖ずし（ばってら）」など、殺菌・防腐作用のある塩や酢を使った料理が多いのも、さばの腐敗を防ぎ、保存性を高めるため。独特の臭みや脂肪分の多さも気にならず、身も味も引き締まって、さっぱりいただくことができます。

さばの味噌煮

さばを赤味噌や砂糖、みりんなどで煮込んだ家庭料理の定番。解毒《げどく》作用の高い味噌で、臭みや魚毒を消します。煮過ぎると身がパサつきやすいので、煮込み過ぎないこと。冷まして味をしみ込ませます。

船場汁《せんば》

大阪商人の街・船場の料理で、さばと一緒に大根などの野菜をだし汁で煮て、酒や塩、しょうゆなどで味つけした汁物。さばは塩をふってよく水洗いし、しょうがやねぎを加えて臭みをとります。

さんま

【甘味・平性】
原産地／日本沿岸
旬／9～11月

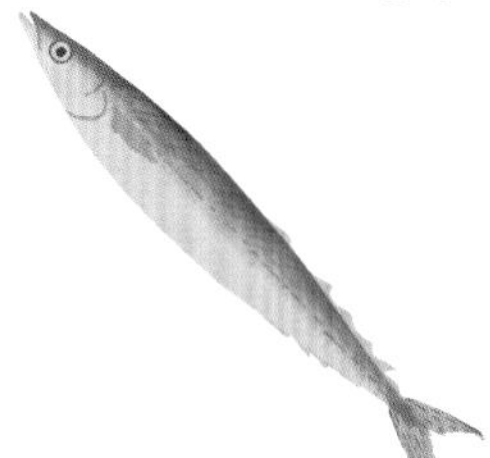

気を補って元気にする江戸時代からの健康食品

江戸時代には「さんまが出ると按摩《あん》《ま》がひっこむ」といわれ、秋の健康食品として人気を博しました。気を補って精力をつけ、虚弱体質を改善したり、疲労を回復する働きがあるからです。また、胃の働きを活性化して食欲不振を改善したり、瘀血《おけつ》をとり除き、血液の滞りからくる肩こりや頭痛、痔《じ》、しもやけ、冷え性、更年期障害などを緩和する働きもあります。これはEPAやDHA、オレイン酸などの豊富な脂肪分による働きで、血管を拡張して血行をよくしたり、悪玉コレステロールや中性脂肪を減らしたり、また脳細胞を活性化させる働きもあります。さらに、皮膚や粘膜を潤すビタミンAや貧血を予防する鉄分やビタミンB_{12}なども含みます。栄養価が高く、美味でリーズナブルなさんまは、今も変わらぬ庶民の健康食品です。

おもな効能

- ▼気を補って精力をつける
- ▼虚弱体質を改善
- ▼疲労を回復する
- ▼胃の働きを整え食欲不振を改善

症状編 59ページ

おすすめの食べ方

さんまは内臓まですべて食べられる魚です。内臓は貴重な苦味の補給源になるうえ、鉄分やビタミンA、B_{12}などが身よりも豊富なので、新鮮なものは丸ごといただきましょう。ただし、脂肪分は時間と共に酸化して動脈硬化などをもたらす過酸化脂質に変わるため、できるだけ早めに食べるように。

さんまの塩焼き

塩焼きには大根おろしとすだちなどの柑橘《かんきつ》類が欠かせません。これらは脂《あぶら》の多いさんまの消化を助け、食中毒を防ぐ働きがあります。甘味のさんまに鹹味《かんみ》の塩をまぶし、酸味の柑橘をしぼる甘・鹹・酸の組み合わせは、見事な相生相剋《そうせいそうこく》のトライアングルです。

さんまの梅酒煮

四つ切りにしたさんまを鍋に並べ、梅酒、水、しょうゆを加えて煮汁が少なくなるまで煮詰めたもの。梅酒の効用で、脂ののったさんまもさっぱりいただけます。

冬に起こりやすい症状と冬が旬の食材

腎の働きが衰えやすい冬

冬と関係が深いのは腎です。腎は、私たちの生命活動の源となる精力を貯蔵し、全身に活力を与える器官。腎が弱ると、生命エネルギーが衰えて、気力、体力、活動量とも低下し、元気もやる気もなくなります。

自然界の生物に目を向けても、冬は植物も成長を休めて春の芽吹きをじっと待ち、動物たちは活動量が低下して冬眠や休息期間に入ります。まさに働きの低下した腎に合わせて、生命エネルギーを温存している状態といえるでしょう。

腎はまた、膀胱や骨、骨髄、耳とも密接な関係があるため、機能が衰えると尿の出が悪くなり、体の中に余分な水分が滞って、むくみや冷え、貧血、膀胱炎、下痢、腰痛、神経痛、足腰の衰え、耳なりなどの症状が起こりやすくなります。

冬に起こりやすいおもな症状

- 風邪
- 冷え
- むくみ
- 貧血
- 膀胱《ぼうこう》炎
- 下痢
- 腰痛
- 関節痛
- 神経痛
- 足腰の衰え
- 耳なり

など

腎を補う鹹味《かんみ》の食材

腎の低下による症状を避けるためにも、冬はとくに意識して、腎を補う食材をとるとよいでしょう。腎を補うのは、昆布やわかめ、ひじき、あさり、しじみなどの鹹味の食材です。気温の低い北方で暮らす人々は、温かい南の地方に比べて、鹹味の塩の摂取量が多いといわれます。これも、精をつける腎を強化して、寒さから身を守るための食の知恵です。

陰陽五行論によると、「青・赤・黄・白・黒」の五色のうち、腎に相当するのは黒い色とされ、黒豆や黒ごま、黒きくらげ、ごぼうなどの色の黒い食材も腎を補う働きがあります。ごぼうの昆布巻きやごまめ（かたくちいわしの稚魚《ちぎょ》）の田作り、黒豆煮など、おせち料理には腎を補う黒い食材がたくさんとり入れられていますが、これも冬に衰えやすい腎を補うための工夫といえます。

また、腎は冷えると働きが衰えるため、ねぎ、にんじん、かぶなど、体を温める旬の食材も併せてとり入れるようにするとよいでしょう。

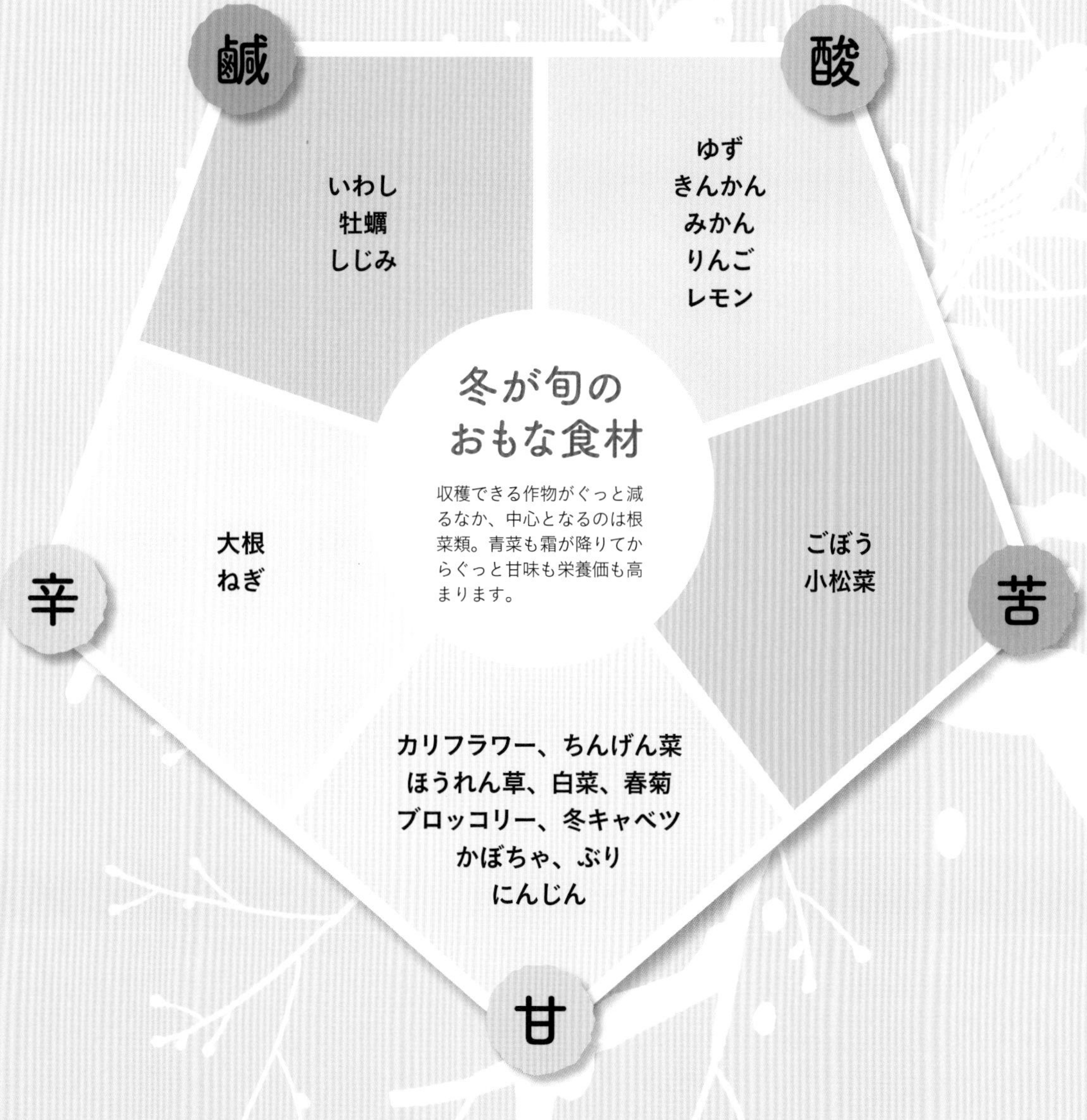
鹹
いわし
牡蠣
しじみ
酸
ゆず
きんかん
みかん
りんご
レモン
冬が旬の
おもな食材
収穫できる作物がぐっと減るなか、中心となるのは根菜類。青菜も霜が降りてからぐっと甘味も栄養価も高まります。
辛
大根
ねぎ
苦
ごぼう
小松菜
甘
カリフラワー、ちんげん菜
ほうれん草、白菜、春菊
ブロッコリー、冬キャベツ
かぼちゃ、ぶり
にんじん

カリフラワー

【甘味・平性】
原産地／地中海沿岸
旬／11〜3月

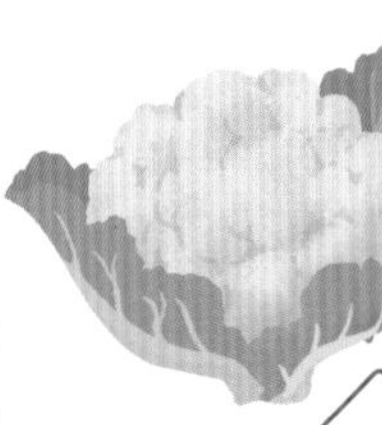

おもな効能
▼血液循環を改善
▼肝機能を強化する
▼眼の疲れを癒し視力を改善
▼腎の働きを補い筋骨を強化する

近年、抗がん作用が見つかり注目度が高まる

キャベツの仲間で、二千年前のローマ時代に「シマ」の名で記録されていますが、改良されて現在のものになったのは、19世紀初めだといわれます。薬効としては、血液の流れを促し、肝《かん》の働きを高め、眼の疲れを癒して視力を高める働きがあるとされます。また、脾《ひ》・胃の働きを整えて、胃もたれや胃腸虚弱を改善したり、腎の働きを補って筋骨を強化する作用もあります。

近年は、カリフラワーに含まれるイソチオシアネートという物質に、発がん物質の活性を阻害する働きがあることがわかり、注目度が高まっています。免疫力を高める白血球の働きを強化して、ウイルスに対する抵抗力をつけるビタミンCも豊富に含まれるため、イソチオシアネートとの相乗作用で、がん予防効果が期待できます。

おすすめの食べ方

カリフラワーはアクがあるので、下ゆでしてから調理します。ゆでるときに小麦粉を少々加えると、沸点が上がってゆで時間が短縮でき、ビタミンCの損失を抑えることができます。また、酢を少々たらすと、白くゆで上がります。ビタミンCは茎の部分に、花の倍近く含まれているので、茎もゆでて細かく刻んで利用しましょう。

カリフラワーのピクルス

小房に分けてゆでたカリフラワーを、酢、塩、黒こしょう、にんにく、ローリエなどを煮立てたピクルス液に漬け込みます。パプリカやにんじん、たまねぎ、かぶなどを一緒に加えても。

カリフラワーの梅おかかあえ

小房に分けてゆでたカリフラワーを、種をとってたたいた梅干しとかつお節、みりん、しょうゆであえたもの。淡白な味わいとやわらかな食感は、日本料理にも調和しやすく幅広く応用できます。

キャベツ

【甘味・平性】
原産地／地中海沿岸
旬／冬キャベツ11〜2月
春キャベツ4〜6月

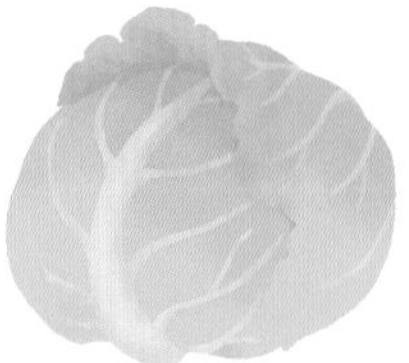

おもな効能
▼熱を冷ます
▼腎機能を補い水分代謝を促す
▼止血する
▼痛みを止める
▼胃の働きを整える

症状編 25・29・30ページ

市販の胃腸薬にもなっているキャベツの有効成分

古代エジプト時代から万病に効く薬として用いられていました。熱を冷ましたり、腎機能を補って体内の余分な水分の排出を促したり、止血や痛み止めの薬効があるとされますが、注目は胃の働きを整えて、胃潰《かい》瘍《よう》や十二指腸潰瘍、胃炎、胃もたれなどを改善すること。これは、豊富に含まれるビタミンUの働きによるものです。ビタミンUはキャベツから発見されたことから、別名〝キャベジン〟と呼ばれ、その名が胃腸薬にもなっています。傷ついた胃粘膜の再生を促すほか、胃酸の過剰な分泌を抑えたり、炎症や潰瘍を治癒する働きがあります。とんかつなどの揚げ物には、キャベツを添えるのが定番ですが、単なるつけ合わせではなく、油で胃がもたれるのを防いでくれる、実にバランスのいい組み合わせなのです。

おすすめの食べ方

キャベツの旬は春と冬の2回あり、甘く煮くずれしにくい冬キャベツは煮込み料理に、やわらかくみずみずしい春キャベツは生食が向いています。抗酸化作用のあるカロテンや骨を強くするビタミンKを豊富に含む外葉や、ビタミンCの多いかたい芯の部分も捨てずに、細かく刻んでスープや炒め物に加えたり、漬け物にするとよいでしょう。

キャベツの浅漬け

ざく切りしたキャベツを塩や酢などで漬けます。唐辛子やしょうがを加えても。保存がきくので、常備菜としていつも冷蔵庫に用意しておけば、胃腸の調子が悪いときにすぐに食べられて便利です。

ポトフ

キャベツとソーセージやたまねぎなどをじっくり煮込んだスープ。汁ごと食べられる料理にすると、溶け出した水溶性ビタミンを無駄なくとることができます。溶き辛子を添えるのが薬膳の知恵。

ごぼう

【苦味・寒性】

原産地／中国東北部からシベリア
旬／11～2月
※新ごぼうは4～5月

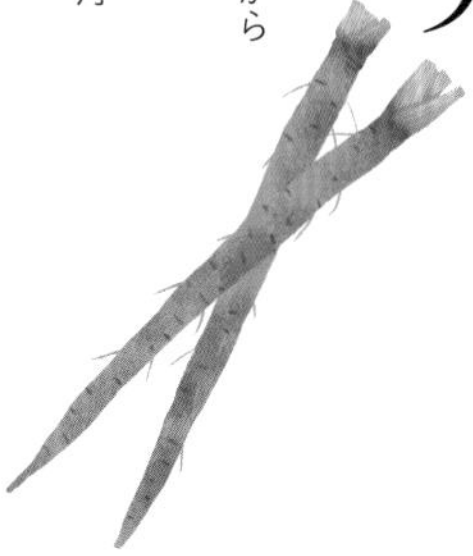

解熱《げねつ》・利尿《りにょう》・滋養強壮…多様な薬効を持つ

ごぼうを食用とするのは、日本とかつて日本が統治していた朝鮮半島だけ。中国や欧米では、古来より薬として用いられてきました。それも納得。熱を冷まし、炎症を鎮《しず》め、解《げ》毒《どく》し、余分な水分を排出する働きに優れ、発熱、咽頭《いんとう》痛、できもの、歯痛、むくみ、咳《せき》、痰《たん》、めまいなど、多様な症状に効果があるからです。

また、古くから「ごぼうを食べると精がつく」といわれてきましたが、これも現代の科学によって明らかになりました。水溶性の食物繊維イヌリンが精力を司《つかさど》る腎機能を高め、アミノ酸の一種であるアルギニンが、性ホルモンの分泌を高めて、精子の数を増加させることがわかったのです。中医薬学では、冬は腎が衰えやすい季節とされますが、腎の働きを補って精をつけるためにもごぼうは最適な食材なのです。

おもな効能

- ▼熱を冷ます
- ▼解毒する
- ▼炎症を鎮める
- ▼尿の出を促す
- ▼腎機能を高める
- ▼滋養強壮する

症状編 57・82ページ

おすすめの食べ方

アクが強く、空気に触れるとすぐに黒く変色するため、切ったらすぐに水にさらしてください。ゆでるときに酢を少々たらすとアク止めになり、きれいな色に仕上がります。皮は決してむかないこと。皮と実の間にこそ、うま味も香りも薬効成分も多く含まれるので、皮はタワシでこする程度に。薬効成分のリグニンは切り口に発生し、時間がたつほど増えるため、切り口の多いささがきにするのが有効です。

炊き込みご飯

米にささがきごぼう、にんじん、しいたけなどを加え、しょうゆ、みりん、塩と炊きます。三つ葉やせりなど季節の青物を飾って。

たたきごぼう

たたいて繊維をやわらかくしたごぼうを、酢を加えた熱湯でゆでて、白ごま、しょうゆ、みりん、酢であえたおせち料理の定番。ごぼうは地中に長く根をはることから、豊年と息災《そくさい》の願いが込められます。

小松菜

【苦味・涼性】

原産地／日本
旬／11～3月

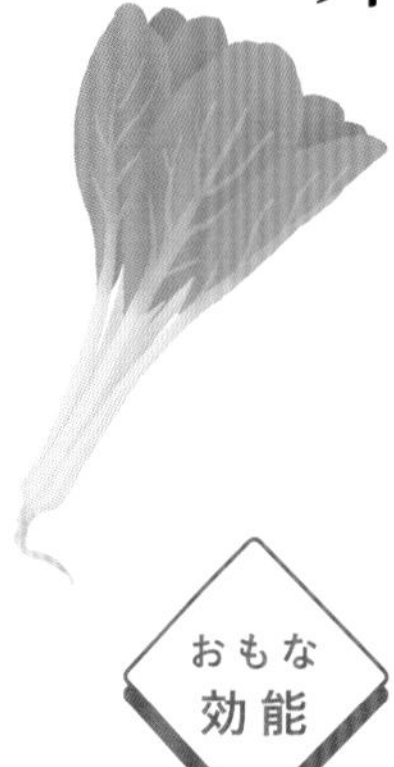

野菜の中でトップクラスのカルシウムを含む

小松菜は江戸中期、小松川村（現在の東京都江戸川区）で生まれた野菜です。熱を冷まし、炎症を鎮《しず》め、精神を安定させる働きがあるとされますが、これはおもに、野菜の中でもトップクラスの含有量を誇るカルシウムの働きによるものです。カルシウムは骨や歯を作るだけでなく、解熱《げねつ》や消炎、鎮静作用の他、ホルモンの分泌を調整したり、心臓や脳の働きを正常に保つなど、多様な働きに関与しています。ところが日本人は、慢性的にカルシウムが不足しているといわれます。火山灰に覆われた日本の土壌は、カルシウムなどのミネラル分が少ないうえ、水もミネラルの少ない軟水で、この土と水で栽培された日本の野菜もカルシウムが少なくなるからです。これを補うためにも、積極的に小松菜を摂取したいものです。

おもな効能

- ▼熱を冷ます
- ▼炎症を抑える
- ▼ホルモンの分泌を調整する
- ▼神経の興奮を鎮め精神を安定させる
- ▼便通を促す

おすすめの食べ方

カルシウムは吸収率が悪いため、効率よく摂取するにはビタミンDと一緒にとることが大切です。ビタミンDはいわしやさんま、さばなどの青背の魚や干ししいたけ、レバーなどに豊富に含まれます。食物繊維が多く歯ごたえがあるため、調理法としては油炒めや煮物がおすすめ。アクがないのでそのまま使えますが、さっと下ゆでをすると、緑色がきれいに保てます。

小松菜と桜えびの炒め物

下ゆでした小松菜ときくらげを炒め、桜えびを加えて、酒やしょうゆで味つけしたもの。桜えびのビタミンDで、カルシウムの吸収率がアップします。

小松菜と油揚げの煮びたし

だしにしょうゆ、酒、砂糖などを加えて味をととのえ、小松菜と油抜きした油揚げを加えて軽く煮た定番料理。火を止めて味を含ませます。カルシウムの豊富な油揚げで相乗効果が得られます。

春菊

【甘辛味・平性】

原産地／地中海沿岸

旬／11～3月

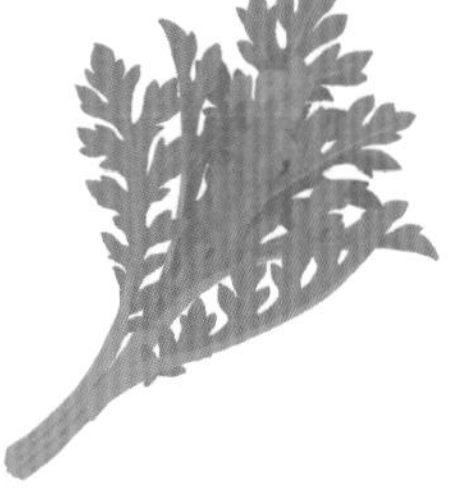

濃い緑色と、特有の香り成分に薬効がある

冬が旬の野菜ですが、春に黄色い花が咲くことから春菊という名がつきました。心機能を安定させ、胃腸の働きを整え、大小便の排泄をスムーズにし、咳《せき》を止め、粘り気が強くきれにくい痰《たん》をとり除く薬効があるとされます。科学的にもα-ピネンやペリルアルデヒドなどの特有の香り成分に、胃腸の働きを活性化して食欲を増進したり、胃もたれを解消したり、痰を除く作用があることが明らかになっています。濃い緑色はクロロフィル（葉緑素）で、余分な脂肪の分解を促進し、コレステロール値を下げる働きがあります。その他ビタミンB群やC、β-カロテン、カリウム、食物繊維などの豊富な栄養素を含有し、便秘や風邪、貧血、がんや動脈硬化、高血圧の予防、美肌作りやアンチエイジングなどの効果も期待されます。

おもな効能

- ▼心の機能を安定させる
- ▼胃腸の働きを整える
- ▼咳を止め、痰を除く
- ▼大小便の排泄を促す

おすすめの食べ方

アクが少ないので、おひたしや鍋物はもちろん、生で食べることもできます。すき焼きや寄せ鍋などに入れる場合は、最後に加えてすぐに引き上げると、香りと食感を損なうことなくいただけます。β-カロテンはゆでることで濃縮され、さらに効果が増すといわれます。また、ビタミンCとの相乗作用で免疫力を強化する働きもあります。

春菊のごまあえ

ゆがいた春菊にしょうゆをふって汁けをしぼり、黒すりごま、砂糖、しょうゆ、ごま油を混ぜて春菊をあえ、器に盛って焼きのりを天盛りにしていただきます。油と一緒にとることでβ-カロテンの吸収率がアップします。

春菊と菊花のおひたし

ゆがいた春菊と、酢を加えた熱湯でゆでてアク抜きした黄菊を、ポン酢じょうゆであえるだけ。ともに抗酸化作用が高く、免疫力アップに貢献します。

大根

【辛味・涼性】

原産地／コーカサス地方

旬／10～3月

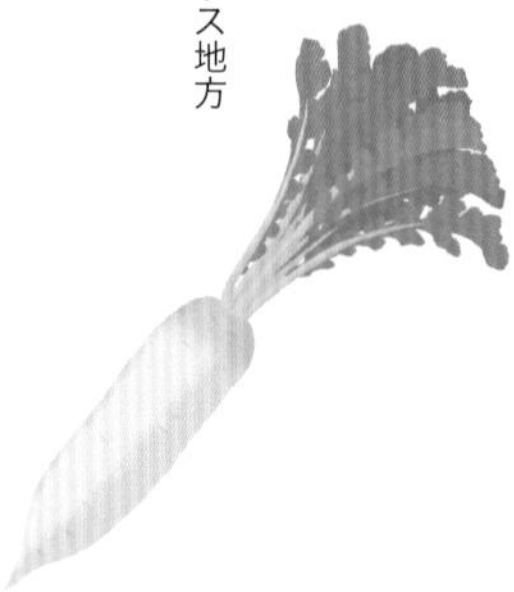

胃腸の消化を助ける効能はまさに〝食べる胃腸薬〟

客を呼べない役者のことを大根役者といいますが、これは大根をいくら食べても当たらないから。胃腸を丈夫にして消化を助け、食中毒を防ぐ薬効があるため〝当たらない〟といわれるのも納得です。刺身や焼き魚、天ぷらに大根が添えられるのも、消化を促して胃腸の負担を軽くし、腸内でたんぱく質が異常発酵するのを防ぐためです。いわば大根は食べる胃腸薬。現代栄養学でも、ジアスターゼなどの消化酵素が豊富に含まれ、でんぷんの分解を促進し、消化不良や胃もたれを改善することがわかっています。また、のどの痛みを改善し、咳《せき》を止めて痰《たん》を外に出しやすくする働きがあることも古くから知られていました。のどの痛むときや咳の出るとき、大根をはちみつに漬けた汁を飲む民間療法がありますが、理にかなっています。

症状編 35・59ページ

おもな効能

- ▼消化を促進する
- ▼咳を止め、痰をきる
- ▼尿の出を促す

おすすめの食べ方

大根の消化酵素は熱に弱いのが特徴で、刺身や天ぷらに生で用いられるのはこのため。生のおろし汁は、熱をとり、炎症を鎮《しず》める効果があり、おろし汁で口をすすぐだけで、歯茎の腫れや口内炎にも効果的です。ただし、大根は生では体を冷やす涼性です。加熱したり干したりすると平性に変わるため、体や胃が冷えているときは、煮たものや切り干し大根を食べるように。

豚肉のおろし煮

だし汁としょうゆでしめじと豚肉を煮て、大根おろしと葉を加えてさっと加熱します。あまり火を通し過ぎないのがコツ。ビタミン類が豊富な葉も捨てずに利用を。

ふろふき大根

やわらかく煮た大根に、甘味噌をかけた定番料理。煮るときにひとつまみの米を加えると、白く美しく煮上がります。ゆずの皮（苦味）や果汁（酸味）を加えると、五味が揃う理想のバランスに。

ちんげん菜

【甘味・涼性】
原産地／中国中南部
旬／10〜3月

胃の熱をとって むかつき、胸焼けを改善

白菜の仲間で代表的な中国野菜。クセがなくて食べやすく、料理の応用範囲も広いため、急速に全国に普及しました。体を冷やす性質で、体内の余分な熱を冷まし、腫れや炎症を抑える効能があります。また、胃腸を正常にする働きがあり、胸焼けや胃のむかつき、二日酔いなどの改善に役立つとされます。古くから血のめぐりをよくする薬効があるとされますが、これはカリウムが多く、余分なナトリウムを排出して血圧を下げることから、科学的にも裏づけられています。その他、現代栄養学では、抗酸化作用のあるビタミンCやカロテンが豊富に含まれ、これらの相乗効果で免疫力を高めて、風邪やがん、動脈硬化などを予防します。また、メラニン色素の生成を抑制し、美白する成分が含まれるため、女性にとってはうれしい食材です。

おもな効能

- 体の熱を冷ます
- 腫れを鎮《しず》める
- 胃腸の働きを整え 胃のむかつきや 胸焼けを改善する
- 血行をよくする

症状編 23ページ

おすすめの食べ方

アクが少ないため、下ゆでしないでそのまま使えます。豊富に含まれるカロテンは、油と一緒にとると吸収率が上がるため、ごまあえや炒め物にすると効果的。ゆでるときも、油を少量落とすと色鮮やかに仕上がります。食物繊維が豊富で煮くずれしにくいため、クリーム煮やあんかけなどの煮物にも最適。体を冷やす性質なので、炒めたり煮込んだりする調理が向いています。

ホタテとちんげん菜のクリーム煮

しょうが、ちんげん菜、ホタテを炒め、牛乳を加えて煮込みます。塩、酒などで調味し、水溶き片栗粉でとろみをつければ出来上がり。手軽ながらコクのある一品。

ちんげん菜とえびの中華風炒め

ちんげん菜をかたい軸から炒め、えびと葉を加えてさらに炒め合わせ、塩や酒、オイスターソースなどで調味します。えびは温める性質なので、ちんげん菜とはバランスのよい組み合わせです。

ねぎ

【辛味・温性】
原産地／中国西部
旬／12〜2月

ねぎの臭気が邪気を払い 風邪を撃退する

風邪をひいたら首にねぎを湿布したり、刻みねぎに味噌を加えて熱湯を注いだ「ねぎ味噌」を食べる民間療法があります。ねぎは古来より体を温めて発汗を促し、熱を冷まして痛みを鎮《しず》める薬効があり、風邪の発熱や頭痛、冷えによる腹痛を治すとされるからです。まさに風邪の特効薬といえます。こうした薬効をもたらすのが、独特の臭気を生む硫化《りゅうか》アリルです。この刺激が発汗を促すほか、消化液の分泌を促して胃腸を整え、神経の高ぶりを抑えて不眠などに効果があるとされます。また、寄生虫や細菌などを殺菌し、魚肉の毒を消すことも認められています。先人たちはねぎの臭気に優れた力があることを感じとっていたのでしょう。鼻をつく臭いが邪気を払うといわれ、神事や祭事で神に供える捧げ物とされてきたのです。

おもな効能

- 体を温めて 冷えをとり除く
- 発汗を促し 熱を冷ます
- 痛みを鎮める
- 胃腸の働きを整え 消化を促す

症状編 35ページ

おすすめの食べ方

ねぎにはおもに白い部分を食べる根深《ねぶか》ねぎと、緑色の葉を食べる葉ねぎがあり、関東では根深、関西では九条ねぎを代表とする葉ねぎが中心です。どちらも霜の降りる頃から甘味が増し、やわらかくいっそうおいしくなります。薬味や味噌汁、鍋物などに用いれば、料理の味を引き締めて、魚肉の毒消しや油の臭い消しとしても重宝します。

鶏のねぎ焼き

かつては鴨とねぎの組み合わせが定番でしたが、現在は鶏肉で代用。ねぎはじっくり焼くことで甘味が増してトロトロの食感に。鶏肉のたんぱく質の消化を助け、独特の臭みもとってくれます。味つけは塩だけで十分です。

ねぎ湯

ねぎの白い部分を小口切りにし、味噌、アツアツの熱湯を注いでよくかき混ぜて飲みます。体の中から温まり、発汗が促進され、熱を下げることができます。

白菜

【甘味・寒性】
原産地／中国
旬／11〜2月

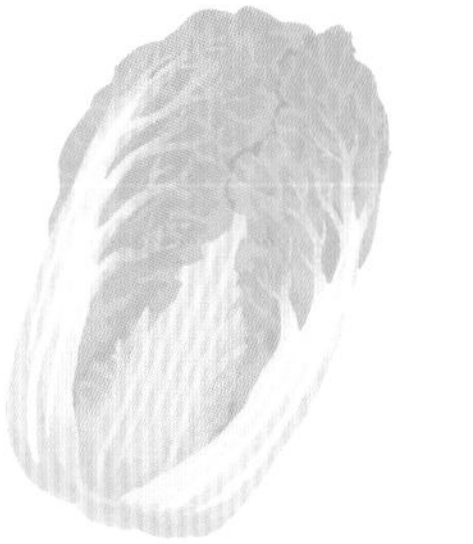

胃腸に滞った熱をとり除き むかつきや便秘を改善する

今や鍋物に欠かせない野菜ですが、日本での歴史は浅く、栽培が始まったのは明治時代末期のこと。中国明時代の薬物書『本草綱目《ほんぞうこうもく》』に「腸、胃を通利《つうり》し、胸中の煩《はん》を除き、酒渇《しゅかつ》を解《かい》す」と記されているように、胃腸に働きかけて消化器の働きを活性化する薬効があります。体を冷やす寒性で、とくに胃や胸の熱をとって、胸焼けや胃のむかつき、もやもやした感じをとり除きます。大腸に熱がこもって生じる便秘や、それによって起こる肌荒れの改善にも効果的です。さらに、二日酔いなどの酒の毒を消し、渇きを癒します。実際に二日酔いでのどが渇くときに、白菜を生のままついた汁を飲む民間療法があります。空気の乾燥する冬は、呼吸器を潤して咳《せき》や痰《たん》を改善したり、また、風邪やインフルエンザなどの予防にも有効といえます。

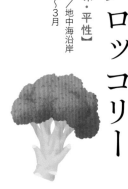

おもな効能

- ▼体内の余分な熱をとり除く
- ▼尿の出を促す
- ▼腸の蠕動《ぜんどう》運動を促進して、便秘を解消する
- ▼呼吸器を潤す

症状編 31ページ

おすすめの食べ方

体を冷やす寒性なので、じっくり加熱する鍋物や煮物がベスト。寒性をやわらげることができます。鍋に温性の味噌や酒粕を加えれば、よりぽかぽか効果が高まります。芯や外葉の部分も栄養価が高いので、塩漬けにしたりやわらかく煮込んだりして、捨てずに食べましょう。生食するときは、必ず体を温める食材と組み合わせるように。

白菜の辛味漬け

白菜にしょうがや唐辛子を加えて塩漬けにした後、甘酢に粒こしょう、ごま油を加えてアツアツに熱したものを回しかけていただきます。辛味の効いたあえ物は、胃腸を元気にして食欲を増し、消化を助けてくれます。

白菜と鮭の粕汁

鍋に白菜や鮭、大根、にんじんなどの野菜と昆布、水を加えて煮込み、酒粕、白味噌、酒、塩で味をととのえれば出来上がり。温め効果が高いので、白菜とは好相性。

ブロッコリー

【甘味・平性】
原産地／地中海沿岸
旬／11〜3月

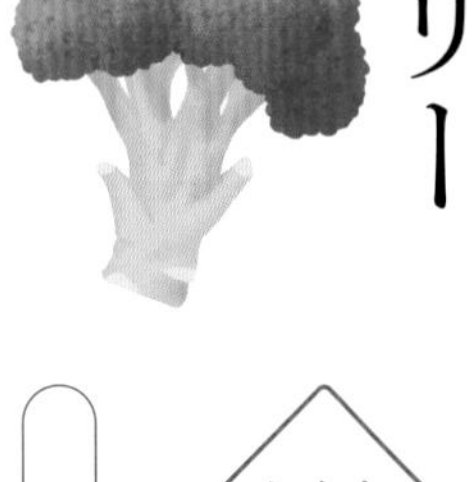

がん予防成分が 次々と発見される

野生のキャベツを改良したもので、キャベツやカリフラワーの仲間。イタリアではローマ時代より、薬効の高い野菜として熱心に栽培されてきました。中医薬学では胃腸を丈夫にして胃弱や消化不良を改善し、腎の働きを補って強壮し、虚弱体質を改善する薬効があるとされますが、なんといっても注目を集めているのはがんを予防する効果です。ブロッコリーに含まれるルテインやスルフォラファンという物質に、発がん物質を解毒《げどく》し、免疫力を高める効果のあることが認められています。他にも抗酸化作用の高いβ-カロテンやビタミンC、Eが豊富に含まれ、それらの相乗作用で免疫力強化に貢献します。また、ブロッコリーの青さを作り出す葉緑素は、血液をサラサラにする働きがあるため、血管のアンチエイジングにも有効です。

おもな効能

- ▼胃腸を丈夫にして胃弱や消化不良を改善する
- ▼腎の働きを補って強壮する
- ▼虚弱体質を改善
- ▼免疫力を強化する

症状編 81ページ

おすすめの食べ方

ブロッコリーのビタミンCは水に溶けやすいので、加熱は短時間ですませるように。ゆでるときに塩を少々加えると、ビタミンCの損失を最小限に抑えられます。太い茎は捨ててしまいがちですが、茎にも同様の栄養素が含まれます。加熱すると甘味が増すので残さず利用しましょう。表面の皮をむき、薄切りにしてから調理すると、口当たりよくいただけます。

ブロッコリーの酢じょうゆあえ

ブロッコリーは茎とともに熱湯でゆでます。水にさらすとビタミンCの損失が大きいので、ザルにとって水けをきり、酢、しょうゆであえ、白ごまをふります。

ブロッコリーの炒め物

ブロッコリーは小房に分け、茎は皮をむいて薄切りにし、斜め薄切りにしたねぎ、唐辛子とごま油で炒め、塩、こしょうなどで味をつけます。β-カロテンは油ととることで吸収率がアップします。

ほうれん草

【甘味・涼性】
原産地／イラン
旬／11～3月

血を造り出す 貧血の特効薬

ビタミンAやC、葉酸、鉄分を豊富に含む、栄養価が高い緑黄色野菜の王様。

中医薬学では「緑の野菜は血を造る」といわれ、古くから造血作用や止血作用、また血行をよくする作用があるとされてきました。実際に、血液の成分となる鉄分の含有量は圧倒的。鉄の吸収を助けるビタミンCや造血ビタミンと呼ばれる葉酸も豊富に含まれるため、3つの成分がタッグを組んで貧血予防に威力を発揮するわけです。血液不足で顔色が悪い、唇に赤みがない、皮膚や髪が乾燥する、白髪や抜け毛が多い人には最適です。五味では甘味に属し、胃腸に働きかけて活性化します。とくに腸の熱をとり去って渇きを止め、潤す作用があるとされ、渇いた咳《せき》が出たり、便が渇いて出にくくなっているときにもおすすめです。

おもな効能

▼血液を造り出す
▼胃腸の働きを活性化する
▼腸の熱をとり去る
▼体の渇きを止めて潤す

症状編 51・57・67ページ

おすすめの食べ方

植物性の鉄分が体内へ吸収されるのは、含有量のわずか2～5%。良質たんぱく質である卵や魚肉類や、ビタミンCの多い食材を組み合わせることで、吸収率が高まります。鉄やカルシウムの吸収を妨げ、貧血や結石の原因となるシュウ酸が多く含まれるのが難点。ゆでて水にさらし、アク抜きしてから使いましょう。根元の赤い部分も栄養価が高いので、捨てずに利用を。

ほうれん草とベーコンのソテー

にんにくと唐辛子を炒め、香りが立ったらベーコンを加えて火を通します。ほうれん草を加え、塩、こしょうで味をととのえて完成。たっぷりの辛味で涼性を抑えて。

ほうれん草とツナのごまあえ

下ゆでしてアク抜きしたほうれん草と油をきったツナを、すりごま、しょうゆ、みりんなどであえたもの。温め食材のしょうがを加えて涼性をやわらげ、ツナのたんぱく質で鉄分の吸収を高めます。

きんかん

【酸味・温性】
原産地／中国
旬／12～3月

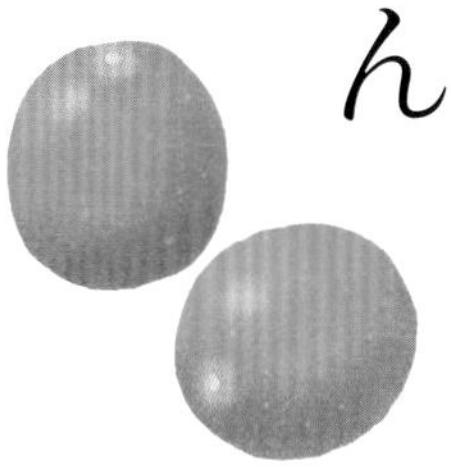

のどの炎症を鎮《しず》めて 咳《せき》・痰《たん》を止める風邪の妙薬

日本へは薬として伝来し、のどの渇きを止め、炎症を鎮めて、咳、痰、扁桃《へんとう》炎などを改善する風邪の妙薬として利用されてきました。今でも風邪をひいたときに、みつ煮にしたきんかんに熱湯を注いで飲む民間療法があります。おせち料理にもみつ煮のきんかんが重箱に添えられていますが、これも冬に多い風邪やインフルエンザを予防するための先人の知恵です。実際にビタミンCが豊富に含まれるため、免疫力を高め、血管や粘膜を強化して風邪予防に役立つことが確かめられています。その他、がんの発生を抑え、毛細血管を強化し、コレステロール値を下げる働きがあるヘスペリジンという苦味成分を含むのが特徴です。これは柑《かん》橘《きつ》類の筋や袋、皮などに多いため、丸ごと食べられるきんかんなら効率よく摂取できます。

おもな効能

▼咳・痰・扁桃炎など、のどの症状を改善する
▼二日酔いを解消
▼免疫力を高める
▼抗がん作用を発揮
▼毛細血管を強化

おすすめの食べ方

きんかんは皮ごと食べられるのが特徴で、皮に実を上回る有効成分が含まれています。甘露煮やはちみつ漬けなどは、皮ごと食べられる理想的な調理法です。手でもんでやわらかくし、生でそのままかじれば、熱に弱く、水に溶けやすいビタミンCの補給源となり、ほのかな苦味と甘味とともにクエン酸の酸味も味わえます。

きんかん酒

へたをとって竹串で数か所に穴をあけたきんかんを、氷砂糖と交互にビンに詰め、ホワイトリカーを注いで冷暗所で3か月ほど保存すれば出来上がり。1回20mlを薄めて飲めば風邪予防に最適。

きんかんの甘露煮

へたをとって穴をあけたきんかんと砂糖、焼酎を、ホーロー鍋または厚底鍋に入れて混ぜ、1時間ほど煮て、そのままふたをとらずに一晩おけば完成。のどの痛みや咳・痰の改善に。

みかん

【実／酸味・温性】
【筋・袋・外皮／苦味・温性】
原産地／中国、インド
旬／10～2月

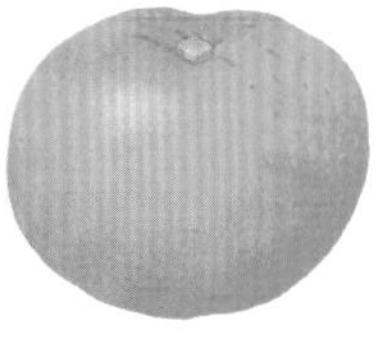

おもな効能

▼胃腸の働きを活性化して、食欲を増進させる
▼体液を生じて渇きを止める
▼痰をとり除き咳を止める

症状編 75・77ページ

風邪を予防する、冬の間の貴重なビタミン補給源

日本にも古くから橘《たちばな》というみかんが自生し、『日本書紀』や『魏志《ぎし》倭人伝《わじんでん》』にも登場していますが、現在のようなみかん類は江戸初期に伝来したものとされます。当初は上流武家の贈答品として用いられていましたが、元禄期になって江戸の庶民の間にも広まるようになると、とたんにみかんブームが起きたそうです。

野菜の少ない冬場、免疫力を高めて風邪を予防するビタミンCの貴重な補給源となったからでしょう。

シネフリンという成分も風邪に有効とされます。中医薬学では、胃腸の働きを活性化して、食欲を増進させる効能があるとされます。また、体液を生じて潤す作用があり、口の渇きを癒し、熱による咳《せき》や痰《たん》を止める薬効が得られます。こうした薬効を考えても風邪の諸症状の改善に最適です。

おすすめの食べ方

温州《うんしゅう》みかんやぽんかん、いよかんなど、皮が薄くてむきやすく、生食できる柑橘《かんきつ》類を総称してみかんといいます。果肉だけでなく筋や袋、外皮にも食物繊維やビタミンが豊富なので、果肉は袋ごと食べ、外皮はマーマレードなどにしていただきます。酸味の主成分である有機酸は、消化吸収を促進して効率よく糖をエネルギーに変えるため、食後にみかんを食べるのはおすすめ。

みかんのソース

皮をむいてざく切りにしたみかんとはちみつ、レモン、白ワインを煮詰め、塩、こしょうで味をととのえます。豚肉や白身魚のソテーなどにかければ、酸味がたんぱく質の消化吸収を促進します。

みかんピール

スプーンで白い部分を削り落としたみかんの皮を、水に2～3回つけてアク抜きします。鍋に入れ、砂糖を3回ぐらいに分けて加え、煮詰めれば出来上がり。

ゆず

【実／酸味・温性】
【皮／苦味・寒性】
原産地／中国
旬／11～1月

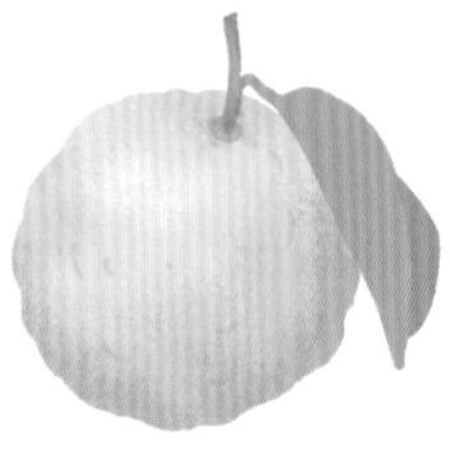

おもな効能

▼体を温める
▼消化を促進して食欲不振を改善
▼魚肉の毒を消す
▼疲労を回復する
▼風邪を予防する
▼血行を促進する

症状編 69・73ページ

食欲不振、冷えに強い酸味と香りが効く

酸味が強く、生食にむかない柑橘《かんきつ》類を香酸《こうさん》柑橘といい、その代表がゆずで、すだちやかぼすもその仲間です。さわやかな酸味は、胃液の分泌を促して消化を助け、魚肉の毒を消す効能があるとされますから、焼き魚や鍋物のたれに、わずかなしぼり汁や果皮をプラスするだけでも効果的です。酸味のもとはクエン酸やリンゴ酸などの有機酸で、疲労回復や筋肉痛の改善にも役立ちます。

昔から冬至の日に、ゆずを浮かべた風呂に入る風習があります。ゆず湯に入れば肌が潤い、風邪をひかなくなるといわれますが、ゆずの実は体を温める温性で、果皮には免疫力を高めるビタミンCや、毛細血管を刺激して血行を促進したり、保湿作用のあるリモネンなどの香り成分が豊富に含まれますから、科学的にもその効果が認められています。

おすすめの食べ方

生食には向きませんが、香りがよいため果汁をしぼって、酢の代わりに調味料として用いたり、果皮を刻んで吸い口や茶わん蒸し、あえ物の香りづけに用いるのが一般的です。皮には香り成分のほか、リモノイドやヘスペリジンなどの苦味成分が含まれ、血行促進や抗がん作用、悪玉コレステロールの抑制作用を発揮するので、果汁をしぼったあとの皮まで利用しましょう。

かぶの柚香《ゆこう》あえ

かぶとかぶの葉を塩もみし、ゆずの果汁と刻んだ皮、だし汁を加えてあえたもの。ゆずの香りがさわやかで、食欲のないときもさっぱりといただけます。

さわらのゆず風味

酒、しょうゆ、みりん、ゆず果汁、ゆずの輪切りを合わせた汁に、さわらを30分ほど漬けて焼きます。さわらの代わりにぶりや鮭などでもよいでしょう。ゆずの酸味が魚の消化を促進します。

りんご

【酸味・温性】
原産地／中央アジア山岳地帯
旬／9〜3月

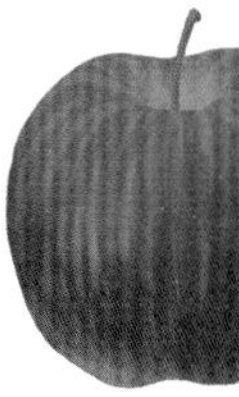

おもな効能
▼消化を促進する
▼便秘や下痢を改善する
▼咳を止める
▼腸内の悪玉菌の増殖を抑える

症状編 33ページ

便秘にも下痢にも有効な りんごの食物繊維

ヨーロッパでは四千年以上前から栽培が始まり、「一日一個のりんごは医者知らず」ということわざがあるほど薬効の高い果実とされます。中医薬学でも渇きを癒し、肺を潤して咳《せき》を止めるほか、消化を促進したり、胃や胸の熱をとって胸のむかつきや不快感を解消する薬効があるとされます。風邪で食欲がないときや胃腸が弱っているときなどに、りんごのすりおろし汁を飲む民間療法がありますが、とても理にかなっています。食物繊維が豊富で整腸作用に優れていることもよく知られますが、りんごの食物繊維は便秘にも下痢にも効果があるのが特徴です。とくに水溶性の食物繊維であるアップルペクチンは、他のペクチンに比べ、腸内の悪玉菌を抑制する力が強力で、大腸がんの抑制効果が高いと、近年注目が高まっています。

おすすめの食べ方

りんごのペクチンは、熱を加えるとより効果が高まるとされるため、生食だけでなく、煮詰めてコンポートにしたり、焼き菓子にするのもおすすめ。皮にも老化や生活習慣病、アレルギー症状、高血圧、動脈硬化などを予防するポリフェノールが豊富なので、皮まで丸ごといただきましょう。りんごの切り口は変色しやすいので、塩水かレモン汁に漬けておきます。すりおろすときも表面に塩を少量ふりかけると変色しにくくなります。

りんごの豚肉ロール

りんごを豚肉で巻いてソテーし、甘酸っぱいたれをからめたもの。加熱することでペクチンの効果が高まり、ボリュームはありながらも豚肉をさっぱりいただけます。

りんごのレモン煮

りんごは皮つきのまま食べやすく切り、レモン、はちみつ、塩、シナモンパウダー、白ワインと火にかけ、煮詰めれば出来上がり。

レモン

【酸味・寒性】
原産地／ヒマラヤ西部
旬／10〜3月

おもな効能
▼体液の分泌を促し渇きを止める
▼風邪を予防する
▼疲労を回復する
▼胎児を安定させる

症状編 52ページ

肝《かん》の働きを補い 疲労回復に効果的

その昔、十字軍の遠征の際に、ビタミン不足からくる壊血《かいけつ》病の予防のため、レモンを大量に船に積み込んだというエピソードがあります。それほどレモンは、ビタミンCの補給に欠かせない存在です。ビタミンCは抗酸化作用が高く、免疫力を強化して風邪の予防に役立つ他、シミやシワを防いで美肌効果をもたらします。強烈な酸味には唾液の分泌を促して消化を促進したり、のどの渇きを止める作用があります。薬膳では、「酸味は肝に走り、肝の働きを補う」とされるため、疲れやすい、眼が疲れる、足が重い、眠れないなど、肝の働きの低下によって起こる症状にもレモンが最適です。これはおもにクエン酸の働きによるもので、体内の疲労物質の分解を促して疲労回復につながることが科学的にも実証されています。

おすすめの食べ方

有効成分の半分以上は皮に含まれるので、はちみつ漬けやレモネードなどで皮ごと摂取したいものです。ただし、外国産の輸入レモンは、発がん性が指摘される防カビ剤を使用しているものが多いため、できるだけ国産のものを選ぶように。クエン酸の酸味は減塩効果があり、レモン汁をかけて食べると塩やしょうゆなどの調味料が少なくてすみ、塩分のとり過ぎを防げます。

レモネード

保存ビンにスライスしたレモンとはちみつを入れ、冷暗所で3週間ほど漬け込みます。お湯や水で割ってレモネードにするだけでなく、ヨーグルトにかけたり、ケーキのトッピングにしても。

レモン塩だれ

レモン汁に塩、こしょう、白ごま、小口切りにしたねぎ、ごま油を加えてよく混ぜ合わせます。サラダはもちろん、豚しゃぶ、冷や奴など、万能に使えます。

いわし

【鹹《かん》味《み》・温性】
原産地／各地の沿岸
旬／真いわし7〜11月
かたくち・
うるめいわし10〜2月

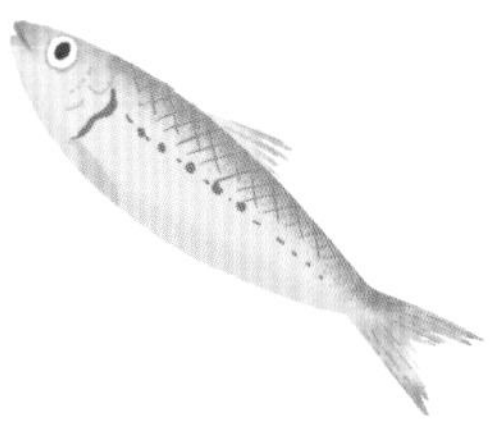

五臓を強化して邪気を追い払う

古くから、節分にはいわしの頭をひいらぎの葉に刺して、軒下に吊るす風習があります。これは、ひいらぎの鋭いとげといわしの臭いで、邪気を追い払うための魔除けです。体にとってもいわしは邪気、言い換えれば病気を撃退する魔除けになります。血液循環をよくして、五臓全体を丈夫にするからです。現代栄養学では、血液をサラサラにして血栓や動脈硬化を防いだり、悪玉コレステロールを減らすＥＰＡやＤＨＡが豊富に含まれる長寿食としての実力が、証明されています。また、身も骨も内臓も丸ごと食べられるいわしはカルシウムの宝庫。日本の土壌はカルシウムが少ないため、水や野菜に含まれるカルシウムもわずかです。これを補うためにも「骨抜き」の切り身ばかりでなく、一物全体《いちもつぜんたい》をとれるいわしが有効です。

おもな効能
- ▼貧血を改善する
- ▼虚弱体質を改善
- ▼血液をサラサラにして血液循環をよくする

症状編 67ページ

おすすめの食べ方

いわしの身は金《かな》けを嫌うので、包丁を使わないで指でさばきます。真いわし、かたくちいわしは、鮮度がよければ刺身で食べられます。丸ごと塩焼きや煮物にしてもおいしいものです。いずれもしょうがやねぎ、梅干しなどを使って生臭さを消すように調理するのがコツ。その他稚《ち》魚《ぎょ》はしらす干しとして加工されたり、うるめいわしは煮干しやめざしなどに広く利用されます。

いわしの塩焼き

いわしの塩焼きには、すだちをさっとしぼり、大根おろしを添えていただきます。いわしの良質たんぱくに、肝臓を守る酸味、たんぱく質の腐敗を防ぐ辛味の大根が添えられた理想的な酒肴《しゅこう》です。

いわしのつみれ汁

三枚におろしたいわしをすりばちですり、しょうが、ねぎ、味噌、酒、塩を加えてすり混ぜ、団子に丸めて熱湯に落とします。いわしのだしだけでうま味十分。

牡蠣《かき》

【鹹《かん》甘味・寒性】
原産地／世界各地
旬／11〜3月
※岩牡蠣は6〜8月

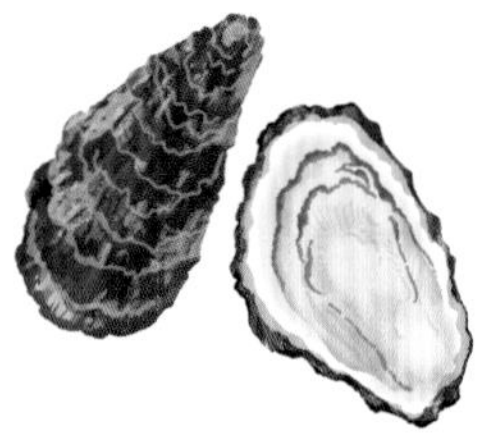

イライラ・不安を解消する代表的な精神安定薬

栄養価の高い食品として世界中で重宝され、魚介を生で食べることが少ない欧米でも古くから生食されています。漢方では、「牡蠣肉《ぼれいにく》」という代表的な精神安定薬の一つで、不安感や動悸、不眠などの神経症や頭痛、めまい、ストレスによる皮膚湿疹などを改善する効能があるとされます。また、スタミナ不足を補い、病・産後の回復を助け、母乳の分泌を促すとされます。牡蠣のうま味のもとは、タウリンやグリコーゲンなどのアミノ酸で、なかでもタウリンは血中コレステロール値を減少させ、血圧を正常にして高血圧や脳卒中の予防に役立ちます。ミネラル類では、発育を促す亜鉛と貧血を予防する銅がずば抜けて多いのが特徴です。その他ビタミンB_2やB_{12}、葉酸も含まれ、「海のミルク」と呼ばれるのも納得の栄養価です。

おもな効能
- ▼動悸や不安感、不眠などを解消
- ▼精神安定作用
- ▼病・産後の回復を助ける
- ▼母乳の分泌を促す

症状編 23ページ

おすすめの食べ方

欧米ではＲがつかない月（5〜8月）は牡蠣を食べない習慣があります。その時期は産卵期で味が落ちるうえ、中毒を起こしやすいからだといわれます。ただし、岩牡蠣は例外で夏が旬です。牡蠣には1％前後の塩分が含まれているので、調味料をプラスしなくても十分おいしくいただけます。牡蠣を料理するときは、なるべく塩分は控えめに。

酢牡蠣

新鮮な牡蠣は、レモンをしぼるか酢牡蠣で生食するのが一番。牡蠣にレモンや酢などをふりかけると、カルシウムや亜鉛、鉄などのミネラルの吸収がよくなるうえ、酸味の殺菌作用で貝類の毒を消して、食中毒の予防にも有効です。

土手鍋

鍋にだし汁をはり、練り味噌を鍋のふちに土手のように塗りつけ、野菜や牡蠣を入れて煮た広島の郷土料理。味噌に唐辛子を加えると、殺菌効果がアップ。

しじみ

【鹹《かん》甘味・寒性】
原産地／日本
旬／1〜2月、7〜9月

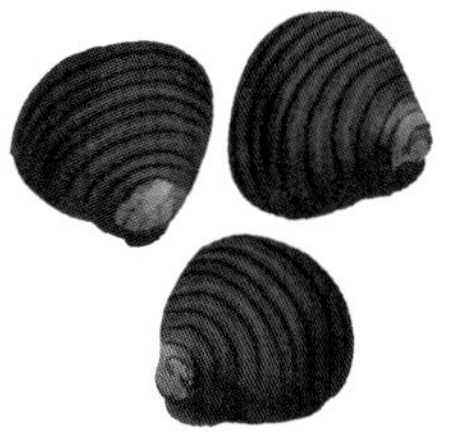

渇きを癒し二日酔いを解消する肝臓の薬

飲み過ぎた後は、「しじみ汁」を飲んで酔いをさますという習慣のある人も多いように、古くからしじみは肝臓の薬として知られています。中医薬学では、糖尿病による黄疸《おうだん》やむくみ、口の渇きをとり、眼の疲れを癒し、二日酔いを改善する効能があるとされます。これらは一様に解《げ》毒《どく》器官である肝《かん》と密接に関係する症状です。現代栄養学でも、肝機能を高めるタウリンやビタミンB12が豊富に含まれ、しじみが肝を補うことが裏づけられています。

また、体内の余分な水分の排出を促す作用にも優れ、腎の働きも補います。体を冷やす寒性で、熱を冷ます清熱《せいねつ》作用や、血を補う補血作用、解毒作用や精神安定作用、痛みを止める作用もあるとされ、小さいけれど、その殻の中に大きな薬効を秘めています。

おもな効能

- ▼熱を冷ます
- ▼肝機能を強化する
- ▼口の渇きを癒す
- ▼視力の低下を改善
- ▼二日酔いを解消
- ▼腎機能を補い水分代謝を促す

症状編 73ページ

おすすめの食べ方

旬は夏と冬の年2回。産卵を控えて身が肥える夏の「土用しじみ」と栄養分をたっぷり蓄えた「寒しじみ」、どちらも甲乙つけがたい滋味があります。江戸時代の川柳に「たくさんに　箸が骨折る　しじみ汁」と詠われていますが、身が小さくて面倒だからと汁だけ吸って終わりでは薬効も半分。汁も実も共に味わい、その恩恵を受けましょう。

しじみ汁

しじみのうま味がじんわりしみ出した味噌汁は外せない定番。仕上げに粉山椒《こなざんしょう》をふると、しじみの寒性を温性の山椒が補い、貝毒を殺菌する効果も得られます。

しじみのしぐれ煮

酒蒸しして実をほぐしたしじみを、酒、みりん、砂糖、しょうゆなどで煮詰めたもの。殺菌・消臭・防腐作用のあるしょうがを加えるのがポイント。酒の肴に、おにぎりの具に、混ぜごはんに、卵とじにといろいろ活用できます。

ぶり

【甘味・温性】
原産地／世界各地
旬／12〜1月

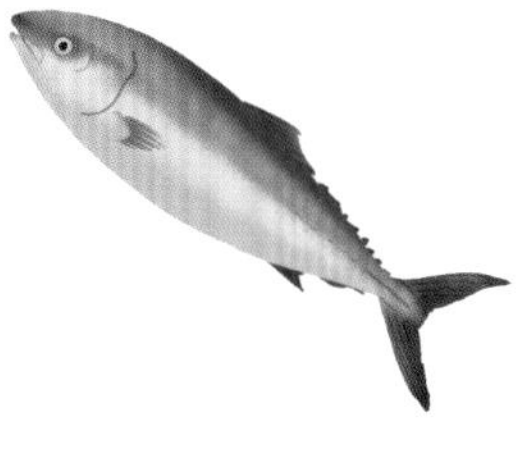

血行を促進し温め効果が抜群に高い

いなだ、わらさ、ぶりと成長とともに名前を変える出世魚。江戸時代の薬物書『本朝食鑑《ほんちょうしょっかん》』には「気血を潤し、健やかに肥《ふと》らせる」と記され、元気がなく、やせて体力がない人や、貧血気味の人を健康にして太らせる魚として食されてきました。

ぶりの脂《あぶら》はＤＨＡなどの不飽和脂肪酸で、血中コレステロール値を減らし、動脈硬化や高血圧を防ぐ良質な脂肪です。中医薬学でも「血を潤して滞りを破る」といわれ、血液をサラサラにして瘀血《おけつ》をとり除くとされ、現代栄養学の効能と重なります。多食すると「血を動かし、熱を生じる」とされますが、裏を返せば、それほど血行を促進して体を温める効果が高いというわけです。しかし、胃が丈夫でない人にとっては胃の負担となるので、食べ過ぎには気をつけましょう。

おもな効能

- ▼気や血を補う
- ▼体を温める
- ▼血液をサラサラにして血液循環をよくする
- ▼スタミナをつけて虚弱体質を改善

症状編 83ページ

おすすめの食べ方

古くは血合いの生臭さや脂の多さを敬遠して、位の高い官家では食さなかったといいますが、血合いや脂の部分にこそ、鉄分などのミネラルや不飽和脂肪酸が豊富に含まれます。とくに正月の頃は寒ぶりと呼ばれ、脂がのって一層おいしくなり、西日本の正月の祝いの魚として喜ばれています。あらや頭も、汁や煮物で余さず利用しましょう。

ぶり大根

ぶりのあらを大根とともに甘辛く煮詰めた定番料理。ぶりは熱湯にくぐらせてよく水洗いし、しょうがを加えて煮るのが、独特の臭みを消すコツです。

ぶりの照り焼き

ぶりの切り身をこんがり焼き、酒、しょうゆ、みりん、砂糖を合わせたたれを煮詰めてからめた一品。濃厚な脂の消化を促進し、さっぱりいただくには、しょうがを甘酢に漬けたはじかみや大根おろしのつけ合わせが欠かせません。

通年 気をつけたい症状と通年扱いの食材

体調を崩しやすい季節の変わり目

ここまで四季の症状と旬の食材について見てきましたが、五行論ではもう一つ、季節の変わり目である「土用」があり、これを含めて「五季」とされます。

土用とは、立春、立夏、立秋、立冬の前18~19日間のことで、「木・火・土・金・水」の五行のうち、「土」が土用にあたります。現在は、土用というと夏の土用だけを思い浮かべますが、本来は年間を通して、すべての季節に土用があり、季節と季節の移り変わりをゆるやかに交代させる潤滑油の働きをしているのです。

いわゆる季節の変わり目にあたる土用の時季は、気温の変化が激しいために体調を崩しやすく、とくに脾《ひ》の活動する時期とされます。脾とは西洋医学でいう脾臓とは異なり、胃や消化器官、口などを含めた消化吸収器官の総

通年気をつけたい症状や土用に起こりやすい症状

- ▼食欲不振
- ▼消化不良
- ▼ガス腹
- ▼胸焼け
- ▼胃もたれ
- ▼下痢
- ▼便秘
- ▼高血圧
- ▼動脈硬化
- ▼肌荒れ
- ▼肥満
- ▼老化現象

など

称で、食べたものを消化して、全身に栄養を運搬する役目を担っています。そのため、脾の影響は全身に及び、食欲不振、消化不良、ガス腹、胸焼け、胃もたれ、下痢、便秘などを起こすことになります。

脾・胃を養う甘味の食材

脾・胃を補うのは甘味の食材です。砂糖やはちみつなどの甘味料をはじめ、穀物やいも類、豆類、肉や魚など、私たちが日常的に食べている7割の食材が甘味に属し、通年手に入るものが多くあります。全身に栄養を届ける運搬者だけに、季節を問わず必要とされるのです。また、甘味の食材は、体を温めも冷やしもしない「平性」の食べ物がほとんどです。寒・熱のゆがみがないからこそ、日常食として年間を通して食べることができるのです。

脾・胃のトラブルは、真っ先に肌や口などに現れます。肌が荒れたり、黄ばんできたり、口のまわりに吹き出物や口内炎ができやすいとき、また過剰に甘いものを欲するときなどは、胃腸が弱っている証拠ですから、脾・胃を補う食事を心がけるようにしましょう。

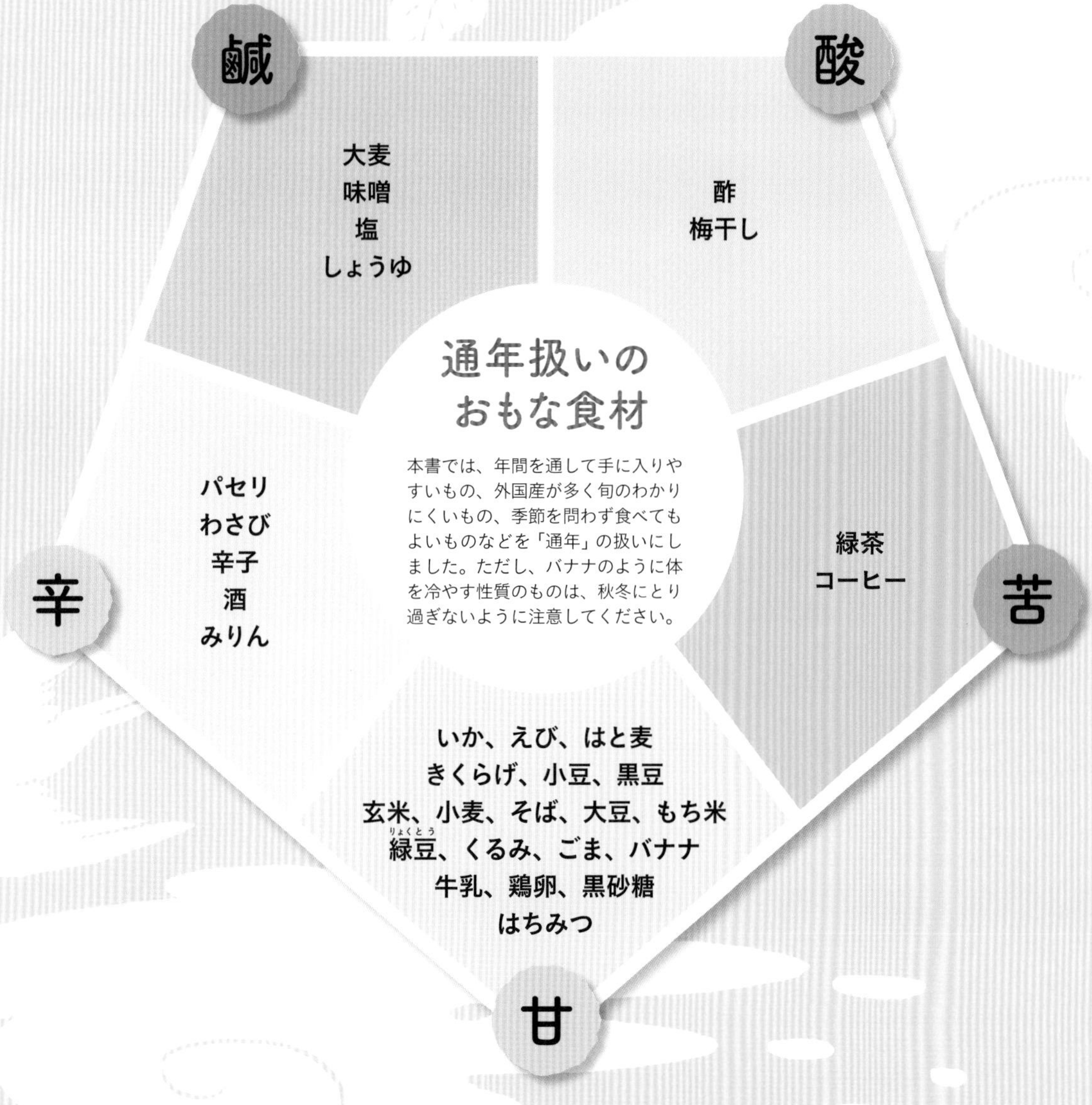

パセリ

【辛味・温性】
原産地／地中海沿岸
旬／3〜4月

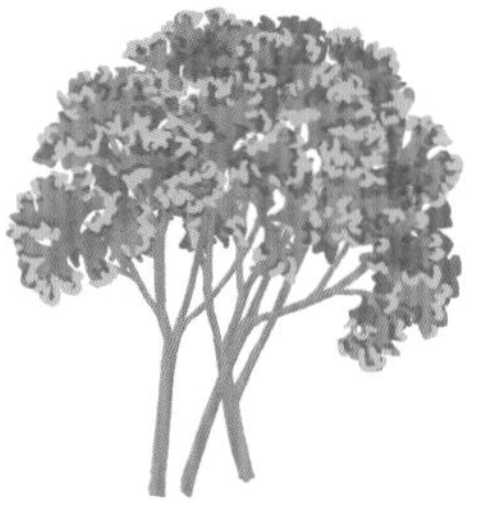

おもな効能

- ▼抗菌・殺菌作用
- ▼食中毒を予防する
- ▼体を温めて血行をよくする
- ▼発汗を促す
- ▼消化を促して食欲を増進する

症状編 52ページ

消化促進、殺菌作用があり食中毒の予防に効果的

独特の苦味が強いため、単なる飾りとして食べ残されることも多いパセリですが、紀元前から薬として利用されてきた歴史があります。特有の青臭い香りは、ピネンやアピオールなどの精油成分によるもので、殺菌効果があり、腸内の悪玉菌の増殖を抑えて食中毒の予防に役立ちます。また、体を温めて血行をよくしたり、発汗、食欲増進、消臭作用もあるので、冷え性の改善や風邪の症状の緩和、口臭予防などにも有効です。パセリ湯に入ると体が温まり湯冷めしにくく、煎《せん》じ汁を毎食後に飲むと、消化が促進されるという民間療法もあります。現代栄養学でも免疫力を高めるβ-カロテンやビタミンC、その他ビタミンB群やカリウム、鉄などが豊富で、風邪予防や疲労回復、発汗、利尿《りにょう》効果があることが認められています。

おすすめの食べ方

魚肉のソテーやフライなどの洋食に、パセリが添えられているのは、魚肉の臭みを消して消化を促すため。何気ない添え物にも意味があるので、残さずいただきましょう。ただ、料理のつけ合わせ程度では、その効能を十分に得ることはできないため、素揚げにしたり、フライの衣やタルタルソース、オムレツやドレッシングに混ぜるなど、たくさん食べる工夫をしましょう。

パセリご飯

にんにくのみじん切りをフライパンで炒め、ご飯、パセリのみじん切り、塩を加えてさっくりと炒め合わせます。パセリのみじん切りを、炊き上がったご飯に混ぜ込むだけでもおいしいです。

パセリオムレツ

パセリのみじん切りを溶き卵に混ぜ、焼いてオムレツに。簡単にできる料理ですが、貧血を予防し、肌を美しくする、女性にはうれしい一品です。納豆に混ぜても。

わさび

【辛味・温性】
原産地／日本
旬／葉わさび・花わさび3〜5月

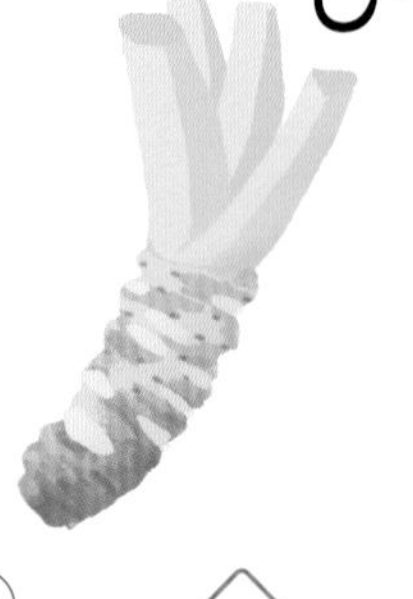

おもな効能

- ▼体を温めて血液循環を改善
- ▼殺菌効果を発揮し食中毒を防ぐ
- ▼消臭効果を発揮
- ▼消化を促して食欲を増進する

症状編 85ページ

強烈な辛味が魚毒を消し消化吸収を高める

日本特産の野菜で、水のきれいな冷涼な渓流に自生していました。早くも奈良時代の文献に産物として登場しますが、広く人々の口に入るようになったのは江戸時代のこと。古くから「魚毒を消す」といわれるわさびは、殺菌・消臭効果に優れ、生魚の臭みを消して食中毒を防ぐ効果が高いため、江戸の食文化が生み出した寿司に使われるようになったのがきっかけです。ツンと鼻に抜ける強烈な辛味は、胃液の分泌を促し、消化促進、食欲増進効果をもたらします。また、体を温めて血行をよくする働きも強く、昔は葉を刻んだものが入浴剤として使われていました。近年では、特有の辛味成分や香り成分が、がんや動脈硬化を予防し、記憶力や学習能力を向上させるという研究結果が次々と発表され注目を集めています。

おすすめの食べ方

良くも悪くも高い揮発性がわさびの特徴で、辛味と香りの本領を発揮するのはすりおろしてからわずか10分程度。おろし器の上に少量の白砂糖をのせておろすと苦味が抑えられ、香りと辛味がいっそう引き立つといわれます。逆に、穏やかな辛味が好みの方は、すりおろしてからしばらくおくと、辛味が抜けてマイルドになります。

わさび茶漬け

生わさびをすりおろし、ご飯の上にもみのり、たらこととともにのせ、熱い緑茶をかけ、しょうゆ少々で調味していただきます。わさびの辛味と緑茶の苦味は、バランスをとり合う理想的な組み合わせ。

わさび漬け

静岡の名産で粕漬けの一種。わさびの根、茎をみじん切りにし、塩漬けにしたものを酒粕とあえて、塩、砂糖などと練り合わせたもの。酒粕の甘味で、わさびの強烈な辛さが抑えられます。

バナナ

【甘味・寒性】
原産地／熱帯アジア
旬／通年

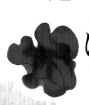

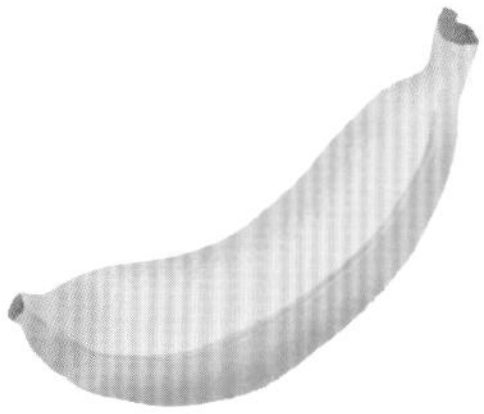

手軽にエネルギー補給できるスタミナ源

赤道の南北30度以内に位置する熱帯のバナナベルト地帯で、紀元前五千年には栽培が始まったとされます。食物繊維が豊富で、便秘や肌荒れを改善する働きがあることはよく知られますが、そればかりではありません。体を冷やす性質で解熱《げねつ》作用があるため、風邪による発熱や咳《せき》、炎症などに効果があるとされます。

バナナは消化がよいうえ、ぶどう糖や果糖、でんぷんなど多様な糖質が含まれ、体内に吸収される速度もそれぞれ異なるため、徐々にエネルギーに変わってスタミナが長持ちするのも特徴です。マラソン選手が走りながらバナナを食べるのもスタミナ維持のためです。近年は、あらゆる果物の中でも、免疫力を高める白血球を活性化する働きがとくに高いという研究結果が発表され、新たにその薬効が見直されています。

おもな効能

▼体の熱を冷ます
▼発熱、炎症を鎮《しず》める
▼スタミナを持続
▼肺を潤す
▼便通を改善する
▼免疫力を高める

おすすめの食べ方

ダイエットのために一年中、バナナを食べている人がいますが、体を強く冷やす性質のため、血行が悪くなったり胃腸の働きが低下したりと悪影響を及ぼすこともあります。熱帯地方では年間を通して収穫できますが、日本で食べるのは夏の暑い時期だけにしましょう。とくに下痢をしやすい人や冷え性の人は、夏でも食べ過ぎないように。

煮バナナ

風邪で熱や咳のあるときは、バナナ1〜2本に氷砂糖をほんの少量加え、弱火で煮たものを食べるとよいでしょう。氷砂糖も熱を冷ます性質で、食欲のないときも手軽なエネルギー補給になります。

バナナとシナモンのサンド

パンにバターを塗って輪切りにしたバナナをのせ、シナモンをふりかけてもう1枚のパンで挟み、両面を焼きます。お好みではちみつをかけて。温性のシナモンを合わせてバナナの寒性をやわらげます。

きくらげ（白・黒）

【甘味・平性】
原産地／世界中の温帯地域
旬／天然ものは4〜8月

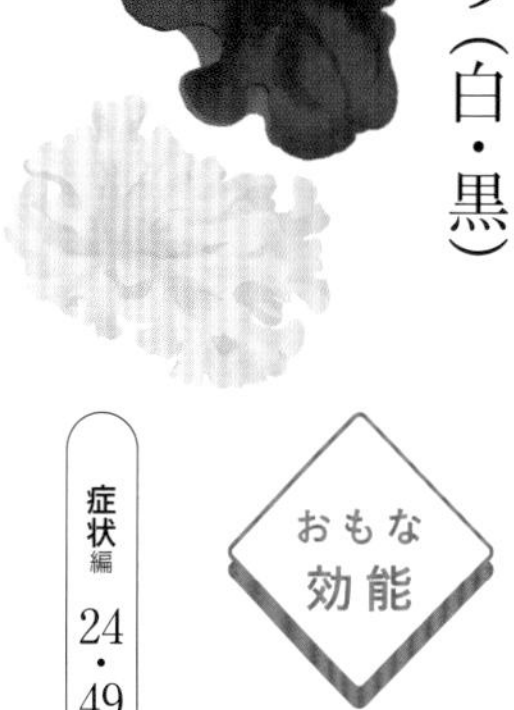

黒は老化防止に白は美肌に効果あり

海にいるクラゲの仲間ではなく、枯木に寄生する菌類。形が人の耳に似ていることから木耳《きくらげ》と称されるようになったそうです。きくらげには白と黒がありますが、種類も薬効も異なります。ともに甘味に属し、脾《ひ》・胃を整える働きは共通ですが、黒い色は腎を補い、白い色は肺を補います。腎は生命エネルギーを貯蔵し、血液を造る器官のため、黒きくらげは古くから滋養強壮や老化防止に役立つ「不老長寿」の妙薬とされてきました。とくに血の病を鎮《しず》める薬効に優れ、鼻血や貧血、痔《じ》、血の混じった帯下《こしけ》などに効果があるとされます。一方、肺は肌や大腸と密接に関係するため、白きくらげは肌を潤す美肌効果や便秘や下痢を改善する整腸作用が高く、中華料理では稀少価値のある白きくらげのほうが高級食材とされています。

症状編 24・49・51・53・54ページ

おもな効能

▼脾・胃の働きを補う（黒・白共通）
▼腎機能を活性化（黒）
▼老化防止（黒）
▼肺・大腸を活性化（白）
▼整腸作用を促し便秘を改善（白）

おすすめの食べ方

味わいは淡白でほとんど無味無臭に近く、コリコリとした歯ざわりが身上です。水で戻してやわらかくしたものを、汁物や寿司、茶わん蒸しに加えたり、あえ物や煮物、酢の物にしたりとあれこれ重宝します。きくらげは生で食べられる唯一のきのこといわれるため、生のきくらげが手に入ったら、わさびじょうゆや辛子味噌をつけて、ぜひ刺身で味わいましょう。

白きくらげのシロップ煮

白きくらげをぬるま湯で戻し、石づきをとり除いて下ゆでし、水と砂糖を合わせたシロップで10分ほど煮ます。食物繊維たっぷりな美肌効果の高いデザートです。

黒きくらげと豚肉の炒め物

ねぎ、しょうが、豚バラ肉を炒め、火が通ったら水で戻して石づきをとった黒きくらげを加えて、酒、しょうゆ、砂糖、豆板醤などで味つけします。きくらげのコリコリとした食感が特徴の中華の定番。

いか

【甘味・平性】
原産地／世界各地
旬／するめいかは4〜10月

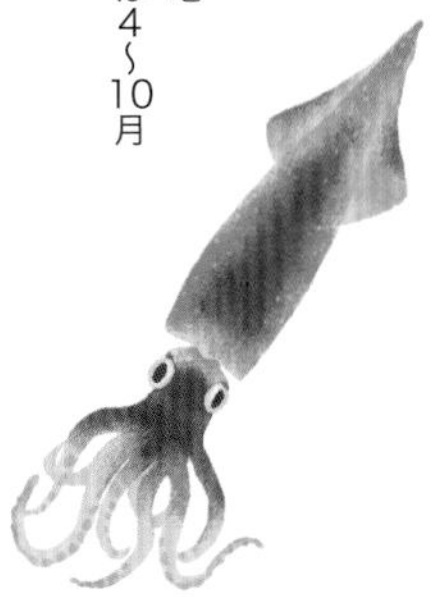

肝機能を活性化して月経異常を改善する

「悪魔の魚」と呼ばれ、日本と地中海周辺以外では食用にされることはありませんが、高たんぱく低カロリーの良質な魚です。中医薬学では、熱を冷まして体を潤し、血を補い、月経異常にともなう症状を改善する薬効があるとされます。いかと月経との関係は、二千年以上も前に発見され、16世紀の薬物書『本草綱目《ほんぞうこうもく》』にも「人に益あり、月経を通ず」と記されます。これは、いかが脾《ひ》・胃を補うと同時に、肝《かん》の働きを助ける作用があるからです。肝は「血の蔵」といわれ、血液を貯蔵し、血中の毒を解毒《げどく》する器官のため、いかが肝を活性化することで血液が浄化され、月経痛や月経不順、無月経などを改善すると考えられます。実際に、肝の解毒作用を高めるタウリンが豊富に含まれ、いかが肝機能を強化することが裏づけられています。

おもな効能

▼熱を冷まして体を潤す
▼血を補う
▼月経異常による症状を改善する

症状編 49ページ

おすすめの食べ方

淡白な甘味となめらかな食感が特徴で、生はもちろん、煮たり焼いたり多彩な調理法が楽しめます。おろししょうがを添えた酢じょうゆで食べる刺身は、いかの甘味がシンプルに味わえてまた格別です。古くは捨てられていた墨には、発がん抑制効果があるムコ多糖類とペプチド複合体という成分が含まれているため、新鮮ないかが手に入ったら、塩辛や墨煮などにして、ぜひ丸ごといただきましょう。

いかの山椒《さんしょう》焼き

山椒をすりつぶしてしょうゆに混ぜたたれを、いかにかけてあぶったもの。体を冷やす性質なので、しょうがや山椒などの体を温める薬味を添えるのが鉄則です。

いかの墨煮

下ゆでした大根に、いかのわたと墨を加えて煮込み、やわらかく煮えたら輪切りにしたいかを加え、しょうゆやみりんで味つけし、しょうがのせん切りを飾ります。

えび

【甘味・温性】
原産地／世界各地の温帯地域
旬／桜えび5月
車えび・ブラックタイガー
7〜8月
甘えび・芝えび12〜2月

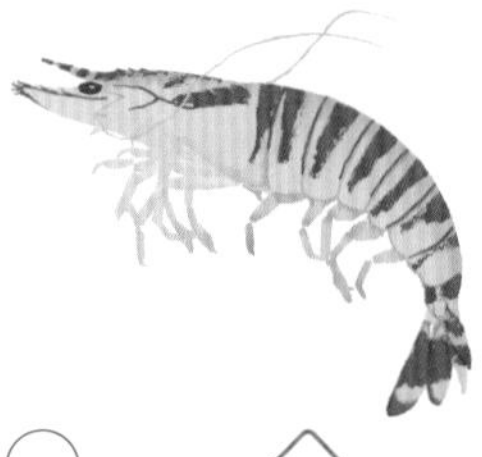

独身者には禁忌とされるほど腎を強化する精力剤

繁殖能力が高いえびは、強精作用が強いため、中国では古くから独身者には禁忌といわれてきました。とくに頭と胸の後部にある精巣や卵が最も効き目のある精力剤とされます。えびには、生命エネルギーを蓄える腎を補う働きがあり、気力を充実させ、精をつける滋養強壮作用に優れるからです。また、血行をよくして体を温める働きもあり、とくに足腰の冷えをとるのに有効とされます。腰から下がだるくて力が入らない、精力が減退気味、疲れやすい、体力がない、頻尿《ひんにょう》といった症状に効果をもたらします。現代栄養学でみても、全身の細胞を活性化し、血液を造り出して血行を促す核酸や、病気に対する抵抗力を強化する赤い色素成分アスタキサンチンを豊富に含むことから、えびの薬効が科学的にも明らかになっています。

おもな効能

▼体を温めて血行を促進する
▼腎機能を強化して頻尿を改善する
▼精をつけて滋養強壮する
▼毒素を排出する

症状編 55・77ページ

おすすめの食べ方

えびは高たんぱく低脂肪で、糖質はゼロ。そのうえコレステロール値を下げるタウリンが含まれるため、理想的なダイエット食品です。体を温める効果もあるので、冷え症や胃腸機能が低下している人にはおすすめです。えびの背わた（背中の黒い筋）はアレルギーを起こしやすいので、めんどうでも食べる時はきれいにとり除きましょう。

えびの唐揚げ

殻ごとじっくり揚げると頭から全部食べることができるので、カルシウム補給に適しています。殻にはキチンという動物性食物繊維が含まれ、便秘予防にも有効。塩とレモンで鹹味《かんみ》と酸味を補充するとバランスがよくなります。

えびとにらの炒め物

卵、えび、にらをさっくりと炒め合わせ、しょうゆ、酒、みりんで味をととのえます。えびもにらも腎を強化して老化防止に役立つため、相乗効果が得られます。

小豆

【甘味・平性】
原産地／中国
旬／9〜10月

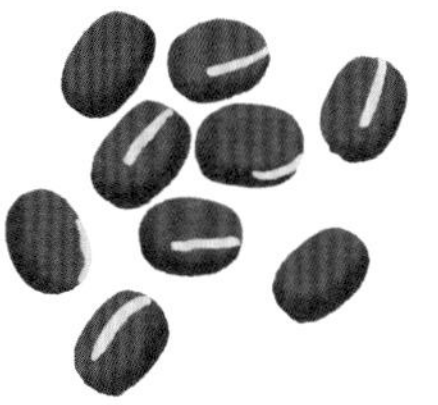

日本人に生じやすい水滞《すいたい》をとり除く

米と一緒に炊いて赤飯や小豆粥にしたり、あんにして和菓子の原料にしたりと、日本の食生活には欠かせない小豆。これだけ広く利用されるのも、その薬効が日本人の体質や気候風土に合っているからです。

小豆は利尿《りにょう》作用が高く、体内の余分な水分を排出する薬効に優れます。湿度の高い気候風土で暮らす日本人は、もともと皮膚からの水分発散が難しく、水滞の生じやすい体質です。それを小豆が補って水分代謝を促してくれるのです。古くから毎月1日と15日には小豆粥を食べる風習がありますが、これも日本人に多い水滞を除き、赤い色が邪気を払うためで、とても理にかなっています。他にも胃腸の働きを整え、熱を冷まし、渇きを止めて潤し、腫れ物を消し、解《げ》毒《どく》するなど、幅広い薬効があるとされます。

おもな効能

- 解毒する
- 邪気を払う
- 胃腸の働きを整える
- 渇きを止めて体を潤す
- 腫れや膿《うみ》をとり除く

症状編 61ページ

おすすめの食べ方

小豆は他の乾燥豆類と違い、吸水性の高い食品なので、水に浸して戻すと皮が裂けてしまいます。水洗いしたあと、すぐにひたひたの水加減で煮るようにします。このとき、鉄鍋を使うと、小豆のアントシアニンが鉄と結びついて黒く変色してしまうので注意しましょう。外皮にサポニンというアクが含まれるため、煮立ったら一度ふきこぼし、水を替えて煮直します。

小豆のいとこ煮

ゆでた小豆と、さといもやごぼう、にんじん、ねぎなどの野菜を一緒に煮て、味噌で味つけした広島県の「煮ごめ」や、しょうゆと砂糖で味つけした福岡県の「六宝汁」など各地に郷土料理があります。

かぼちゃ汁粉

小豆をやわらかく煮て、砂糖を加えて煮詰めた汁粉に、かぼちゃを蒸してつぶし、団子状にしたものを加えた冬至のデザート。栄養価が高く、風邪予防にも最適。

大麦

【鹹味《かんみ》・涼性】
原産地／中央アジア・日本（裸麦）
旬／5〜7月

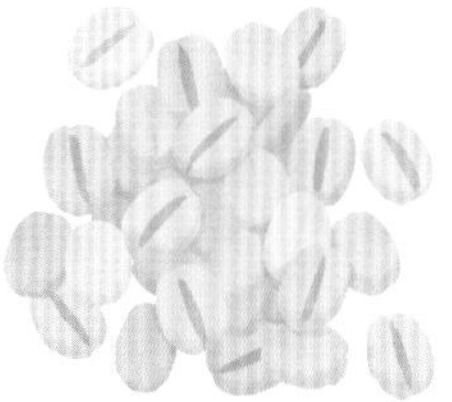

古くから糖尿病の薬とされる五穀の長

米、麦、粟《あわ》、黍《きび》、豆の中でも「五穀の長」といわれるほど薬効の高い大麦。古くから「糖尿病を治し、熱を下げ、気力を増し、消化を促進する」薬効があるとされます。実際に非常に消化がよいのが特徴で、白米の3分の1の時間で消化吸収されるため、消化不良でお腹が張っているとき、胃腸に熱を持ち、胸焼けや胃痛がするとき、また胃腸の弱い人や胃下垂《いかすい》ぎみの人、便秘がちな人には最適です。漢方でも大麦芽《だいばくが》という生《しょう》薬《やく》として、小児や老人の消化不良、胃腸障害などによく用いられています。栄養素としては、食物繊維やカルシウム、ビタミンB_1が豊富で、とくに食物繊維は白米の17倍にのぼります。食物繊維は便秘を改善するだけでなく、血糖値の上昇を抑制する働きもあるため、古くから糖尿病によいといわれるのも納得です。

おもな効能

- 体の熱を冷ます
- 糖尿病の口の渇きを改善
- 気力を増す
- 胃腸の働きを整え消化を促進する

おすすめの食べ方

大麦といえば「麦とろ」ですが、とろろはあまり噛まずに飲み込んでしまうので、米との割合は半々ぐらいまで増やしてもよいでしょう。とくに糖尿病の人はできるだけ大麦を多くすることをおすすめします。大麦は夏バテ解消には最適ですが、体を冷やすので、胃腸が冷えて下痢をしている人や産婦で乳の出が悪い人は多食しないようにします。

大麦のスープ

たまねぎのみじん切りを炒め、水、大麦、キャベツやじゃがいも、にんじん、トマトなど好みの野菜を加えて煮込み、塩、こしょうで味をととのえます。穀物が入ることで、ボリューム満点のスープに。

大麦サラダ

やわらかくゆでた大麦に、刻んだたまねぎ、セロリ、パプリカ、にんじん、アーモンドなどを合わせ、オリーブオイル、塩、こしょう、酢であえます。食物繊維たっぷりで美容効果も高いサラダです。

黒豆

【甘味・平性】
原産地／中国
旬／10〜11月

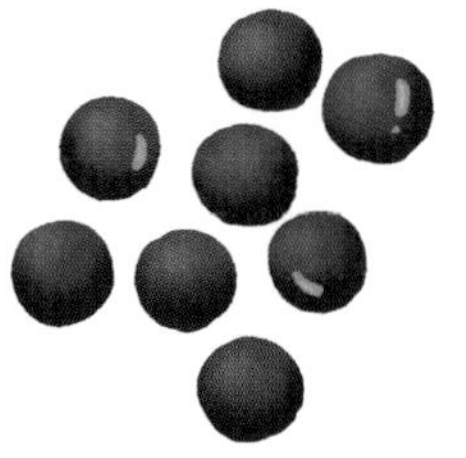

解毒《げどく》し水滞《すいたい》を除いて まめ＝健康に暮らす

数々の本草書《ほんぞうしょ》に「黒い豆は薬となる」と記される薬効の高い黒豆。これを発酵させたものはノイローゼの漢方薬になり、また、蒸した黒豆を酒に1〜2か月漬け込んだものは江戸時代、冷え症や低血圧症の民間薬として重宝されました。

甘味に属し、脾《ひ》・胃に働きかけますが、色の黒いものは腎を補うとされ、腎機能を強化する働きを併せ持ちます。腎の働きを助け、体内に停滞した余分な水分の排出を促すため、水滞が原因とされる関節痛やしびれ、むくみ、腹水などの改善に役立ちます。「まめ（健康）に暮らせるように」という願いから、正月の祝膳には黒豆の煮しめやみつ煮がつきものです。日本人に生じやすい水滞を除き、また解毒《げどく》作用や血行促進作用にも優れる黒豆は、まさに一年のスタートにふさわしい食材といえます。

おもな効能

症状編 41・42・71ページ

- ▼腎機能を強化する
- ▼水分の排出を促し水滞を改善する
- ▼関節痛やしびれを改善する
- ▼膨満感《ぼうまんかん》を改善する
- ▼脾・胃の働きを補う

おすすめの食べ方

おせち料理でしか食べないという方もいると思いますが、近年は黒豆の納豆や甘納豆なども出回っています。黒い色素は、抗酸化作用のあるアントシアニンで、なかでもとくに効果が高く、脂肪の吸収を抑えるシアジニンという成分が豊富に含まれます。シアジニンを効率よく摂取するには、黒い煮汁を飲むこと。声がれの薬としても知られるので、残さず飲みましょう。

黒豆の黒酢漬け

黒豆をカリッと食べられるくらいまでから煎りし、粗熱がとれたら保存ビンに移し、黒酢をひたひたに注いで1週間以上おけば完成。黒酢との相乗効果で、血糖値を下げてダイエットにも有効。

黒豆の煮しめ

一晩水に浸した黒豆に、水、砂糖、しょうゆ、塩を加えて煮て、さらに一晩おいて味を含ませた正月の祝い膳。煮汁から豆が出ないように煮るのがシワをよらせないコツ。

玄米（うるち米）

【甘味・平性】
原産地／インド北部〜中国南部
旬／9〜11月

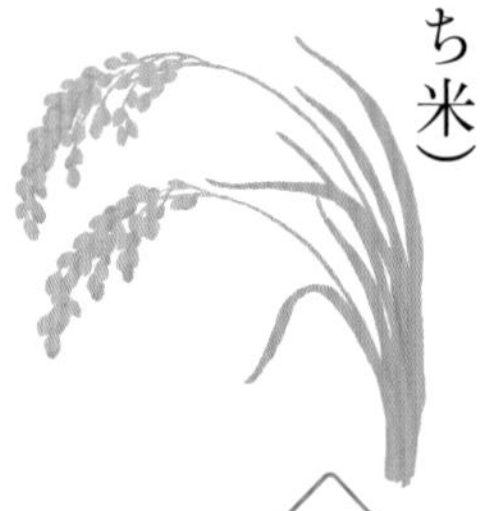

胃腸を整え 元気を養う生命力の源

玄米は米のもみ殻をとっただけのもので、精白米は玄米から果皮や胚乳、胚芽などのぬか層をとり除いたもの。米の栄養は、このぬか層に約95%が含まれるため、丸ごと摂取できる玄米は、ビタミンB群やE、食物繊維などの宝庫なのです。江戸時代、白米を食べるようになって脚気《かっけ》が大流行したことがありますが、これはビタミンB_1の欠乏が原因です。現在は再びB_1不足による脚気が復活しているため、予防のためにも玄米が有効です。漢方では、胃腸を整え、気力を補う粳米《こうべい》と呼ばれる生薬《しょうやく》になっています。気力の「気」は、もともと「氣」と書きます。「气」は生命の源泉を意味し、米はその気を養う元であるため「氣」になったとされます。米離れが指摘される現在ですが、やはり米を食べてこそ元気を養うことができるのです。

おもな効能

- ▼気を補う
- ▼脾《ひ》・胃の働きを整える
- ▼口の渇きを癒す

おすすめの食べ方

玄米の胚芽や表皮には、フィチン酸という強力な排泄作用を持つ物質が含まれます。そのため、毒素を出して病気を治す力があると同時に、体内のミネラル分まで排出してしまう副作用があるとされます。これを防ぐには、玄米を発芽させてフィチン酸の効力を弱めることが必要です。また玄米は消化が悪いので、とくに胃弱の人はよく噛んで食べるようにしましょう。

玄米チャーハン

にんにくを炒め、玄米ご飯、炒り卵、桜えびなど好みの具材を加えてパラパラになるまで炒めます。細ねぎのみじん切りをのせても。玄米のかたさやパラパラとした食感はチャーハンにぴったりです。

玄米の巻き寿司

玄米ご飯に種をとってたたいた梅干し、青じそ、梅酢を加えて混ぜ合わせ、きゅうり、納豆、昆布の佃煮などの具をのせ、焼きのりに巻いていただきます。

小麦

【甘味・涼性】
原産地／西南アジア
旬／6月

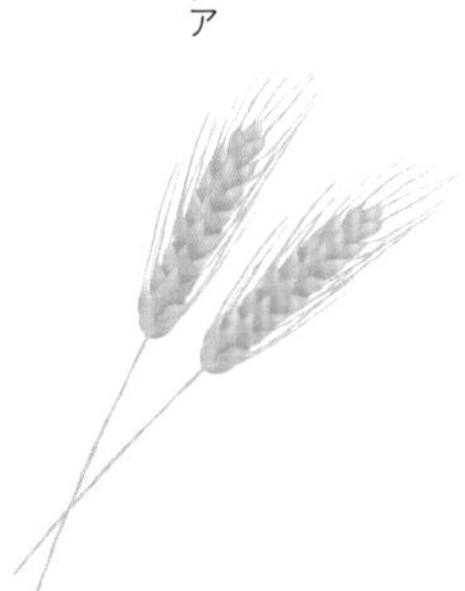

漢方では神経の興奮を鎮《しず》める精神安定薬

中国国内では、南方は米が主食とされ、北方の北京は小麦文化が発達しました。これは小麦が冷涼な環境を好むからです。小麦の性質は体を冷やす涼性で、熱をとり除き、体液を補ってのどの渇きを止めたり、尿の不足を補う薬効があるとされます。五味では甘味に属すため、脾《ひ》や胃の働きを促進し、食欲不振や消化不良、下痢の改善に役立ちます。また、動悸や不眠などの心身の不安を解消する働きに優れ、漢方でも神経の鎮静作用や安眠作用のある「小麦《しょうばく》」という生薬《しょうやく》になっており、小児の夜泣きやひきつけ、神経症、不眠症などを改善する精神安定薬として利用されています。実際に、神経を安定させる作用のあるビタミンB1やカルシウムが豊富に含まれることから、その効能が科学的にも明らかになっています。

症状編 63ページ

おもな効能

- 体の熱を冷ます
- 体液を補い渇きを止める
- 精神を安定させる
- 脾・胃の働きを活性化し、食欲不振を改善

おすすめの食べ方

気温の低い北京では、小麦を発酵させて蒸した饅頭《マントウ》が主食となっています。これは、発酵させて蒸すことで、体を冷やす性質をやわらげようとする人々の知恵から生まれたものです。小麦は胚芽や皮の部分の栄養価も高く、食物繊維やミネラルが豊富に含まれるため、皮や胚芽を含め小麦を丸ごとひいた「全粒粉」を使うとよいでしょう。

おやき

小麦粉に水を加えて生地を作り、にらやえび、豚ひき肉、かぼちゃの煮物や野沢菜炒めなど好みのあんをのせて包み、フライパンで蒸し焼きにした長野県の名物。あんの中身を変えることで、おかずにもおやつにもなります。

小麦団子汁

油揚げやきのこなどを煮て味噌汁を作り、小麦粉に水を混ぜた団子をスプーンで落として煮込みます。味噌汁の具には、ねぎなどの温め食材を合わせるのがおすすめです。

そば

【甘味・寒性】
原産地／シベリア
旬／10〜11月

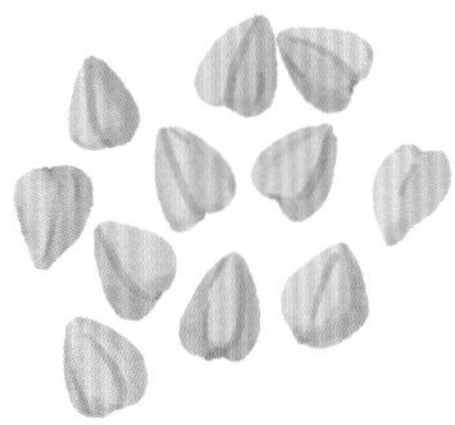

動脈硬化や脂肪肝《しぼうかん》などの生活習慣病予防に最適

そばは耐寒性に優れ、短期間で収穫でき、やせた土地で作られたもののほうが味も香りも勝るといいますから、これほど重宝されるものはありません。奈良時代より米や麦の凶作に備えて備蓄されてきました。

中医薬学では、胃腸の働きを活性化して元気をつけ、腸内に停滞している残滓《ざんさ》をとり除く効能があるため、下痢や急性腸炎、食欲不振によいとされます。年越しそばに利用されるのも、長寿を願うと同時に、積み重なった旧年の穢れをきれいに洗い流す意味があります。近年では、毛細血管を強化して血行をよくし、血圧を下げる効果のあることが確認されましたが、これはルチンというポリフェノールの働きによるものです。肝臓を保護して脂肪肝を防ぐコリンも含まれ、そばをすすりながら酒を飲むのは理想的といえます。

おもな効能

- 胃腸の働きを活性化する
- 気力を増す
- 腸内の残滓をとり除く
- 血圧を下げる
- 肝臓を保護する

おすすめの食べ方

そばは体を強く冷やす性質です。江戸末期に著された『善庵随《ぜんあんずい》筆《ひつ》』には、「そばは冷え物ゆえ、脾胃《ひい》虚弱の人によろしからねば、常食すべきものではない」とあり、冷え性や慢性下痢の人、また胃腸が弱っている人は控えめにするとよいでしょう。わさびやねぎ、七味唐辛子などの温性の薬味を必ず添えて、胃腸を保護してください。ルチンなどの有効成分はゆでると溶け出てしまうので、そば湯も飲むように。

あんかけそば

だし汁、しょうゆ、みりんを沸騰させ、きのこを加えて煮込み、水溶き片栗粉でとろみをつけてそばにかけていただきます。あんのとろみで温め効果もアップします。

そばがんづき

「がんづき」とは小麦粉の蒸し菓子のことで、宮城県に伝わる伝統菓子。小麦粉にそば粉を加え、卵、くるみ、砂糖、塩などを混ぜて蒸し上げた素朴な味わいが魅力。

大豆

【甘味・平性】
原産地／中国
旬／9〜10月

胃腸を活性化して気力を増す「畑の肉」

日本で大豆が広く普及したのは鎌倉時代のこと。仏教の影響で肉食が禁止されていたため、人々は体に必要なたんぱく源を味噌や納豆などの大豆製品で補っていました。大豆は良質たんぱくをはじめ、脂質やビタミン、ミネラルをバランスよく含み、「畑の肉」といわれるほど栄養価の高い食品。中医薬学では、胃腸の働きを活性化して気を補い、解毒《げどく》し、尿の出を促す効能があり、食欲増進や疲労回復、むくみや便秘の改善に有効とされます。大豆を発酵させた納豆は、体を温める温性に変わり、血液をサラサラにして血行をよくし、強い抗菌作用を発揮するようになります。一方、豆腐は涼性で熱を冷まし、体液を補って口の渇きを癒したり、母乳不足を補う働きに変わり、原料は同じでも加工法によって効能が異なるのが特徴です。

おもな効能

- ▼胃腸の働きを活性化する
- ▼気を補う
- ▼解毒する
- ▼尿の出を促す

症状編 55ページ

おすすめの食べ方

大豆は胃腸を活性化する一方、非常に消化が悪く、消化不良を起こしやすい食品です。未消化で残ったものは、腸内で悪玉菌のエサとなり、腸内環境を悪化させる一因に。これを防ぐためにも納豆や豆腐、味噌など、消化を高めた加工品を上手に利用しましょう。また、辛子やねぎなどの殺菌作用の高い食材を合わせることで、腸内で大豆たんぱくが腐敗するのを防げます。

五目豆

水に一晩浸してやわらかくなるまで煮た大豆に、干ししいたけ、にんじん、れんこん、こんにゃくなどを加えて煮た定番料理。大豆のゆで汁を煮汁に使って、有効成分を余さずとり入れます。

豆腐ステーキ

水きりした豆腐に片栗粉をまぶして焼き、梅肉じょうゆなどをかけていただきます。ねぎや青じそなどの薬味をたっぷり添えて、豆腐の涼性をやわらげましょう。

はと麦

【甘味・涼性】
原産地／ベトナム
旬／10〜11月

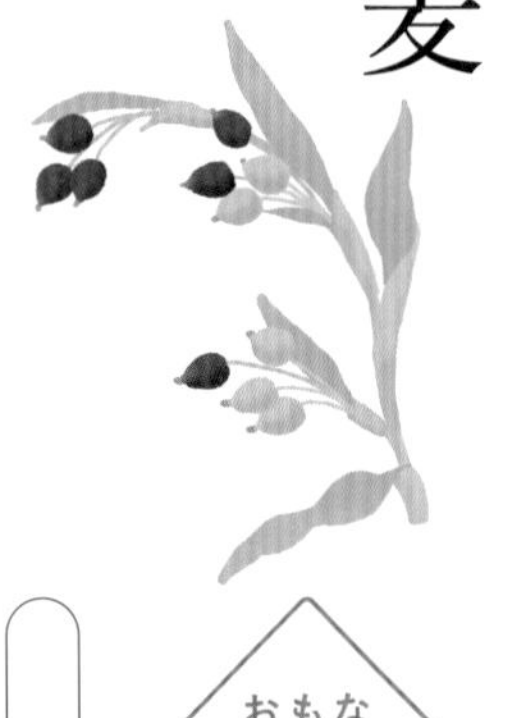

余分な水分や毒素、異物などの排出作用に優れる

はと麦はあらゆる穀物の中で最もたんぱく質や脂肪が多く、ほぼすべてのビタミンやアミノ酸を含む優良食材です。さまざまな薬効がありますが、とくに利尿《りにょう》作用に優れ、余分な水分を排出する働きがあります。日本は湿度が高いため、体内に水滞《すいたい》を生じやすい人が多いのですが、はと麦はこれを防いでくれるのです。また、古くからイボとりの妙薬としても知られます。イボは余分な水分が滞ることで生じるとされるため、はと麦がこれを改善するのももっともです。体内の老廃物や毒素を排泄する作用や、新陳代謝を促進して新生細胞を生み出す作用があることもイボとりに有効です。そればかりか、シミや吹き出物をはじめ、腫瘍《しゅよう》やがん細胞などの異物を排出して、新たな細胞に作り替える力もある驚異の穀物です。

おもな効能

- ▼水分代謝を促し余分な水分を排出
- ▼イボをとり除く
- ▼腫瘍やがん細胞などをとり除く
- ▼老廃物や毒素、異物の排泄を促す

症状編 88ページ

おすすめの食べ方

はと麦の種皮をとり除いたものは、ヨクイニンという漢方の生薬《しょうやく》で、世界三大美女と称される楊貴妃《ようきひ》も愛用していたとされます。ただし、はと麦の成分は溶け出しにくく、煮ても10%程度しか吸収されません。この問題を解決したのが発芽はと麦で、かたい皮を破って発芽させることで、有効成分を効率よく摂取できます。できるだけ発芽させたはと麦を選びましょう。

はと麦しょうがご飯

米に1割程度のはと麦、せん切りのしょうが、酒、しょうゆを加えて炊き、白ごまをふっていただきます。はと麦の涼性を温性のしょうがが補う理想的な組み合わせ。

はと麦スープ

昆布水ではと麦をやわらかく煮、たまねぎやさやいんげん、じゃがいも、しょうがを加えてさらに煮込み、塩、しょうゆ、酒などで味つけします。体を温める食材をたっぷり合わせるのがポイントです。

もち米

【甘味・温性】
旬／9〜10月

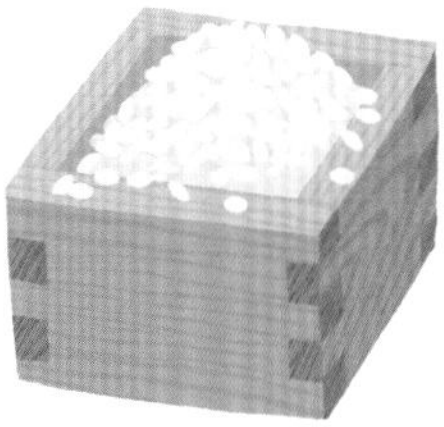

温め効果が高く精をつける食材

昔から元気の出る食品として知られ、病中病後の体力の回復を促したり、母乳の出をよくする効能があるとされます。また、冷えからくる下痢や消化不良、疲労や倦怠感の改善にも役立ちます。もち米は穀物の中でもとくに体を温める作用が強く、胃腸の働きを活性化して五臓を養い、精をつけてくれるからです。お祝いの席で、もち米を使った赤飯やもちがふるまわれるのも、労をねぎらい、生命エネルギーである気を補って精をつけるためです。反面、腫れ物や筋腫《きんしゅ》などのできものがあるときには禁忌とされてきました。温性の強いもち米を食べることで、体に余分な熱を帯びたり、精がつき過ぎて、できものが大きくなったり進行を早めてしまうからですが、裏を返せば、それだけもち米が強いエネルギーを持っている証拠です。

おもな効能

- ▼体を温める
- ▼気を補い、精をつける
- ▼冷えからくる下痢や消化不良を改善する
- ▼胃腸の働きを活性化する

症状編 45ページ

おすすめの食べ方

赤飯やおこわなどを炊くときは1時間程度、もちをつくときは8時間以上浸水させる必要があります。浸水が短いと、もち米の粒が残ってかたくなり、反対に長いとやわらかくなり過ぎます。体内に熱を生じやすいもち米は、ニキビや湿疹のある人、のぼせやすい人、慢性気管支炎やアレルギー体質の人、便秘の人は控えめにしましょう。

赤飯

1時間ほど浸水させたもち米に、ゆでたささげとささげのゆで汁を加えて混ぜ、蒸したご飯。赤い色が邪気を払うといわれ、祭りや行事などの祝い事には赤飯を炊く風習が今も残っています。

ちまき

浸水させたもち米に、干しえび、焼豚、干ししいたけ、にんじんを加え、塩、しょうゆ、酒などで調味し、汁けがなくなるまで炒めたら、竹皮で包んで蒸します。もっちりとした食感はもち米ならでは。

緑豆《りょくとう》

【甘味・涼性】
原産地／インド
旬／9〜10月

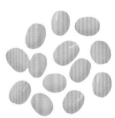

解熱《げねつ》・解毒《げどく》作用で暑気あたりや肌荒れに有効

中国では暑い日に緑豆粥を食べて、夏バテを防ぐ習慣があります。緑豆は体を冷やす涼性で、暑さによって体内に停滞した熱をとり除き、余分な水分を排出する働きがあるからです。中国の薬物書『本草綱目《ほんぞうこうもく》』によれば、「腫れを消し、痘《とう》（熱性の伝染病）を治す効果は小豆と同じであるが、熱を冷まし、毒を消す力は小豆より強く、気力を増し、胃腸の働きを整え、気や血のめぐりをよくする」と記され、熱性の症状や解毒作用に優れた効果を発揮するとされます。解熱と解毒の両方の作用で、熱風邪にはとくに有効とされます。また、緑豆は食べるだけでなく、粉末を肌につけると皮膚を柔軟にし、美白するなどの美容効果があるといわれ、中国や台湾、韓国などでは緑豆のパックが盛んにとり入れられています。

おもな効能

- ▼体の熱を冷ます
- ▼解毒する
- ▼暑気あたりを防ぐ
- ▼尿の出を促す
- ▼口の渇きを止める

症状編 61ページ

おすすめの食べ方

日本では緑豆そのものを見かけることは少ないかもしれませんが、春雨の原料や緑豆もやしとして、知らず知らずのうちに口にしています。胃腸を冷やす性質なので、慢性下痢や胃腸が弱い人は食べ過ぎないようにしましょう。

緑豆汁粉（緑豆粥）

緑豆汁粉とは緑豆をやわらかくなるまで煮て、砂糖を加えたもの。緑豆粥ともいいます。緑豆は体の熱をとる食品なので、同じく体を冷やす氷砂糖か白砂糖を使用することで、夏の暑気払いに最適。熱いままでも、冷たくしても美味。

麻婆春雨

にんにく、しょうが、豆板醤、豚ひき肉を炒め、戻した緑豆春雨、干ししいたけを加え、鶏ガラスープ、酒、しょうゆなどで味をととのえ、仕上げに細ねぎとごま油を混ぜ合わせます。豆板醤とたっぷりの薬味で、春雨の涼性を抑えるバランスのよいメニュー。

くるみ

【甘味・平性】
原産地／ヨーロッパ南西部～西アジア
旬／10月

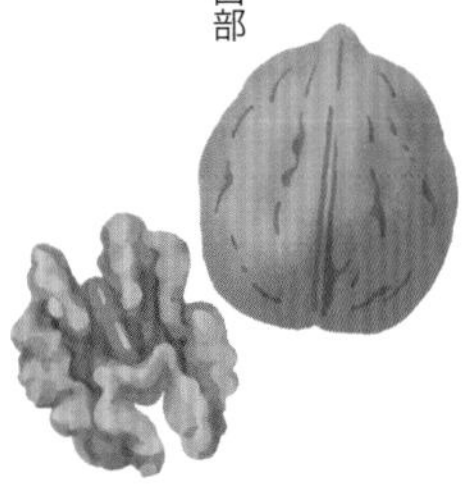

老化防止・美容効果が高く西太后《せいたいごう》も愛用する

紀元前七千年から食用にされてきた世界最古の木の実で、滋養強壮作用が高く、血を造り、肌や呼吸器を潤して咳《せき》や痰《たん》を止める効能があります。また中国には、形の似ているものを補う「似類補類《いるいほるい》」という考え方があり、深い溝で覆われた殻を持つくるみは、脳や心臓の働きを補い、知能向上や感情の鎮静に効果があるとされます。現代栄養学でも、「植物性の卵」と評されるほど良質たんぱくや必須脂肪酸、ビタミンEが豊富で、老化の一因となる活性酸素を除去し、血行をよくして新陳代謝を促進したり、肌をなめらかに潤す働きのあることがわかっています。中国清朝《しんちょう》の皇妃・西太后は、くるみ汁粉を愛飲していたそうですが、くるみの薬効をとり入れることで若さと知性を維持し、強大な権力を手にしたのかもしれません。

おもな効能

- ▼滋養強壮する
- ▼疲労を回復する
- ▼肌や呼吸器の乾燥を潤す
- ▼咳や痰を止める
- ▼脳や心臓の働きを補い、知能向上や感情の鎮静に有益

症状編 43・79ページ

おすすめの食べ方

リノール酸などの脂肪分が多く、腸を潤して便通をなめらかにする効果がありますが、反面、食べ過ぎると下痢を招くことになります。カロリーも高く、のぼせや鼻血の原因になることもあるので、摂取量には注意しましょう。くるみに含まれる油分は酸化しやすいので、新しいものを購入し、なるべく早く食べきるようにしてください。

青菜のくるみ味噌あえ

くるみはから炒りして刻み、味噌、みりん、砂糖、酒を加えて味をととのえ、小松菜やほうれん草などのゆでた青菜をあえます。涼性の青菜と平性のくるみはバランスのいい組み合わせ。

くるみ汁粉

くるみ、豆乳、ココナッツミルクをミキサーにかけ、はちみつ、塩を加えて火にかけ、白玉団子を加えたもの。西太后の大好物で、アンチエイジングのために毎日食べていたとされます。

ごま（白・黒）

【甘味・平性】
原産地／アフリカ
旬／8～9月

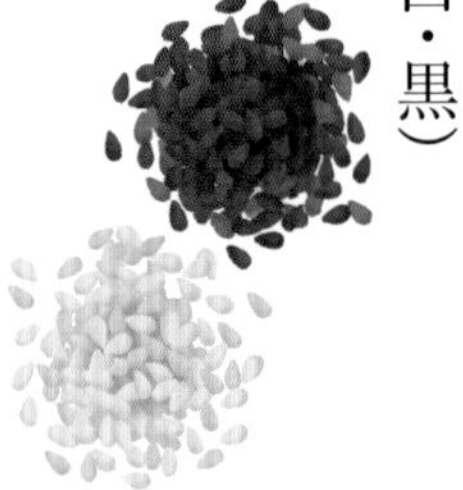

古くから不老長寿、滋養強壮の妙薬

中国に、ごまとはちみつを混ぜて作った「静神丸《せいしんがん》」という不老長寿の秘薬があります。「百日間服用すると一切の病気を除く」といわれ、達《だる》磨《ま》大師が壁に向かって9年間座禅を組んでいたときに唯一、口にしていたもので、体にとって必要な養分を過不足なく含む完全食というわけです。中国の薬物書『本草綱目《ほんぞうこうもく》』にも「気力を増し、皮膚をなめらかにし、筋骨を強化し、眼や耳の働きをよくし、肺を潤し、胃腸の機能を高め、大小便の出を促し、長く食せば老化を防ぐ」と記され、ほぼ万能の効能があるとされます。含有する栄養素を見ても、ゴマリグナンやセサミン、ビタミンE、リノール酸、リノレン酸、食物繊維、カルシウム、鉄分などが豊富に含まれ、老化防止や生活習慣病予防などに幅広い効果をもたらすことが明らかです。

おもな効能

- ▼気力を増し、滋養強壮する
- ▼肌を潤しなめらかにする
- ▼筋骨を強化する
- ▼肺を潤す
- ▼老化を予防する

症状編 43・79・81ページ

おすすめの食べ方

ごまは殻がかたく消化吸収されにくいので、すりごまにして食べると効果的です。ごまあえ、ごま塩、ごま味噌、ごま酢など応用範囲は広く、ごまを加えて味が損なわれるものは、まずありません。いわゆる「ごま化す」というのは、どんな食品もごまを用いればおいしく変化するという意味なのです。

ごまハニー（静神丸）

中国の不老長寿の秘薬。ごまとはちみつを混ぜて練ったもので、忍者食の原点ともいわれる理想的なバランス栄養食。ごまとはちみつだけで50種に及ぶ栄養素を一度にとれる、マルチサプリです。

冷や汁

ごまと味噌をすり、冷たいだし汁を加えてのばし、きゅうり、みょうが、青じそなどを加えて麦飯などにかけて食べる宮崎県、山形県、埼玉県などの郷土料理。食欲のないときのスタミナ源として理想的で、夏バテ解消に最適です。

牛乳

【甘味・平性】
旬／通年

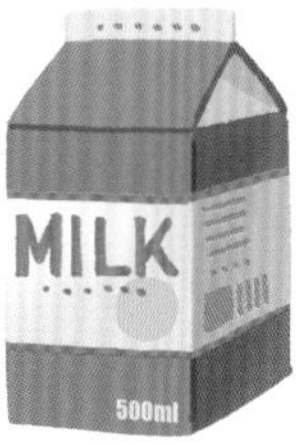

おもな効能
▼体内にこもった熱を冷ます
▼体液を補って体を潤す
▼虚弱体質を改善
▼精神安定作用をもたらす

熱を冷まし、体を潤す牛乳は熱中症対策に最適

中医薬学には「牛乳飲方《いんぽう》」という処方があります。熱病後の脱水症状を改善するために、重湯と牛乳を混ぜたものを服用するというものです。牛乳は、体内にこもった熱を冷まし、体を潤す働きがあるからです。また老人や、病後で体が弱りやせ細った人に温めて与えると、虚弱体質を補うとされます。現代栄養学でも、たんぱく質や脂肪、各種ビタミンやミネラルが含まれる完全栄養食品とされますから、虚弱体質の改善や病後の回復に最適です。カルシウムが豊富なことはよく知られていますが、牛乳のたんぱく質の約80％を占めるカゼインには、このカルシウムの吸収を助ける働きがあるため、効率よく摂取できます。カルシウムは精神安定作用もあり、ストレス社会の現代では、イライラや不眠の解消に大いに役立ちます。

おすすめの食べ方

体を冷やす性質が強いため、冷え性の人や胃腸の弱い人、体内に余分な水分が滞って消化不良やむくみ、神経痛などを起こしている人には不向きです。また、日本人には牛乳を消化吸収できない乳糖不耐性の人も多いので、牛乳を飲むことで下痢を招き、かえって脱水の原因になることもあります。体質的に合わない人は控えるように。空腹時の冷たい牛乳も胃腸は好みません。

牛乳粥

米に7〜8倍の水を加えてお粥を作り、牛乳、塩少々を加えて再沸騰する前に火を止めます。加熱することで牛乳の体を冷やす性質もやわらぎます。温性のしょうがや松の実を添えるとより効果的。

牡蠣《かき》のミルク煮

香ばしく焼いた牡蠣に白菜、牛乳を加えて煮込み、塩、こしょうで味をととのえて水溶き片栗粉でとろみをつけたもの。海のミルクといわれる牡蠣は牛乳と好相性。

鶏卵

【卵黄／甘味・平性】
【卵白／甘味・涼性】
原産地／世界各地
旬／通年

おもな効能
▼胸部の熱を除く
▼眼の充血やのどの痛みをとる
▼血めぐりをよくし貧血を改善する
▼下痢を止める
▼滋養強壮する

黄身と白身では性質も働きも異なる

卵は黄身と白身で働きが違うのが特徴です。中国の薬物書『本草綱目《ほんぞうこうもく》』によると、卵白は「甘味・涼性で神経を鎮《しず》め、胸部にこもった熱を除き、眼の充血やのどの痛みに効果がある」とされ、卵黄は「甘味・平性で血のめぐりをよくし、貧血や下痢を止め、胎動を安定させ、産後の諸病を治す働きがある」とされます。これらを合わせたものが卵の効能となり、〝一物全体《いちもつぜんたい》〟をいただくことで、その両方の恩恵を得られるのです。昔から風邪をひいたときや病後に滋養強壮目的で食されてきましたが、こうした幅広い薬効とともに、卵はほぼすべての栄養素を含む完全栄養食品といえるでしょう。コレステロールを多く含むことが懸念されますが、卵黄に含まれるレシチンには、むしろ血中コレステロール値を調整する働きがあります。

おすすめの食べ方

白玉、赤玉などの殻の色の違いは、鶏の種類による違いで、栄養価は変わりません。また有精卵と無精卵による違いもないとされます。なかには餌にヨードやDHAを加えて、栄養価を強化したものもあります。半熟状態がもっとも消化がよいとされますが、乳幼児はしっかりと火を通したほうが安心です。

親子丼

だし汁、みりん、しょうゆで鶏肉とたまねぎを煮込み、溶き卵を加えて半熟程度で火を止め、ご飯にのせて刻みのり、三つ葉を飾ります。鶏肉のたんぱく質が腸内で異常発酵するのを防ぐため、七味唐辛子をふっていただきましょう。

トマトと卵の炒め物

ごま油でトマトを炒め、割りほぐした卵を加えて塩、こしょうなどで味つけするだけの簡単スピードレシピ。トマトの酸味が卵の甘味とマッチして、味も五味のバランスもよいおかずに。

黒砂糖

【甘味・温性】

原産地／インド（さとうきび）
旬／1～3月

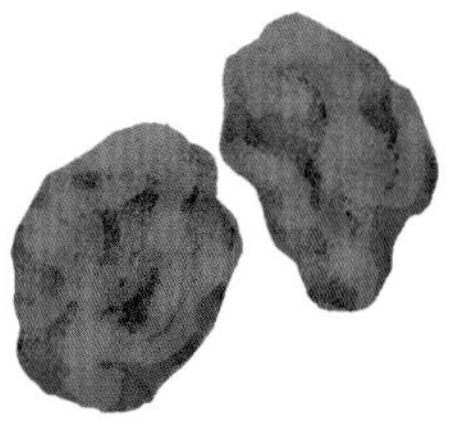

甘味の補給は体を温める黒砂糖で

吸収が早く、すみやかにエネルギー源となって疲労回復や脳の活性化に役立つ砂糖ですが、原料のさとうきびを精製した白砂糖と、しぼり汁を煮詰めただけの黒砂糖では、その働きは大きく異なります。

白砂糖は精白する過程でほとんどのミネラル分が失われるため、分解吸収されるときに、逆に体内のミネラルを奪ってしまいます。とくに骨に含まれるカルシウムを多く消費するため、白砂糖のとり過ぎで虫歯になったり、骨折しやすくなるといわれます。一方、黒砂糖は体を温める温性で、カルシウムや鉄分などのミネラル分も多く含みます。また、脾《ひ》・胃を温めて活性化し、血行をよくしたり、二日酔いを防ぎ、口の渇きを止めて、肌を潤す効能もあるとされ、古くは薬とされたのも合点がいきます。

おもな効能

- ▼脾・胃を温めて活性化する
- ▼血行をよくして瘀血《おけつ》をとり除く
- ▼二日酔いを防ぐ
- ▼口の渇きを止める
- ▼肌を潤す

おすすめの食べ方

黒砂糖には、さとうきびのしぼり汁を加熱し、水分を蒸発させて濃縮した黒糖と、黒糖にショ糖や粗糖、糖みつなどを加えて成分を調整した加工黒糖がありますが、人工的に甘味を調整したものより、さとうきび本来の成分が含まれる黒糖がおすすめです。いくらミネラル豊富とはいえ、とり過ぎは肥満のもとになるので注意しましょう。

黒みつ

水に黒砂糖を加えて、とろみがつくまで煮詰めたもの。あんみつや葛《くず》もち、プリンにかけるなど、いろいろ利用できます。冷蔵庫で1か月は保存可能です。白砂糖で作ったものは白みつと呼ばれます。

手羽先の黒糖煮

こんがり焼いた手羽先に、黒砂糖、酒、塩、しょうゆ、しょうがの薄切りなどを加えて煮込んだもの。黒砂糖の煮物は、こってりと濃厚な味わいながら、しょうがの風味でさわやかな後味に。

はちみつ

【甘味・平性】

旬／通年

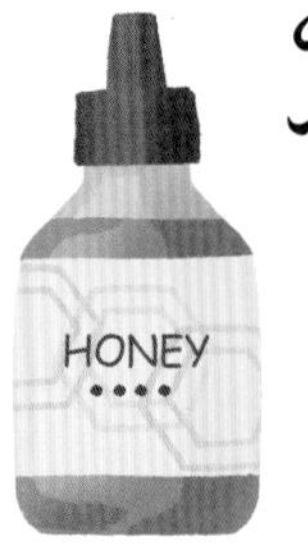

強力な殺菌力をはじめ幅広い薬効を持つ天然の薬

はちみつは常温で保存していても腐ることがありません。エジプトのピラミッドから発掘された三千年前のはちみつが、まったく変質していなかったという記録もあります。はちみつにはそれほど強力な殺菌作用があるのです。この殺菌力を利用して古くから、やけどやすり傷、のどの炎症、湿疹、口内炎などの治療に利用されてきました。その他、胃腸の働きを活性化して消化不良や虚弱体質を改善する作用、肺を潤して咳《せき》を止める作用、腸内の滑りをよくして便通を改善する作用、また皮膚を潤したり、解毒《げどく》したり、高血圧や不眠症を改善する作用などもあるとされます。これほど効果が多岐にわたるのも、はちみつには人間の健康維持に必要なビタミン、ミネラルがほぼすべて含まれ、完全栄養食といわれる所以です。

おもな効能

症状編 53ページ

- ▼脾《ひ》・胃の働きを補い、消化不良や胃弱を改善する
- ▼殺菌・解毒する
- ▼整腸作用を発揮し便秘や下痢を改善
- ▼皮膚を潤す

おすすめの食べ方

はちみつは精製されていない天然成分100%のものを選びましょう。ろ過や脱色を施した加工品では、多くの有効成分が失われてしまいます。はちみつは1歳未満の乳児には禁忌とされます。ボツリヌス菌の芽胞が混入している危険があり、抵抗力の弱い乳児はボツリヌス症を発症する可能性があるからです。また、慢性下痢や腹部が張った感じのときも避けてください。

豚肉のはちみつ煮

豚かたまり肉を紅茶で下煮し、食べやすい大きさに切って、はちみつ、しょうゆ、酒を加えて煮込みます。豚肉は紅茶で煮ると脂《あぶら》っぽさがとれ、はちみつが肉をしっとりやわらかく仕上げます。

はちみつレモン

輪切りにしたレモンに、ひたひたのはちみつを注いで保存するだけ。時間とともにエキスがしみ出します。炭酸やお湯で割ったり、しょうがを加えてドリンクに。

索引

食材別索引

症状別索引

どの症状に効くかがわかる食材別索引

症状別ページ（P17～）で紹介する「おすすめメニュー」から、おもな食材を抜粋しています。

著者 **武 鈴子** たけ・りんこ

「東京薬膳研究所」代表。食養研究家。1970～85年まで柳澤成人病研究所に勤務し、成人病と食生活の研究・指導に従事。「食は薬である」ことを実感し、食養の研究を始める。1986年に中国四川省に渡り、薬膳師・孫蓉燦《そんようさん》氏に師事、薬膳理論・料理技術を学ぶ。帰国後は日中医薬研究会会長・渡辺武博士のもとで、東洋医学と日本の気候風土に合った薬膳理論を学ぶ。現在は、独自の「和食薬膳」を提唱し、各地で薬膳教室や講演などを行う。著書に『野菜別 からだに効く 作りおき薬膳』『マンガでわかる はじめての和食薬膳』『決定版 和の薬膳食材手帖』『症状別 身近な食材で不調を改善 はじめての薬膳ごはん』(すべて家の光協会)など。

参考文献

『黄帝内経素問・霊枢』柴崎保三著　雄渾社
『国訳本草綱目』李 時珍著　春陽堂書店
『本朝食鑑』人見必大著　平凡社
『飲食事典』本山荻舟著　平凡社
『中薬大辞典』小学館
『食物本草』中村璋八・佐藤達全著　明徳出版社
『平成薬証論』渡邊 武著　メディカルユーコン
『図説 江戸料理事典』松下幸子著　柏書房
『牧野新日本植物図鑑』牧野富太郎著　北隆館
『日本料理秘伝集成 原典現代語訳　第17巻』同朋舎出版
『漢方健康料理』雄渾社
『漢方のくすりの事典』鈴木 洋著　医歯薬出版
『漢方用語大辞典』燎原
『東洋医学全書』ミヤケ出版
『東方栄養新書』梁 晨千鶴著　メデイカルユーコン
『食の医学館』小学館
『日本の食事事典』農山漁村文化協会
『聞き書 日本の食生活全集』農山漁村文化協会
『台所漢方』根本幸夫著　緒方出版
『中華薬膳綱目』(上下) 彭 銘泉著　華文出版社

デザイン　佐々木恵実 (ダグハウス)
イラスト　上田英津子
校正　ケイズオフィス
構成・執筆　山田奈美
編集協力　小島朋子

新版 からだに効く 和の薬膳便利帳

2021年10月20日　第1刷発行
2023年12月5日　第2刷発行
著　者　武 鈴子
発行者　木下春雄
発行所　一般社団法人 家の光協会
〒162-8448　東京都新宿区市谷船河原町11
電話　03-3266-9029 (販売)　03-3266-9028 (編集)
振替　00150-1-4724
印刷・製本　図書印刷株式会社

ISBN978-4-259-56704-0　C0077

＊本書は2012年刊『からだに効く 和の薬膳便利帳』(家の光協会)に加筆・修正をしたものです。